国家卫生健康委员会"十四五"规划教材
全国中医药高职高专教育教材

供中医学、针灸推拿、中医骨伤、护理等专业用

中医外科学

第5版

主　编　尹跃兵

副主编　刘洪波　宫少波　王　兴　万　水

编　委　（按姓氏笔画排序）

万　水（安徽中医药高等专科学校）

王　兴（湖北中医药高等专科学校）

尹跃兵（湖南中医药高等专科学校）

刘洪波（南阳医学高等专科学校）

张丽萍（江西中医药高等专科学校）

张卓铭（山西中医药大学）

金武勇（新疆医科大学第四附属医院）

宫少波（山东中医药高等专科学校）

蒋维晟（广东江门中医药职业学院）

熊　炜（湖南中医药高等专科学校）

·北　京·

图书在版编目（CIP）数据

中医外科学 / 尹跃兵主编 . —5 版 . —北京：人民卫生出版社，2023.10

ISBN 978-7-117-34975-8

Ⅰ.①中… Ⅱ.①尹… Ⅲ.①中医外科学 – 高等职业教育 – 教材 Ⅳ.①R26

中国国家版本馆 CIP 数据核字 (2023) 第 195094 号

人卫智网	www.ipmph.com	医学教育、学术、考试、健康，购书智慧智能综合服务平台
人卫官网	www.pmph.com	人卫官方资讯发布平台

中医外科学

Zhongyi Waikexue

第 5 版

主　　编：尹跃兵

出版发行：人民卫生出版社（中继线 010-59780011）

地　　址：北京市朝阳区潘家园南里 19 号

邮　　编：100021

E - mail：pmph @ pmph.com

购书热线：010-59787592　010-59787584　010-65264830

印　　刷：中煤（北京）印务有限公司

经　　销：新华书店

开　　本：850×1168　1/16　印张：14

字　　数：395 千字

版　　次：2008 年 11 月第 1 版　　2023 年 10 月第 5 版

印　　次：2023 年 11 月第 1 次印刷

标准书号：ISBN 978-7-117-34975-8

定　　价：56.00 元

打击盗版举报电话：010-59787491　E-mail：WQ @ pmph.com

质量问题联系电话：010-59787234　E-mail：zhiliang @ pmph.com

数字融合服务电话：4001118166　E-mail：zengzhi @ pmph.com

《中医外科学》
数字增值服务编委会

修订说明

为了做好新一轮中医药职业教育教材建设工作,贯彻落实党的二十大精神和《中医药发展战略规划纲要(2016—2030年)》《教育部 国家卫生健康委 国家中医药管理局关于深化医教协同进一步推动中医药教育改革与高质量发展的实施意见》《教育部等八部门关于加快构建高校思想政治工作体系的意见》《职业教育提质培优行动计划(2020—2023年)》《职业院校教材管理办法》的要求,适应当前我国中医药职业教育教学改革发展的形势与中医药健康服务技术技能人才培养的需要,人民卫生出版社在教育部、国家卫生健康委员会、国家中医药管理局的领导下,组织和规划了第五轮全国中医药高职高专教育教材、国家卫生健康委员会"十四五"规划教材的编写和修订工作。

为做好第五轮教材的出版工作,我们成立了第五届全国中医药高职高专教育教材建设指导委员会和各专业教材评审委员会,以指导和组织教材的编写与评审工作;按照公开、公平、公正的原则,在全国1 800余位专家和学者申报的基础上,经中医药高职高专教育教材建设指导委员会审定批准,聘任了教材主编、副主编和编委;确立了本轮教材的指导思想和编写要求,全面修订全国中医药高职高专教育第四轮规划教材,即中医学、中药学、针灸推拿、护理、医疗美容技术、康复治疗技术6个专业共89种教材。

党的二十大报告指出,统筹职业教育、高等教育、继续教育协同创新,推进职普融通、产教融合、科教融汇,优化职业教育类型定位,再次明确了职业教育的发展方向。在二十大精神指引下,我们明确了教材修订编写的指导思想和基本原则,并及时推出了本轮教材。

第五轮全国中医药高职高专教育教材具有以下特色:

1.立德树人,课程思政 教材以习近平新时代中国特色社会主义思想为引领,坚守"为党育人、为国育才"的初心和使命,培根铸魂、启智增慧,深化"三全育人"综合改革,落实"五育并举"的要求,充分发挥思想政治理论课立德树人的关键作用。根据不同专业人才培养特点和专业能力素质要求,科学合理地设计思政教育内容。教材中有机融入中医药文化元素和思想政治教育元素,形成专业课教学与思政理论教育、课程思政与专业思政紧密结合的教材建设格局。

2.传承创新,突出特色 教材建设遵循中医药发展规律,传承精华,守正创新。本套教材是在中西医结合、中西药并用抗击新型冠状病毒感染疫情取得决定性胜利的时候,党的二十大报告指出促进中医药传承创新发展要求的背景下启动编写的,所以本套教材充分体现了中医药特色,将中医药领域成熟的新理论、新知识、新技术、新成果根据需要吸收到教材中来,在传承的基础上发展,在守正的基础上创新。

3.目标明确,注重三基 教材的深度和广度符合各专业培养目标的要求和特定学制、特定对象、特定层次的培养目标,力求体现"专科特色、技能特点、时代特征",强调各教材编写大纲一定要符合高职高专相关专业的培养目标与要求,注重基本理论、基本知识和基本技能的培养和全面素质的提高。

4.能力为先,需求为本　教材编写以学生为中心,一方面提高学生的岗位适应能力,培养发展型、复合型、创新型技术技能人才;另一方面,培养支撑学生发展、适应时代需求的认知能力、合作能力、创新能力和职业能力,使学生得到全面、可持续发展。同时,以职业技能的培养为根本,满足岗位需要、学教需要、社会需要。

5.规划科学,详略得当　全套教材严格界定职业教育教材与本科教育教材、毕业后教育教材的知识范畴,严格把握教材内容的深度、广度和侧重点,既体现职业性,又体现其高等教育性,突出应用型、技能型教育内容。基础课教材内容服务于专业课教材,以"必需、够用"为原则,强调基本技能的培养;专业课教材紧密围绕专业培养目标的需要进行选材。

6.强调实用,避免脱节　教材贯彻现代职业教育理念,体现"以就业为导向,以能力为本位,以职业素养为核心"的职业教育理念。突出技能培养,提倡"做中学、学中做"的"理实一体化"思想,突出应用型、技能型教育内容。避免理论与实际脱节、教育与实践脱节、人才培养与社会需求脱节的倾向。

7.针对岗位,学考结合　本套教材编写按照职业教育培养目标,将国家职业技能的相关标准和要求融入教材中,充分考虑学生考取相关职业资格证书、岗位证书的需要。与职业岗位证书相关的教材,其内容和实训项目的选取涵盖相关的考试内容,做到学考结合、教考融合,体现了职业教育的特点。

8.纸数融合,坚持创新　新版教材进一步丰富了纸质教材和数字增值服务融合的教材服务体系。书中设有自主学习二维码,通过扫码,学生可对本套教材的数字增值服务内容进行自主学习,实现与教学要求匹配、与岗位需求对接、与执业考试接轨,打造优质、生动、立体的学习内容。教材编写充分体现与时代融合、与现代科技融合、与西医学融合的特色和理念,适度增加新进展、新技术、新方法,充分培养学生的探索精神、创新精神、人文素养;同时,将移动互联、网络增值、慕课、翻转课堂等新的教学理念、教学技术和学习方式融入教材建设之中,开发多媒体教材、数字教材等新媒体形式教材。

人民卫生出版社成立70年来,构建了中国特色的教材建设机制和模式,其规范的出版流程,成熟的出版经验和优良传统在本轮修订中得到了很好的传承。我们在中医药高职高专教育教材建设指导委员会和各专业教材评审委员会指导下,通过召开调研会议、论证会议、主编人会议、编写会议、审定稿会议等,确保了教材的科学性、先进性和适用性。参编本套教材的1 000余位专家来自全国50余所院校,希望在大家的共同努力下,本套教材能够担当全面推进中医药高职高专教育教材建设,切实服务于提升中医药教育质量、服务于中医药卫生人才培养的使命。谨此,向有关单位和个人表示衷心的感谢!为了保持教材内容的先进性,在本版教材使用过程中,我们力争做到教材纸质版内容不断勘误,数字内容与时俱进,实时更新。希望各院校在教材使用中及时提出宝贵意见或建议,以便不断修订和完善,为下一轮教材的修订工作奠定坚实的基础。

人民卫生出版社有限公司

2023年4月

前　言

为了深入贯彻教育部《职业院校教材管理办法》，做好国家卫生健康委员会"十四五"规划教材、第五轮全国中医药高职高专教育教材的修订编写工作，确保教材建设的科学性、规范性、严谨性，推动中医药高职高专教育的发展，培养中医药类高级技能性的人才，在教育部、国家卫生健康委员会、国家中医药管理局的领导下，在全国中医药高职高专教材建设指导委员会的组织规划下，按照全国中医药高职高专院校各专业的培养目标，组织实施了本次教材的编写工作。

中医外科学是中医学的临床核心课程之一，与别的学科相比较，具有其自身的特点。它是一门技能性很强的学科，其中包含了许多中医外科人员必须掌握的基本技能和常用技术，是中医外科人员走向临床的桥梁。它重视外治法，《医学源流论》上记载"外科之法，最重外治"，外治法充分体现了中医外科的简、便、廉、效的特点。

从第4版起，本着重视中医外科学发展的历史规律，遵循中医外科学特点与特色的思想，对《中医外科学》教材进行较大的改编。一是本着"必须，够用"原则，删除了部分重复内容。二是编写了临床基本实训的内容，并摄制了标准化的操作视频，着重于动手能力的培养。三是加入了大量的中医外治法，体现了中医外科学的精髓。4版教材自2018年出版以来，在全国中医药高职高专院校被广泛的使用，得到了较好的评价。

此次编写，为了适应新时期高职高专发展的需要，依据高职高专人才的培养目标，在保持上版教材系统性、代表性的基础上，结合临床需求和中医执业助理医师考试大纲的相关内容，对部分内容进行了相应的调整；为了充分发挥课堂教学在育人中的主渠道作用，着力将思想政治教育贯穿于教育教学的全过程，加入了相应的课程思政内容。

本教材的编写，第一章，第三章，第四章，第五章第一节、第二节，教学大纲，模拟试卷由尹跃兵老师编写；第二章由熊炜老师编写；第五章第三节、第四节、第五节、第六节由万水老师编写；第五章第七节、第八节，第十章由金武勇老师编写；第五章第九节，第七章第五节、第六节、第七节、第十四节、第十五节由蒋维晟老师编写；第六章由王兴老师编写；第七章第一节、第二节、第三节、第四节由刘洪波老师编写；第七章第八节、第九节、第十节、第十一节、第十二节、第十三节由张丽萍老师编写；第八章由张卓铭老师编写；第九章由宫少波老师编写。

此次编写，虽经过反复讨论与修改，着力于彰显特色，体现岗位对接，立体建设，打造精品，但限于水平，疏漏和不足之处在所难免，恳请广大师生批评指正。

《中医外科学》编委会

2023年4月

目　录

第一章 绪 论

PPT课件

ER-1-1

ER-1-2

知识导览

学习目标

通过本章的学习,了解中医外科的发展简史,熟悉明清时期中医外科的三大学术流派及其重要学术思想,掌握中医的特点与特色,树立学习中医外科的信心。

第一节 中医外科发展概况

中医外科学是中医学的一个重要临床学科,内容丰富,包括疮疡、乳房病、肛门直肠疾病、男性前阴病、皮肤病及性传播疾病、外伤性疾病与周围血管病等。在历史上,跌打损伤、金刃刀伤、眼耳鼻喉口腔等疾病曾属于外科范围。由于医学的发展,分工愈来愈细,以上各病都先后发展分化成了相关专科。中医外科学有着悠久的历史,几千年来经历了起源、形成、发展、逐渐成熟等不同阶段。

一、起 源

中医外科具有悠久的历史。在原始时代,人类生活方式十分简陋,居于山林或洞穴,夏日与烈暑相争,冬天与霜雪作抗,创伤很多,就自发地运用野草、树叶、草药包扎伤口,拔去体内异物,压迫伤口止血等,形成外科最原始的治疗方法。以后发展到用砭石、石针切开排脓治疗脓肿。这些原始的清创、止血、外用药和小手术就是外科的起源。在公元前1324年左右,甲骨文上有"疾自(鼻病)、疾耳、疾齿、疾舌、疾足、疾止(指或趾)、疥"等记载。《山海经•东山经》中说:"高氏之山……其下多箴石。"郭璞注说:"砭针,治痈肿者。"当时砭针是切开排脓的工具,也是最早的外科手术器械。该书载有38种疾病,其中包括痈、疽、痹、瘿、痔、疮疥等外科疾病,随着社会分工的出现,民间行医者擅长各异,因此出现了医学的分科。外科成为专科是在周代,《周礼•天官冢宰》把当时的医生分为疾医、疡医、食医、兽医四大类,其中疡医即是外科医生,主治肿疡、溃疡、金创和折疡。春秋战国时期的《五十二病方》,是我国目前发现最早的一部医学文献,其中就记载了感染、创伤、冻疮、诸虫咬伤、痔漏、肿瘤、皮肤病等很多外科疾病,且记载了运用水银治疗皮肤病的方法和治疗"牝痔"的外科手术疗法,并针对不同的疾病,采用不同的药物和不同的剂量,可谓是"辨证论治"的最早雏形,说明当时外科已有一定的治疗水平。

二、形 成

中医外科初具规模,形成一个学科是在汉朝。医学巨著《黄帝内经》记载了17种外科疾病,比较全面地论述了痈疽的病因、病机、诊断、治疗、预后等基本理论,并且记载了豕膏、醪药等外用药物,也记录大量针砭、按摩、手术等多种外科疗法,如提出用截趾手术治疗脱疽。同时,已有了升丹,如《周礼•天官冢宰》中有"凡疗疡以五毒攻之……"郑玄注解说:"五毒,五药之有毒者。

1

今医人有五毒之药，合黄螫，置石胆、丹砂、雄黄、礜石、慈石其中，烧之三日三夜，其烟上着，以雄鸡羽扫取以注疮，恶肉破骨则尽出。"即是现在升丹的炼法和应用，这些都说明当时外科从理论到实践都有了很大的提高。

号称外科鼻祖的华佗（公元141—203年）第一个应用麻沸散作为全身麻醉剂进行剖腹术。如《后汉书》中说："若疾发结于内，针药所不能及者，乃令先以酒服麻沸散，即醉无所觉，因刳破腹背，抽割积聚；或在肠胃，则断截湔洗，除去疾秽；既而缝合，傅以神膏。四五日创愈，一月之间皆平复。"在世界上，这是最早开展麻醉术和外科手术的文献记载。张仲景的《金匮要略》对后世外科的发展也有很大的影响，如治疗肠痈、寒疝、浸淫疮、狐惑等病的辨治体系和方药，至今仍为临床所应用。西汉前后问世的《金创瘈疭方》是我国第一部外科学专著，可惜已失传。《晋书•魏咏之传》载有用手术治疗兔唇的内容，也已失传。由此可见，到了汉代，从理论、实践、药物、手术、著作等多方面来看，中医外科已初步形成了一个独立的学科。

知识链接

华佗对中医的贡献

华佗，字元化，沛国谯县（今安徽省亳州市）人，被后人称为"外科圣手""外科鼻祖"。少时曾在外游学，行医足迹遍及安徽、河南、山东、江苏等地，钻研医术而不求仕途。他医术全面，尤其擅长外科，精于手术，并精通内、妇、儿、针灸各科。后因不服曹操征召被杀，所著医书已佚。

三、发　　展

两晋南北朝、隋唐五代时期中医外科发展较快。《刘涓子鬼遗方》（成书于公元499年）是我国现存的第一部外科学专著，对痈、疽、疔、金疮、湿疹、疥癣等疾病的诊断和治疗，都有较多的论述；对外伤的治疗有止血、止痛、收敛、镇静、解毒等诸法；并用水银、黄连、雄黄等药物配制成药膏来治疗外科病；记载了辨脓的有无、切开排脓法等诊治痈疽的方法。皇甫谧所著《针灸甲乙经》记载了30多种外科病证，尤其对痈疽的论述最为详尽。晋代的葛洪，对外科也有很大的贡献，他在《肘后备急方》中总结了许多有科学价值的治疗经验。如用海藻治疗瘿疾，用疯狗脑髓敷治疯犬咬伤，都是世界上最早的；尤其是在《抱朴子》中总结了前人炼丹术的经验，促进了制药化学的发展，后世一直沿用的"红升丹""白降丹"等效佳之外用药，就是炼丹术的发挥与应用。

隋代，外科学有了更进一步的发展，巢元方等撰写的《诸病源候论》是我国第一部病因病机学专书，记载了40多种皮肤病，指出疥疮是由虫引起的；并记载了肠吻合术，说明当时对腹部外科手术已有一定的经验。

唐宋时期，由于经济的发展，中医的技艺在此时期发展也很快。"药王"孙思邈的《千金要方》中用动物的内脏如猪肝、鹿肝、羊肝等治疗甲状腺疾病的记载，开创了甲状腺素用于临床的先河；其中还记载了用葱管导尿的技术和方法。《太平圣惠方》除了对痈疽病因、病机、治疗、预后等进一步阐述外，尤其对不同病证，详列不同的治法，充分反映了当时辨证论治在外科疾病上的具体应用；还首先记载了"五善七恶"的观察方法；创立了"内消"和"托里"的治法；首先提倡用砒剂治疗痔核，用蟾酥酒止血止痛；还记录了用烧灼法消毒手术器械的经验；首先将金创痉定名为"破伤风"。宋代外科专著也明显增多，其中《卫济宝书》专论痈疽，并记载了很多医疗器械，如灸板、消息子、炼刀、竹刀、小钩等及其用法。李迅著《集验背疽方》，对背疽病因、症状、治疗作了全面论述。陈自明撰写的《外科精要》，是最早以"外科"命名的专著，开创了外科疾病辨证施治的先河，载有托里排脓多个方药，至今仍在临床中应用。

元代外科书籍有朱震亨的《外科精要发挥》、危亦林的《世医得效方》等，但以齐德之著的《外科精义》成就最大，指出外科病是阴阳不和、气血凝滞所致，治疗疮疡应辨别阴阳虚实，反对"治其外而不治其内，治其末而不治其本"的方法，基本确立消、托、补三法，提倡内治与外治相结合的综合疗法；并载有汤、丸、膏、丹等 145 方。《世医得效方》是一本创伤外科专著，在正骨方面也有精确记述，对麻醉药的组方、适应证、剂量均有具体说明，对伤科的发展有很大贡献。

四、成　熟

中医外科到明清时期已较为成熟，外科专著增多，并形成了不同的学术流派。如明代薛己著的《外科枢要》，记载了有关外科病的理论、经验、方药，第一次详细叙述了对新生儿破伤风的诊治。汪机的《外科理例》提出了"治外必本诸内"的思想，在序中指出："外科者，以其痈疽疮疡皆见于外，故以外科名之，然外科必本于内，知乎内，以求乎外，其如视诸掌乎。"并创制玉真散治疗破伤风。其他还有王肯堂的《疡医证治准绳》、申斗垣的《外科启玄》、陈文治的《疡科选粹》、窦梦麟的《疮疡经验全书》、张景岳的《外科钤》等均有特色。陈司成的《霉疮秘录》是我国第一部论述梅毒的专著，主张用丹砂、雄黄等含砷药物治疗，是世界上最早使用砷剂治疗梅毒的记载。此期以陈实功的《外科正宗》成就最大，该书广辑病名，详述病因病机、证候、辨证、治疗、预后等，并附医案加以论证，条理清晰，十分完备，自唐代到明代的外科治法，大多都有收录，后人有"列证最详，论治最精"的评价，影响巨大，经后人加以继承发展而形成了中医外科的一大学派——正宗派。从学术思想来看，该书重视脾胃，主张外科以调理脾胃为要。其主要成就以外治和手术方面比较突出，多用腐蚀药或刀针清除坏死组织，放通脓管，使毒外泄；手术方法记载有 14 种，如创制鼻痔的摘除工具、腹腔穿刺排脓术、指关节离断术等都很有实用价值；倡导脓成切开，位置宜下，切口够大，腐肉不脱则割，肉芽过长则剪，这些有效方法沿用至今。清代王维德的《外科证治全生集》，创立了以阴阳为主的辨证论治法则，所谓"凭经治症，天下皆然；分别阴阳，唯余一家"。把复杂的外科分为阴阳两类，如痈阳、疽阴等；主张以"阳和通腠，温补气血"的原则治疗阴证，书中记载家传秘方阳和汤、醒消丸、小金丹、犀黄丸等，临床疗效颇好，沿用至今。并主张"以消为贵，以托为畏"，反对滥用刀针。其学术观点被许多医家所推崇，形成了中医外科的又一大学派——全生派。高秉钧的《疡科心得集》揭示了外科病因的一般规律，立论以鉴别诊断为主，并将温病三焦辨证学说融合于疡科的辨证施治之中，认为"疡科之证，在上部者俱属风温、风热……在下部者俱属湿火、湿热……在中部者多属气郁、火郁"。应用犀角地黄汤、紫雪丹、至宝丹等治疗疔疮走黄，至今还在临床应用。后人宗高氏学术思想以及以心得形式论述外科疾病，而形成了中医外科的又一大学派——心得派。还有余听鸿的《外证医案汇编》、陈士铎的《外科秘录》、顾世澄的《疡医大全》等，亦各有特点。此外，吴师机的《理瀹骈文》专述药膏的外治法，总结了不少治疗学上的新成就。

五、近现代时期

近代由于多种因素的影响，使得中医受到巨大的影响，几乎处于停滞状态。但也有很多有志之士，立志于中医的研究和应用，如张山雷于1927年所著的《疡科纲要》，内容简要，立论、辨证、用药均有特色，对外科发展有一定的促进作用。

中华人民共和国成立后，20世纪50—70年代，中医在党中央的关怀与支持下，为中国人民的健康事业做出了较大贡献，也得到了很大的发展，如中西医结合抢救大面积重度烧伤、"活血化瘀"法治疗血栓闭塞性脉管炎、以升丹为主的药捻加内服治疗慢性化脓性骨髓炎死骨、切开加灌注治疗浆细胞性乳腺炎酷似乳腺癌等，都取得了公认的疗效，特别是采用切开挂线法解决了高位肛瘘的难治之点，这已成为国内肛肠学家的共识，在国际上亦享有盛誉；消痔灵硬化剂注射治疗内痔风靡国际。近年来，中医外科得到了较好的发展。

第二节　中医外科的特点与特色

中医外科学虽然有过辉煌的手术成就，但却没有得到系统的发展，导致现今中医外科学甚少涉及较大的手术治疗外科疾病，更多的是用一些药物内外治疗。在这些方面，可汲取现代医学的精华，逐步将其纳入中医外科的内容中来。

在历史的长河中，中医外科也形成了明显的特点：①强调邪气的存在；②每一种病证都具有明显的症状和体征；③具有多彩的外治方法。即在病因病机上重视"邪气"的存在，在临床表现上重视局部的临床表现，在治疗上主要采用丰富多彩的外治法，外治法中更是多采用"以毒攻毒"的治疗方法，重视红升丹、白降丹的配伍使用，故《医学源流论》上说"外科之法，最重外治"，《医宗金鉴》上说"疡医若无红、白二丹，决难立刻取效"。

清代医家吴师机说："外治之理，即内治之理，外治之药，即内治之药，医理药理无二，所异者法也。"辨证论治是祖国医药学的基本治疗原则，中医外科外治也不例外。中医外治法的应用和临床各科一样，都遵守共同的治则，如正治、反治、治标、治本等。但外科有其特殊性，这表现在外治时除辨明阴阳、表里、虚实、寒热、气血、脏腑、经络外，尚需识别顺逆善恶和痒、肿、痛、脓，分清初、中、末阶段，辨证用药，采用相应的消、腐、收三治则。

中医外治法中更含有丰富的临床基本技能，如药捻制作、红升丹炼制、散剂制作、膏剂制作、挂线疗法等。这些临床基本技能不是临床见习所能替代的，而是需要医者在实训室反复的练习才能熟练地掌握。只有掌握了这些临床技能，才能拉近与临床的距离，为走向临床打下良好的基础。历代的中医外科名家都具备良好的临床技能。

外治法中亲自制备药物又是中医外科的特色之一。一是有些药物不能久存，如中医外用名方"豕膏"，疗效很好，但因猪脂不能久贮，易于变质，必须现制现用；二是有些药物内含有名贵芳香之品，如"麝香"等，也不便久存；三是不同的配制方法即成不同的药物，如同是熟石膏与红升丹，按9∶1配制就是九一丹，按5∶5配制就成五五丹，其腐蚀之力远大于九一丹，适应证也不尽相同。所以历代中医名家都是亲自配制外治药物，细心观察药物的功用效能，不断总结和提高制备外用药剂的经验，以便使用起来得心应手。这一基本功在许多外科名家身上表现得都很有造诣，不仅积累了自己和前人的临床经验，更是他们的秘验、祖传家授方屡用屡效的原因所在。

第三节　中医外科的命名规律

中医外科学是中医学的一部分，有着悠久的历史，历代各家著作中所载外科疾病的病名，由于地区不同，方言不一，而名称各异。有的一个病名可包括多种性质的疾病；有的同一性质的疾病，因所患部位、阶段、形状的不同，而有不同名称，给初学者造成很大困难。

外科疾病的病名虽然名目繁多,但从它的命名含义来看,还是有一定规律可循的。一般多依据形象、部位、色泽、穴位、病因、特征、大小等来分别命名。

以形态命名的,如岩、蛇头疔、鹅掌风等。

以发病部位命名的,如乳痈、颈痈、肛瘘等。

以疾病颜色命名的,如丹毒、白癜风、红蝴蝶疮等。

以穴位命名的,如人中疔、委中毒、百会疽等。

以病因命名的,如冻疮、漆疮、风疹块等。

以疾病特征命名的,如流注、流痰、烂疔、瘰疬等。

以范围大小命名的,如疖、痈、发等。

（尹跃兵）

? 复习思考题

1. 明清时期中医外科形成了哪些学术流派,各有什么特点?

2. 中医外科有哪些特点与特色?

3. 如何成为一名优秀的中医外科工作者?

ER-1-3

扫一扫,测一测

第二章　外科疾病的病因病机

　　通过本章的学习，了解中医外科常见致病因素，熟悉脏腑、经络、气血与中医外科疾病发病的关系，掌握中医外科总的病机。

　　外科疾病多生于体表，易诊断，但每一种外科疾病都有不同的致病因素和发病机制，中医临床主张"审症求因，辨证论治"，不同的病因病机，证候与治疗也就不同。因此，掌握病因病机，对于诊疗外科疾病有着重要的指导意义。

第一节　致　病　因　素

　　中医外科疾病致病因素包括外因与内因两个方面。其中，外因者有外感六淫邪毒、感受特殊之毒、外来伤害等，内因者有情志内伤、饮食不节、房室损伤等。现分别叙述。

一、外感六淫邪毒

　　风、寒、暑、湿、燥、火六淫邪毒能直接或间接地侵害人体，发生外科疾病。《外科启玄》说："天地有六淫之气，乃风寒暑湿燥火，人感受之则营气不从，变生痈肿疗疖。"六淫只有在人体抗病能力低下时，才能成为发病的条件。但有时六淫邪毒的毒力特别强盛，超过了人体正常的抗病能力，也能造成外科疾病的发生和发展。具体的内容详见《中医基础理论》。

　　总之，六淫邪毒均可成为外科疾病的致病因素。在发病过程中，由于风、寒、暑、燥的邪毒均能化热生火，所以外科疾病的发生，尤以热毒、火毒最为常见，故《医宗金鉴·外科心法要诀》说："痈疽原是火毒生。"

二、感受特殊之毒

　　特殊之毒包括虫毒、蛇毒、疯犬毒、漆毒、药毒、食物毒和疫毒、无名毒。外科疾病中，可因虫兽咬伤，感受特殊之毒而发病，如毒蛇咬伤、狂犬病；有因虫螫刺伤后引起的虫咬皮炎；某些人由于禀性不耐，接触生漆后而发漆疮；服用某些药物或食物后可引起一些过敏性皮肤病，如药毒（药物性皮炎）、瘾疹（荨麻疹）等；凡未能找到明确致病的病邪称为毒，如无名肿毒。古代医家在长期的医疗实践过程中，观察到某些致病因素不能概括在六淫之中，而另创立了毒邪发病学说，这也是病因学方面的一大发展，为后世提供了辨证和治疗的依据。

三、外来伤害

凡跌打损伤、沸水、火焰、冷冻等,都可直接伤害人体,引起局部气血凝滞、热胜肉腐等,而发生瘀血流注、水火烫伤、冻伤等外伤性疾病。同时也可因外伤而再感受毒邪发生破伤风或手足疔疮等。或因损伤,导致筋脉瘀阻,气血运行失常,而发生脱疽等。

四、情志内伤

情志是指人的内在精神活动,包括喜、怒、忧、思、悲、恐、惊,故又称七情。在一般情况下,属于生理活动的范围,不会致病;相反,由于长期精神刺激或突然受到剧烈的精神创伤,超过了人体生理活动所能调节的范围,可使体内的气血、经络、脏腑功能失调,而发生外科疾病。

五、饮食不节

《素问·生气通天论》说:"高梁之变,足生大丁。"恣食膏粱厚味,醇酒炙煿或辛辣刺激之品,可使脾胃功能失调,湿热火毒内生,同时感受外邪就易发生痈、有头疽、疔疮等;而且由饮食不节、脾胃火毒所致的痈、有头疽、疔疮等病,较单由外邪所引起的更为严重,如消渴病合并有头疽。又如内痔的发生,也与饮食不节、过食生冷有关,故《素问·生气通天论》说:"因而饱食,筋脉横解,肠澼为痔。"

六、房室损伤

主要是指早婚、房事过度与妇女生育过度等因素,导致肾精耗伤,肾气亏损,冲任失调;或因小儿先天不足,肾精不充,均能引起身体衰弱,易致外邪侵袭。由房室损伤而致的外科疾病,多为慢性疾患,病变可深入骨与关节,虚寒证象多见,患部肿胀不著,不红不热,隐隐酸痛,化脓迟缓;或见阴亏火旺证象,患部皮色暗红,微热,常伴头晕腰酸、神疲乏力、遗精、月经不调等全身症状。

以上各种致病因素可以单独致病,也可以几种因素同时致病,且内伤和外感常常相合为病。所以对于外科疾病的致病因素,应该具体分析,分别对待。

第二节 发病机制

一、外科疾病总的发病机制

外科疾病总的发病机制主要是气血凝滞,营气不从,经络阻塞,脏腑功能失调。人身气血相辅而行,循环全身,周流不息,当各种原因破坏了气血的正常运行,局部气血凝滞,或阻于肌肤,或留于筋骨,或致脏腑失和,即可发生外科疾病。经络外络肢节,内连脏腑,具有运行气血、联络人体内外器官的作用,当各种致病因素引起局部气血凝滞后,则形成经络阻塞,从而反映到人体的体表,产生局部的表现和功能障碍。

当病邪炽盛,通过经络的传导,由外传里,内侵脏腑;或脏腑内在的病变,由里出表。在邪正斗争过程中,可产生一系列的全身症状,如形寒、发热、头昏、头痛、骨节酸楚、食欲不振、大便秘结、小便短赤、苔或白或黄、脉或紧或数，甚则出现烦躁不安、神昏谵语、苔黄糙或灰腻、舌质红绛、脉洪数或弦数等。

二、气血与外科疾病发病的关系

外科疾病的发生与否，与人体的气血盛衰有密切的关系。气血盛者，即使外感六淫邪毒，或内伤七情，也不一定发病；反之则易发病。

外科疾病的发生和发展，随着病理过程的发展和变化呈动态变化。当致病因素造成局部气血凝滞，通过治疗，去除致病因素，使气血运行恢复正常，则使外科疾病变得以消散吸收而痊愈。如果局部气血凝滞进一步发展，郁而化热，致使热胜肉腐，血肉腐败而为脓。当脓肿形成后，如治疗得当，及时切开引流，或人体正气不衰，抗病能力尚强，脓肿自行溃破，脓液畅泄，毒从外解，气血凝滞得以通畅，形成溃疡后，脓腐渐除，新肉生长，最后疮口愈合。此外，气血的盛衰直接关系着外科疮疡的起发、破溃、收口等，对整个病程的长短有一定的影响。如气血充足，外科疮疡不仅易于起发、破溃，而且也易于生肌长肉而愈合；如气虚者则难以起发、破溃，血虚者则难以生肌收口，甚至气血虚弱无力抗邪托毒，毒不能随脓出而解，还易发生邪毒内陷，侵入营血，内攻脏腑，引起危重症的发生。故治疗外科疾病必须考虑患者气血盛衰的情况，常用补益托毒之剂，通过补益气血而扶正托毒外出，促使疾病早日康复。可见气血的盛衰，与外科疾病的治疗和预后都有着密切关系。

三、脏腑与外科疾病发病的关系

由于人体是一个完整的统一有机体，因此，外科疾病虽然绝大多数发于皮、肉、脉、筋、骨的某一部位，但与脏腑有着一定的联系。如脏腑功能失调，可以导致疮疡的发生。

《外科启玄》说："凡疮疡，皆由五脏不和、六腑壅滞，则令经脉不通而生焉。"如肝气郁结、脾胃湿热火毒等可导致疮疡的发生；肠胃湿热蕴蒸，可发为痤疮；肺肾两亏，可发生瘰疬、流痰。此即"有诸内者必形诸外"。因此，外科疾病的发生与脏腑功能失调有一定关系。

脏腑内在的病变可以反映于体表，而体表的毒邪通过经络的传导也可以影响脏腑而发生病变。如有头疽、颜面疔、疫疔、毒蛇咬伤等可因热毒、疫毒、蛇毒的毒邪炽盛，或因体虚正不胜邪，而使毒邪走散，内攻脏腑。如毒邪攻心，蒙闭心包，扰乱神明，则出现神昏谵语；毒邪犯肺而见咳嗽、胸痛、痰血等许多重危症状，而成走黄、内陷之证。其他如古代医家总结的判断外科疾病预后的五善、七恶等，都说明了脏腑的受害与否，可作为判断外科疾病预后好坏的一个重要依据。

四、经络与外科疾病发病的关系

局部经络阻塞是外科疾病总的发病机制之一；同时，身体经络的局部虚弱也能成为外科疾病发病的条件，如外伤瘀阻后形成瘀血流注，局部损伤后易为毒邪侵犯而发生痈肿，头皮外伤血肿后常可导致油风的发生等，所谓"最虚之处，便是容邪之地"。经络也是传导毒邪的通路，它具有运行气血、联络人体内外各组织器官的作用，故体表的毒邪，由外传里，内攻脏腑；脏腑的内在病变，由里出表，外达体表，是通过经络的传导而形成的。

此外，患处部位所属经络，与外科疾病的发生、发展也有着重要的联系。如有头疽生于项两侧者，为足太阳膀胱经所属，该经为寒水之经，也为多血少气之经，所以难以起发。臁疮本属难以愈合之病，而外臁与内臁相比，外臁则易收口，因外臁为足三阳经所属，多为多气多血之经；内臁为足三阴所属,大多为多气少血之经。由此可见,经络与外科的发病也有着密切的联系。

　　总之,外科疾病的发生、发展、变化的过程与气血、脏腑、经络的关系极其密切。局部的气血凝滞,营气不从,经络阻塞,以致脏腑功能失调等,虽然是外科疾病总的发病机制,但概括而言,都脱离不了阴阳的平衡失调。阴阳平衡失调是疾病发生、发展的根本原因。气血、脏腑、经络均寓于阴阳之中,如气为阳,血为阴;腑属阳,脏属阴;经络之中有阳经、阴经之分,它们之间相互依存、相互制约和相互转化。由于各种致病因素破坏了这种关系,造成了阴阳的平衡失调,就能导致外科疾病的发生。因此,临床病象尽管千变万化,总是能以阴阳来分析疾病的基本性质,属阴证或阳证,为阴虚或阳虚。在辨证求因过程中,要抓住八纲辨证中阴阳辨证的总纲,才不致有误。

（熊　炜）

？　复习思考题

1. 试述中医外科疾病的常见病因。
2. 简述中医外科疾病的发病机制。
3. 简述气血与中医外科疾病的关系。

ER-2-3

扫一扫,测一测

第三章　辨证论治

通过本章的学习,了解中医外科常见外治药物的分型,熟悉中医外科疾病初起、成脓、溃后三期的治疗原则及方法,掌握成脓的辨识方法及阳阴辨证的口诀。

第一节　辨　证

清代医家吴师机说:"外治之理,即内治之理,外治之药,即内治之药,医理药理无二,所异者法也。"辨证论治是祖国医药学的核心,中医外科也是如此,中医外科的外治也不例外。辨证的方法同中医内科一样,也是通过望、闻、问、切四诊将外科疾病的全身症状和局部症状收集起来,再运用八纲、卫气营血、脏腑、经络等辨证方法对症状进行分析、归纳,了解疾病的发生、发展、转归及预后,从而得出正确的诊断,确立正确的治则与方药。望、闻、问、切四诊是中医辨证的重要手段,因在其他学科已讲解得很清楚,这里不再赘述。但外科有其特殊性,表现在重视局部的临床表现,重点是阴阳辨证、善恶顺逆辨证、肿痛痒脓辨证。

一、辨　阴　阳

阴阳是八纲辨证的纲领,欲使外科疾病的诊断正确,首先必须辨清它的阴阳属性。故《素问·阴阳应象大论》说:"善诊者,察色按脉,先别阴阳。"由此可见,诊断外科疾病,如能辨清它的阴阳属性,治疗上就不会发生或少发生原则性的错误。

1. 发病缓急　急性发作的病属阳;慢性发作的病属阴。阳证正盛邪实,发病较急;阴证正虚,邪多寒痰,故发病较缓。

2. 病位深浅　病发于皮肉的属阳;发于筋骨的属阴,以外属阳,里属阴,火毒阳邪多外发,寒痰阴邪多内痼。

3. 皮肤颜色　红活焮赤的属阳;紫暗或皮色不变的属阴。红赤为火象属阳;皮色不变或紫暗为寒象。寒凝则气血瘀滞,故局部色紫暗也属阴。

4. 皮肤温度　灼热属阳;不热或微热的属阴。灼热为火象,属阳;不热或微热,或低于正常体温,为寒滞血凝之象故属阴。

5. 肿形高度　肿胀形势高起的属阳;平坦下陷的属阴。疮隆者,正气实而托邪外出阳也;平陷者,正虚而邪陷于阴分也。

6. 肿胀范围　肿胀局限,根脚收束的属阳;肿胀范围不局限,根脚散漫的属阴。正气盛,气血充足,则可束毒聚肿,属阳。正气虚,则聚毒无力,肿势散漫不收,故属阴。

7. 肿块硬度　肿块软硬适度,溃后渐消的属阳;坚硬如石,或柔软如绵的属阴。阳证肿块为气血凝滞所成,故软硬适度,腐肉酿脓,毒泄而去;阴证乃痰瘀所结,或硬如石或软如绵,难消难溃。

8. 疼痛感觉　疼痛比较剧烈的属阳；不痛、隐痛、酸痛或抽痛的属阴。气血充则邪正交争，疼痛剧烈，属阳；正气虚则抗邪无力，但见酸痛、隐痛或不痛属阴。

9. 脓液稀稠　溃后脓液稠厚的属阳；稀薄或纯血水的属阴。脓为气血所化生，正气充足则能引血化腐为脓，托毒外出，故成脓快，脓液稠厚，属阳；正气虚则脓液化生无源，故酿脓迟缓，脓稀而清，或出血水，色白灰黑，或臭秽，属阴。

10. 病程长短　阳证的病程比较短，阴证的病程比较长。

11. 全身症状　阳证初起常伴有形寒发热、口渴、纳呆、大便秘结、小便短赤、苔黄、舌红、脉数等热象。溃后，毒随脓泄，症状逐渐消失。阴证初起无明显症状，酿脓期常有骨蒸潮热、颧红，或面色㿠白、神疲、自汗、盗汗等症状，溃脓后尤甚。

12. 预后顺逆　阳证易消，易溃，易敛，预后多顺（良好）；阴证难消，难溃，难敛，预后多逆（不良）。阳证多发浅表皮肉间，故愈后多无功能障碍；阴证则多发于筋骨深在处，愈后有的可以造成功能障碍或残疾。

13. 阴阳辨证口诀　阳证病急病位浅，红肿热痛脓稠黄，初期全身症状明显，病程短暂预后良；阴证外疡则相反，难溃难敛病程长。

二、辨　肿

1. 火肿　肿而色红，皮薄光泽，焮热疼痛。

2. 寒肿　肿而不硬，皮色不泽，不红不热，常伴有酸痛。此为无头疽初起之象，寒邪深伏在里，故作酸痛，木硬，皮色如故，尚未化火故不红热，待化火之际，痛加剧而疮也微红热，稍隆起。

3. 风肿　漫肿宣浮，或游走无定，不红微热，轻微疼痛，如颈痛初起、瘾疹等。

4. 湿肿　肿而皮肉重垂胀急，深则按之如烂棉不起，浅则光亮如水疱，破流黄水，如脚癣染毒、下肢急性湿疮等。

5. 痰肿　肿势或软如棉馒，或硬如结核，不红不热，如瘰疬、流痰等。

6. 气肿　肿势皮紧内软，不红不热，常随喜怒消长，如气瘿、疝等。

7. 郁结肿　肿势坚硬如石，或边缘有棱角，形如岩突，不红不热，如癌、石瘿等。

8. 瘀血肿　肿而胀急，色初暗褐，后转青紫，逐渐变黄消退，如外伤瘀血肿。治之不当则瘀血化火，酿脓成痈，或为瘀血流注。

9. 虚肿　肿势平坦，根盘散漫。此正虚、气血不足，无以托毒，聚肿。

10. 实肿　肿势高起，根盘收束。正气尚实，毒邪不得陷散，故肿高而聚。即便疮大、痛剧，终亦无碍也。

三、辨　痛

痛是由多种因素导致气血凝滞、阻塞不通而形成的症状。痛为疾病的信号，也是疮疡最普遍出现的自觉症状，而疼痛增剧与减轻，又常为病势进展或消退的标志。

1. 辨疼痛的成因

（1）热痛：皮色焮红，灼热疼痛，遇冷则痛减。

（2）寒痛：皮色不红，不热，酸痛，得温则痛缓。

（3）风痛：痛无定处，忽彼忽此，走注甚速。

（4）气痛：攻痛无常，时感抽掣，喜缓怒甚。

（5）化脓痛：肿势急胀，痛无止时，如有鸡啄，按之中软应指。

（6）瘀血：初起隐痛，微胀，微热，皮色暗褐，继则皮色青紫而胀痛。

2. 辨疼痛的发作情况

（1）卒痛：突然发作，疼痛急剧，多见于急性疾患。

（2）持续痛：痛无休止，持续不减，多见于阳证未溃时。痛势缓和，持续较久，多见于阴证初起。

3. 辨疼痛的性质

（1）刺痛：痛如针刺，病变多在皮肤，如蛇串疮。

（2）灼痛：痛而有灼热感，病变多在肌肤，如疖、有头疽、颜面疔疮、丹毒等。

（3）裂痛：痛如撕裂，病变多在皮肉，如肛裂、手足皲裂较深者。

（4）钝痛：疼痛滞钝，病变多在骨与关节间，如流痰、附骨疽转入慢性阶段者。

（5）酸痛：又酸又痛，病变多在关节，如流痰。

（6）抽掣痛：除痛时有抽掣外，并伴有放射痛，传导于邻近部位，如乳岩、石瘿、失荣的晚期。

（7）啄痛：痛如鸡啄，并伴有节律性疼痛，病变在肌肉，多在阳证疮疡化脓阶段，如手部疔疮、乳痈等。

四、辨　痒

痒是风、湿、热、虫之邪客于皮肤肌表，引起皮肉间气血不和而成，或由于血虚风燥阻于皮肤间，肌肤失濡养而成。痒是皮肤病的一个重要自觉症状。由于发生痒的原因不一，病变的过程不同，痒的表现也各异。

1. 风胜作痒　走窜无定，遍体作痒，抓破血溢，随破随收，不致化腐，多为干性。如牛皮癣（神经性皮炎）、白疕（银屑病）、风疹块（荨麻疹）等。

2. 湿胜作痒　浸淫四窜，黄水淋漓，最易沿表皮蚀烂，越腐越痒，多为湿性，或有传染性。如急性湿疮（无传染性）、脓疱疮（有传染性）等。

3. 热胜作痒　皮肤瘾疹，焮红灼热作痒，或只发于暴露部位，或遍布全身，甚则糜烂滋水淋漓，结痂成片，常不传染。

4. 虫淫作痒　浸淫蔓延，黄水频流，状如虫行皮中，其痒尤烈，最易传染。如手足癣、白秃疮、肥疮等（头癣）都是真菌感染，疥疮是疥螨传染，故最易传染。

5. 血虚作痒　皮肤变厚、干燥、脱屑、作痒，很少糜烂流水。如湿疮、白疕、牛皮癣等慢性皮肤病，经久不愈，由血虚生风生燥，内风致使皮肤失于润泽引起，没有传染性。

五、辨　脓

脓是皮肉之间热胜肉腐蒸酿而成，也是气血所化生。脓是肿疡在不能消散的阶段所出现的主要症状。疮疡的出脓，是正气载毒外出的现象。所以疮疡在局部诊断方面，辨脓的有无是非常重要的环节。如脓疡已成，还应该辨脓的部位深浅，然后才可进行适当的处理；既溃之后，又必须用望诊来观察脓的形质色泽，用闻诊来嗅脓的气味变化。

1. 辨脓的有无

（1）有脓：按之灼热痛甚，指端重按一处其痛更甚，肿块已软，指起即复（即应指），脉数者，为脓已成。

（2）无脓：按之微热，痛势不甚，肿块仍硬，指起不复（不应指），脉不数者，为脓未成。

2. 辨脓的操作方法

（1）按触法：把两手示指的指端轻放于脓肿患部，相距适当的距离，然后以一手指端稍用力反复按压，另一手指端即有一种波动的感觉，这种波动感称为"应指"；经多次及左右相互交替试验，若应指明显者为有脓。在检查时注意两手指端应放于相对的位置，并且在上下左右四处互相垂直的方向检查。若脓肿范围较小，则用左手拇、示两指固定于脓肿的两侧，以右手的示指按压脓肿中央；如有应指的为有脓。

（2）透光法：医生用左手遮着患指（趾），同时用右手把手电筒放在患指（趾）下面，对准患指（趾）照射，然后注意观察指（趾）部上面，如见深黑色的阴影为有脓。不同部位的脓液积聚，则其阴影可在不同的部位显现，如蛇眼疔、甲根后的脓液积聚，可在指甲根部见到轻度的遮暗；蛇头疔脓液在骨膜部，则沿指骨的行程有增强的阴影，而周围则清晰；若在骨部，沿着骨有黑色遮暗，并在感染区有明显的轮廓；若在关节部，则关节处有很少的遮暗；若在腱鞘部，有轻度遮暗，其行程沿整个手指的掌面；若在全手指尖部，整个手指的脓肿则呈一片显著遮暗。如尚未化脓时，则见清晰潮红。此法仅适用于指、趾部甲下的辨脓。

（3）点压法：手指部的脓肿在脓液很少的情况下，可用点压法检查，简单易行。用大头针尾或火柴头等小的圆钝物，在感染区域轻轻点压，如测得有局限性的剧痛点，显示已有脓肿形成，而剧痛的压痛点即为脓肿部位。

（4）穿刺法：深部疮疡，当脓已成而脓液不多，用按触法辨脓有困难时，可采用注射器穿刺抽脓方法。这种方法不仅可以用来辨别脓的有无，而且可以用来采集脓液标本。在操作时必须注意严格消毒，以及穿刺部位进针的深度等。

（5）超声波探查：超声波探查可作为辅助的辨脓手段，见液平面者为有脓。并可测知脓腔大小、位置。一般多用于内脏脓肿的探查。

3．辨脓的部位深浅

（1）浅部：肿块高突坚硬，中有软陷，皮薄灼热焮红，轻按便痛而应指。

（2）深部：肿块散漫坚硬，按之隐隐软陷，皮厚，不热或微热，不红或微红，重按方痛而应指。

4．辨脓的形质、色泽和气味

（1）脓的形质：如脓稠厚者，为元气较充足；淡薄者，为元气虚弱。如先出黄的稠厚脓液，次出黄稠滋水，为将敛佳象。如脓由稠厚转为稀薄，为体质渐衰，一时难敛。如脓成日久不溃，一旦溃破，脓质虽如水直流，但其色不晦，其气不臭，未为败象。如脓稀似粉浆污水，或夹有败絮状物质，而色晦腥臭者，为气血衰竭，是属败象。

（2）脓的色泽：如黄白质稠，色泽鲜明，为气血充足，属于佳象。如黄浊质稠，色泽不洁，为气火有余，尚属顺证；如黄白质稀，色泽洁净，气血虽虚，未为败象。如脓色绿黑稀薄，为蓄毒日久，有损筋伤骨的可能。如脓中夹有瘀血色紫成块者，为血络损伤。如脓色如姜汁，则每多兼患黄疸，病势较重。

（3）脓的气味：一般略带腥味，脓液稠厚，大多是顺证；脓液腥秽恶臭的，其质必薄，大多是逆证，而且常是穿膜损骨之征。

5．辨脓的注意事项

（1）辨脓的有无，可结合各病的发病日期，如痈一般化脓为 7 日，暑湿流注 14 日，手足疗疮约 10 日，乳痈约为 10 日，流痰需 6 个月，甚至 1 年以上。

（2）对于四肢末端辨脓时，不应按应指的方法进行，只要一旦出现啄痛感，应立即进行切开引流，否则因为四肢终末血运的原因，极易出现四肢远端指（趾）骨坏死的可能。

（3）股四头肌处的肿疡，按之似有波动感，但此处的验脓必须在上下左右四处互相垂直的方向检查，才有可能确诊。

六、辨 麻 木

麻木是由于气血不运或毒邪炽盛，以致经脉阻塞而成。由于形成麻木的致病原因不同，所致麻木的情况亦有差别。如疗疮、有头疽、坚肿色褐、麻木不知痛痒，伴有较重的全身症状，是为毒邪炽甚,常易致走黄或内陷。又如脱疽初起患部麻木不仁,不知痛痒,是为气血不运脉络阻塞,常易腐烂筋骨,而顽固难愈。

七、辨善恶顺逆

辨善恶顺逆,系指判断外疡预后的好坏。历代医家总结出的"五善七恶""顺逆吉凶"辨证方法,给判断预后提供了可遵循的指标。善恶多指全身情况及脏腑功能而言。善是佳兆,好的现象,表示脏腑功能正常,预后好;恶是坏的现象,表示脏腑功能紊乱、衰竭,预后差。顺逆多指局部情况,外疡在其发展过程中,按顺序出现应有的症状者,即称为顺证;反之,凡不按顺序而出现不良的症状者,即称为逆证。判断善恶顺逆,既要观察局部症状的顺逆,又要结合全身症状的善恶,二者合参,才能进行全面的判断。

(一)辨善恶

1. 善证

(1)心善:精神爽快,言语清亮,舌润不渴,寝寐安宁。

(2)肝善:身体轻便,不怒不惊,指甲红润,二便通利。

(3)脾善:唇色滋润,饮食知味,脓黄而稠,大便和调。

(4)肺善:声音响亮,不喘不咳,呼吸均匀,皮肤润泽。

(5)肾善:并无潮热,口和齿润,小便清长,夜卧安静。

2. 恶证

(1)心恶:神志昏迷,心烦舌燥,疮色紫黑,言语呢喃。

(2)肝恶:身体强直,目难正视,疮流血水,惊悸时作。

(3)脾恶:形容消瘦,疮陷脓臭,不思饮食,纳药呕吐。

(4)肺恶:皮肤枯槁,痰多音暗,呼吸喘急,鼻翼煽动。

(5)肾恶:时渴引饮,面容惨黑,咽喉干燥,阴囊内缩。

(6)脏腑衰败:身体浮肿,呕吐呃逆,肠鸣泄泻,口糜满布。

(7)气血衰竭:疮陷色暗,时流污水,汗出肢冷,嗜卧语低。

(二)辨顺逆

1. 顺证

(1)初起:由小渐大,疮顶高突,焮红疼痛,根脚不散。

(2)已成:顶高根收,皮薄光亮,易脓易腐。

(3)溃后:脓液稠厚黄白,色鲜不臭,腐肉易脱,肿消痛减。

(4)收口:疮面红活鲜润,新肉易生,疮口易敛,知觉正常。

2. 逆证

(1)初起:形如粟米,疮顶平塌,根脚散漫,不痛不热。

(2)已成:肿硬紫暗,不脓不腐,疮顶软陷。

(3)溃后:皮烂肉坚无脓,时流血水,肿痛不减。

(4)收口:脓水清稀,腐肉虽脱,新肉不生,色败臭秽,疮口经久难敛,疮面不知痛痒。

第二节 治 疗

中医外科重视内外合治,其治疗既有丰富的内治法,更有具有鲜明特点与特色的外治法,故《医学源流论》上说:"外科之法,最重外治。"内治法按初期、成脓期、溃后期有消、托、补三法,外治法依据三期有消、腐、收三法，外治法中不仅包含其特有的理、法、方、药，而且具有十分丰富的治疗方法。因为中医外科学是建立在中医内科学的基础之上，内治法与中医内科学方法基本一致，故而在此重点讲解外治法。

一、内治法

1. 消法　是指运用不同的治疗方法和方药，使初起的肿疡得以消散，是一切肿疡初起的治法总则。此法适用于没有成脓的初期阶段。消法的运用，应辨证求因、审因论治，灵活地采用不同的治疗方法，如表邪者解表、里实者通里、湿阻者利湿、热毒蕴结者清热、寒邪凝结者温通、痰凝者祛痰、气滞者行气、血瘀者和营化瘀，等等。同时，还应结合患者的体质强弱、所属经络部位及局部病机等选用相应的药物。

消法运用得当，可使外疡初期时即消散而愈，从而缩短病程和免受化脓开刀之苦。若疡形已成，则不可概用消散之法，以免毒散不收，气血受损，反使溃后难敛，不易速愈。

2. 托法　托法是用补益气血和透脓托毒的药物，扶助正气，托毒外出，以免毒邪内陷的一种内治法。此法适用于外疡成脓期，即脓始成至脓熟未溃或脓腐脱落阶段。托法分为补托法和透托法，若正虚不能托毒外出，表现为肿形平塌或难腐难溃的虚证，则用补托法，代表方剂为托里消毒散、神功内托散、竹叶黄芪汤等；正气未虚者用透托法，代表方剂为透脓散。外疡中期，毒邪一般比初期更甚，故临床上多与消法并用，单独用托法者鲜见。

3. 补法　是用补养的药物，恢复正气，助养新生，使疡口早日愈合的一种内治法。此法适用于溃后收口期。此期毒邪已去，元气虚弱，脓水清稀，疡口难敛者。疡口收敛全赖气血，故凡气血虚弱者，宜补养气血，代表方为八珍汤；脾胃虚弱，气血生化乏源者，宜健脾和胃，代表方为参苓白术散；肾精亏损，精不能生血者，宜益肾填精，代表方为六味地黄丸等。外疡溃后收口之时，正气不虚，不必用补法；毒邪未尽时，更勿遽用补法，以免留邪为患，助邪鸱张，而犯"实实之戒"。

二、外治法

中医外科外治法是运用药物和手术，直接施于患者机体外表或病变部位，以达到治疗目的的一种方法。

外治法的运用，同内治法一样，也要进行辨证论治。根据疾病发展的不同过程，不同证候，选用不同的治法和方药。中医外科外治法的历史悠久，其内容非常丰富，疗法多种多样，应用非常广泛。一般按初期、成脓期和溃后期，外治法也相应地分为箍围消散法（消法）、透脓去腐法（腐法）、生肌收口法（收法）三大法则，还有手术疗法和特殊疗法等。

（一）治疗方法

1. 常用治疗方法

（1）箍围消散法：箍围消散法是运用祛风、解毒、行气、活血、消肿、定痛等药物，使疮毒收束，不致扩散，证势轻者可以消散，证势重者可使毒气结聚，外形缩小高突，促使早日成脓和破溃的方法。破溃之后，余毒未消，也可用本法来消肿，减其余毒。本法运用成功，能使疮病消散于无形，缩短疗程，是最为理想的方法。所以它在外治法中占有重要位置。

痈疽阴阳各异，所生部位不同，药物寒热有别，在具体应用时，又当随证选用，效果才好。①阳证：凡疮疡初期，红肿热痛，烦渴，脉数有力者，可敷药性寒凉、清热消肿、散瘀化毒的外用药，如玉露散、如意金黄散、太乙膏、千捶膏等；或同时掺活血止痛、化痰解毒的红灵丹、阳毒内消散等，或以清热解毒，消肿散结之剂煎汤淋洗，如漏肿升麻汤、浅静脉炎洗剂等。②阴证：凡疮形平坦漫肿，色暗不痛，不红不热，脉象微软细弱者，可敷药性温热、温经活血、散寒化痰的外用药，如回阳玉龙膏、阳和解凝膏等；掺以破坚化痰，散风逐寒的阴毒内消散或桂麝散；或以温经散寒，化痰通络的汤剂淋洗，如升麻溻肿汤、椒艾洗药等；或用附子饼灸法。③半阴半阳证：见疮形肿而不高，痛而不甚，微红微热，脉虽洪数而无力者，可敷药性平和、行气疏风、活血定痛、散瘀消肿的外用药，如冲和膏、普消散等；或以活血散风，通络消肿的汤剂淋洗，如深静脉炎洗剂等。

用于阳证的箍围消散药不能用于阴证，以免寒凝不化；用于阴证的箍围消散药不能施于阳证，以免助长火毒；就是阳证也不可过施寒凉，过则毒为寒凝，变为阴证。凡调敷药须多搅，使药黏稠，并不时用原汁润之，借湿以通窍，更好发挥药效。凡去敷药后得看毛孔有汗否，有者为血脉通，热气散，效果好，反之则效果较差。

（2）透脓去腐法：透脓去腐法是用手术方法和使用提脓去腐的药物，制成适当的剂型，促使疮疡内蓄之脓毒，早日排出，腐肉迅速脱落的方法。古称"追蚀法"。本法适用于溃后期脓毒不泄及溃疡初期，脓栓未落，死肌腐肉未脱，或脓水不净，新肉不生或形成瘘管，久久不愈者，大致包括药捻法、腐蚀药疗法等。①药捻法：是将桑皮纸、脱脂棉或腐蚀药加赋形剂制成线香状的药捻，插入细小的疮口中，或瘘管内，发挥提脓去腐、引导脓水外流、收敛生肌的一种治疗方法。适用于溃疡疮口过深太小，脓水不易排出者，或已成瘘管者。临床中根据疮口大小，随时制作，必须掌握药捻的制作方法和使用方法。②腐蚀药疗法：本法是运用具有提脓去腐作用的药物，使疮疡内蓄之脓毒，得以早日排出，腐肉得以迅速脱落；或使过长之肉芽、赘生物等腐蚀枯落的方法。枯蚀法，如枯痔钉等治疗痔疮，疗效仍然很好。用于溃疡提脓去腐的药物，可分为含汞和无汞两大类型。含汞的主要药物是白降丹和红升丹，这些药物腐蚀性强，药性太猛，须加赋形剂使用，常用的方剂如九一丹、七三丹、五五丹等。另有一种用于疮疡腐蚀恶肉的吊药，如香吊，也属白降丹一类丹药。不含汞的腐蚀药如黑虎丹、一气丹等，对汞剂有过敏者，使用本类药物更为适当。

透脓去腐法使用的药物大多属刺激药品，凡对药物有过敏者，均应禁用。患于眼部、唇部等处，也应慎用。头部、趾、指等肉薄近骨之处，不宜用过猛的腐蚀药物，以防损伤筋骨。红升丹、白降丹若能陈久应用，则可缓和药性和减少患者痛苦。掺布烈性的腐蚀药，以不伤及周围健康组织为原则，待腐蚀目的已达，即应改用其他提脓生肌之药。

（3）生肌收口法：生肌收口法是用能促进生肌长皮的药物，使疮口迅速愈合的一种外治法。凡溃疡腐肉已脱，脓水将尽的时候，肉芽生长迟缓者，均可使用本法。生肌收口的方药很多，临床应用时应从疮面情况及整体出发进行选择，如偏于生肌的软膏生肌玉红膏，偏于收口长皮的软膏生肌象皮膏，偏于去腐生肌的生春散、拔毒生肌散、腐尽生肌散等。临床使用时，应根据需要决定生肌时是否合用去腐、拔毒、回阳、清余毒之法。腐肉未尽或已成瘘管之证，不宜使用生肌收口之法，而宜采用其他之法进行治疗。

2. 手术治疗方法 手术疗法是运用器械或药物切开皮肤或黏膜进行治疗的一种方法。自华佗以后，中医外科很少涉及较大的手术，多采用药物治疗。

（1）代刀破脓法：多运用具有腐蚀性的药物组成的咬头膏等腐蚀外疡顶部的一种排脓方法。使用时，要保护好周围的正常皮肤；为使脓液不污染周围组织，常与垫棉法配合使用。现已逐渐少用，但仍然为体弱患者或畏惧手术患者的妥善治法。

（2）抽脓法：抽脓法是运用注射器局部穿刺，当针头到达深部脓疡部位后抽取脓液的一种外治法。对不便于开刀的深部脓疡，具有缩短病程，加速愈合，局部不存在疮疤瘢痕和不形成瘘管的优点，亦无造成功能障碍之虞。方法如下：当确定深部脓疡脓熟后，局部消毒，选用适宜的注射针垂直徐徐刺入，穿过肌肉到达脓腔时则有针头阻力突然消失之感，抽得脓液后，固定针头，连续抽吸脓液至尽，并按抽出脓液的容量数，以 1/5 的生理盐水注入脓腔，并在局部周围以手指稍加按动，再行抽出含有脓液的生理盐水，抽出量不少于生理盐水注入量，直至无脓液抽出，然后拔出注射针，以消毒棉球按住针孔，用小方形胶布固定之。一般 3～5 日抽脓一次。

（3）砭镰法：俗称"飞针"，是用三棱针或刀锋浅刺皮肤、黏膜或穴位，放出少量血液的一种治疗方法。主要适用于实证与阳证，促使内蕴热毒，随血外泄。方法如下：常规消毒后，在直视下，用三棱针或刀锋刺破皮肤或黏膜，排出部分血液或黏液；出血后，一般待其自行停止出血为度，不可立即用指压止血；刺后应再敷药或包扎，或拭净残血，涂以消毒药棉，以防感染。有出血倾向者不可使用此治疗方法。

（4）挂线疗法：挂线法是采用普通丝线、药制丝线、纸裹药线或橡皮筋线等材料，利用线的紧箍力，促使气血阻绝，肌肉坏死，以切开瘘管或窦道进行引流的一种中医外治法。具体操作如下：先用球头银丝探针自甲口探入管道，使探针从乙孔穿出，然后用丝线做成双套结，将橡皮筋线一根结扎于自乙孔穿出的探针球头部，再由乙孔回入管道，从甲孔抽出，这样，使橡皮筋线与丝线贯穿瘘管两口，此时将扎在球头上的丝线与橡皮筋线剪开（丝线暂时保留在管道内，以备橡皮筋线在结扎折断时，用以另引橡皮筋线），再于橡皮筋线下垫两根丝线，然后收紧橡皮筋线，打一个单结，再将所垫的两根丝线，各自分别在橡皮筋线上打结处予以结缚固定，最后抽出管道内上述保留的丝线，这样挂线的手术就算完毕。普通丝线、药制丝线或纸裹药线挂线法，在挂线以后，须每隔2～3日解开线结，收紧一次；若是橡皮筋，结紧后即可自动收紧切开，大多数采用橡皮筋线挂线法。

（5）开放性手术：是指按现代医学的无菌要求，在直视下利用手术刀切开皮肤进行切开治疗的一种治疗方法。要选择好切口位置、切开方向、切口大小，注意切口的深浅，达到引流通畅的目的。由于种类繁多，在其他教材中有详细的讲解，此处不再赘述。

3. 常用特殊疗法

（1）垫棉法：垫棉法是用棉花或纱布衬垫在疮部，借着加压的作用，以使溃疡的脓液不致下袋而潴留，而使溃疡空腔皮肤与新肉得以接近，加速愈合的一种方法。加垫后需及时用阔带绷住。

（2）点入法：是指用制备好的药剂点入人体特定器官的一种外治方法，如点眼法、点耳法、点鼻法等。选取对症药剂，按其制剂使用方法施用。一般药液点入，1次只能点1～2滴药水；药粉点入，1次也只能点1～2粒芝麻大的药末，避免用量过大，刺激过强。如滴耳油用于聤耳；黄连水（川黄连3g，苍耳子3g）点鼻用于鼻炎；已成丹点眼角治疗狂犬病；五圣散点眼治疗毒蛇咬伤。使用本法，对点入药物应注意严格消毒处理，尤其是点眼药水应用蒸馏法取汁，点眼药末应高压消毒。

（3）吹入法：是指将药物按处方要求制成细末，用鼓子、芦管、苇茎或喷药器等工具把药粉吹喷到孔窍的一种治疗方法。临床上常用的有冰硼散、锡类散、青吹口散等。使用时应根据病情随证用方，如用蒲黄粉炒黑研末，吹入鼻腔，以止鼻出血；用苍耳子9g，辛夷1g，冰片0.9g，研细末，吹入鼻腔，治急性鼻窦炎常流黄水；用硼砂3g，胆矾3g，冰片0.15g，共研细末，吹少许入咽喉，以治喉蛾（乳蛾，扁桃体炎）等咽部急性炎症。另有一种取嚏法也属于此法，如《丹溪心法》的通关散（猪牙皂500g，鹅不食草250g，细辛250g）研末吹鼻取嚏，能开关通窍，若加麝香、薄荷，其效更速，但对脑卒中及脑外伤引起休克的患者禁用。

（4）塞入法：是指用药物或制成便于塞入形状的调剂（如捻剂、锭剂、丸剂等），塞入有孔窍器官的一种治疗方法。塞入药剂概称栓剂，用于塞入阴道的亦称"坐药"。临床上方法很多，具体情况具体应用，如用公丁香研细，纱布包裹塞入患乳对侧鼻孔内，治疗早期乳汁积滞不通的乳痈，常在1～2日内消散而愈，堪称药简效捷；用龙射丸卧时塞1丸入肛门内，7夜为1疗程，用于内痔效佳；《外科大成》中用银杏散塞入阴道治疗妇人阴痒、带下，有效快捷。塞入药物不可太深，必须便于及时取出。

（5）点涂法：是将药膏或药液等涂点在体表某一特定点上，不加覆盖的一种外治方法。主要适用于痣、疣、小息肉、疖等。此法许多药物具有腐蚀性或毒性，外涂面积不宜过大，要保护好正常的皮肤组织。如《医宗金鉴》的水晶膏用于点痣；《外科证治全书》的点毒丹用于热疖初起和烫火伤；《理瀹骈文》记有"久衄用黄芩煎水磨白及涂山根穴"等。

（6）结扎法：是用普通丝线或药制丝线或医用缝合线结扎所需除去的组织，阻断局部血液循环，促使其坏死脱落的方法。具体操作方法如下：凡头大蒂小的赘疣、痔核等证，可在根部以双套结扣住扎紧；凡头小蒂大的痔核，可以缝针贯穿其根部，再用"8"字式结扎，二线交叉扎紧，或采用"回"字形结扎；如血栓闭塞性脉管炎的坏死趾（指），可预先用丝线缠绕十余转，渐渐扎紧。对血瘤和岩肿当禁忌使用。结扎所有的药线，大多用芫花或芫花根皮为主的药物水溶液浸制，如《外科大成》用鲜芫花根3g、雷丸3g、蟾酥3g，草乌9g，煮生丝线3g至药汁尽，阴干而成。

（7）摩擦法：是指医者以手掌或其他物品蘸药物在患处表皮摩擦以治疗疾病的一种外治方法，又称药物摩擦法，介质按摩法。此法具有疏通经络，滑利关节，促进气血运行，调整脏腑功能，取得按摩与药物的双重作用。常用于顽癣恶疮、疥疮、脱发症、汗斑、白癜风及肿疡的初起。具体方法很多，有的蘸取药物涂患处后，加以摩擦，如汗斑擦剂；有的制丸，在手掌心反复搓之，如合掌丸；有的揉擦患处，如大枫子揉法；有的涂足心后，摩擦良久，以治杨梅恶疮等。

（8）熨法：是利用吸收热力的物体，或拌上应用药物，加热后放在人体表面一定部位进行治疗的一种外治法。此法具有疏通腠理、流畅气血的功用，主要适用于风寒湿痰凝滞筋骨肌肉等症。临床多采用温通经络、调和气血及芳香性味等药物研末，加酒、醋等炒热后用布包或装，置患部熨敷，或在患部往返移动，使皮肤受热均匀，具有外敷药物及按摩的协同作用。如用赤皮葱连须240g，捣烂后与熨风散药末和匀，以酸醋拌炒极热，布包熨患处，稍冷即换，用于附骨疽、流痰，或风湿性关节炎（风寒湿型）等证；生香附60g，酒醋炒热布包熨患处，适用于腹部攻冲作痛之疝气病等。使用中需注意防止皮肤灼伤；对阳证肿疡及疝病绞窄时均应禁用。

（9）热烘疗法：是在病变部位涂药后，再加热烘的一种疗法。它能使腠理开疏，药力渗入，从而达到治疗目的。适用于鹅掌风、慢性湿疹、牛皮癣、瘢痕疙瘩等皮肤干燥、皲裂、瘙痒之证。具体操作如下：依据病情，先将适应的药膏涂于患部，须极薄而均匀，然后用电吹风烘或火烘患部，每日1次，每次约20分钟，视皮肤病变部位大小，可适当增减时间，烘后即可将所涂药物擦去。操作时防止引起皮肤灼伤，禁用于一切急性皮肤病；坚持治疗较长时间方能获救。

（10）发疱法：是采用有强烈刺激性的药物敷贴某一特定点或穴位，使皮肤发疱，发挥治疗作用的外治法。主要用于深部脓肿及阴疽等寒凝之证，亦可用于头癣等杂病。常用的方法是在需要发疱的部位常规消毒，贴一块中间留有一小孔的胶布，将发疱之药置孔中，上用较大的胶布覆盖固定；夏天约2～5小时发疱，冬天约4～8小时发疱。水疱一般不必挑破，可任其自然吸收；水疱较大可用消毒针头刺破，流出黄水，涂以紫药水，用无菌敷料覆盖即可。发疱法的效果多在敷贴后开始有刺激感时发生，及至发出水疱后，症状即逐渐减轻以至消失。如用大蒜泥发疱法治疗小儿头癣；异功散发疱法治头项赤肿、咽喉疼痛等。但应注意颜面部位不要用发疱法；发疱后的疮口，应外涂甲紫，盖以无菌敷料，严防感染；使用剧毒药物发疱时，应谨防中毒。

（11）垫药法：是指将制备的药末垫于鞋内，以防治两脚肿痛的方法。主要适用于久行久立引发两脚肿痛者。如《外科正宗》千里健步散，粉碎成粉末掺在鞋底内，如药干即以水微湿之，垫药着鞋行走，纵行千里，自不吃力，再不作肿；另如用川芎、白芷各等分研细末，撒在鞋内，1日1次，用于远行或久立引起的足心痛。

除以上治法外，还有推拿法、针灸法、药筒拔法、穴位注射法、烙法、滚刺法、针挑法、鍉针法、蟾蜍吸毒法等，但随着社会的发展，有些方法临床极少使用，故不在此论述。

（二）常用剂型

外治方剂是中医药物外治法则的具体体现。它显示了中医外科的一大特色，凝集着中华民族在与外科疾病作斗争中积累的宝贵经验。其中多数方药经历了古往今来反复的实践检验，证明了确是尽用尽效，不愧为祖国医药学宝库中的瑰宝。

在祖国医药学中，创制了丰富的外治药物剂型和无数的外治方剂。但由于古代医家对剂型的命名比较简单或者有嫌含混，有些没有从药剂学的角度来考虑，缺乏规范，容易混淆。给目前外科外用药剂分类带来了很多困难，尚难统一。下面从便利临床角度出发，以药剂在临床使用时的形态作为分型标准，以此为主要依据，介绍常用的剂型。

1. 中草药　是一种简便的外用药物疗法,药源丰富,使用方便,价格低廉,疗效好。适应于具有红肿热痛的阳证肿疡。一般选用具有清热解毒消肿之功的新鲜草药,如蒲公英、紫花地丁、马齿苋、芙蓉花叶、野菊花叶、七叶一枝花等中的1～2种,洗净晾干,加食盐少许,捣烂敷患处,每日换药1～2次。

注意事项:一般不用于有溃疡者;敷后,注意干湿度,干后可用冷水时时湿润,不致患部干绷不舒。

2. 硬膏　即膏药,是指按配方药物浸于油中煎熬,并利用铅丹在高热下的变化,候冷即凝结而成的制剂,俗称"药肉";或是不经煎熬,而用捶捣而成的剂型,再用竹签将药肉摊在纸上或布上而成。目前经过剂型改革,已制成胶布型膏药。具有消肿、止痛、提脓、去腐、生肌、收口之功,若与掺药同用,则更能提高疗效。其优点是黏附力强,药力持久;缺点主要是制备较为困难,黏着有不适感,关节活动处及凹折处贴用不便,撕去后附着皮肉,不易洗去。适应于外疡初起、已成、溃后的各个阶段。硬膏使用前,应先将膏药加热熔化,温度应适宜,不可过冷过热。

注意事项:组成膏药的药物有寒、热、温、凉的不同,所以在使用硬膏时就应根据不同的外证选用合适的膏剂。一般肿疡,多适用厚型的膏剂,宜于少换;溃疡则多选用薄型的膏剂,宜于勤换。有时可能引起皮肤过敏或湿疹,应及时改用软膏。

3. 油膏　又称药膏,又名软膏,是将药物和油类等煎熬或捣匀成易于涂布的外用半固体制剂。其组成成分为主药与基质两部分。调制的基质有猪脂、羊脂、松脂、麻油、黄蜡、白蜡及凡士林等不同。在应用上的优点是制备方法简单,柔软、滋润、无板硬黏着不舒的感觉,尤其对病灶凹陷、折缝之处,或大面积的溃疡,使用油膏更为适宜,故近代常用油膏来代替膏药;其缺点是药力较硬膏为弱,携带、收藏不便,遇有空气、光、温度等情况易腐败变质。适用于疮疡肿、溃阶段,尤以溃腐较大和皮肤病更为适宜。使用时原则上基本与硬膏相同,须辨证选膏,按证施用。油膏用于未成脓的肿疡宜厚敷,并敷满病变局部,以免药力不足难以达到治疗目的;肿疡中软而四周硬者,宜围敷,以箍毒消肿;溃疡脓水较多,应薄而勤换,以免脓水浸淫皮肤,不易收敛。若对药物过敏者,则改用他药。油膏用于溃疡腐肉已脱、新肉生长之时,也应薄贴,若厚涂则使肉芽生长过剩而影响疮口愈合。

注意事项:换药时,须先用植物油洗净旧药垢,再贴软膏。摊贴油膏,应薄而勤换。装软膏的瓶、罐应是棕色,有盖密封为宜,保存时间不宜过久。

4. 丹剂　又称"灵药",是我国医药中独具特色、疗效显著的一种外用药剂,系用升华或溶合等方法制成的药物;亦有按一般物理混合法制成者。组成丹剂的处方多属于矿物类药物。它主要有拔毒去腐、燥湿杀虫、生肌长肉之功能。著名的有红升丹、白降丹、大乘丹、大升丹、五虎丹等。临床上红、白二丹的可靠记载是从《医宗金鉴》开始的。丹药的开始使用,扩大了药物外治的治疗范围和药物外用的功效,使外治法由初期的重针、砭疗法,转变成药物外用的辨证施治上,故有"疡医若无红、白二丹,决难立刻取效"之说。其优点是疗效可靠,用途广泛,使用方便,保存简单,陈久者不但药效不变,而且可减少痛感等不良反应。缺点是新炼者不宜立即使用,制作方法比较复杂,操作工艺要求较高。丹剂的临床应用范围很广,疮疡已成、未成、已溃、未溃及溃后、收敛生肌,都可配伍使用;对部分皮肤病,尤其疥癣之类,亦可适当使用。除代针溃脓、点瘰瘤、发疱等特殊情况使用纯丹外,一般多配伍其他药物应用。

注意事项:过敏者谨慎使用。口、眼附近,耳中、鼻内、乳头、脐中与关节部位,均不宜用丹药。除用于去腐肉、化瘘管时用量可稍重用外,其余应用时均宜少、宜轻,外掺时宜薄、宜匀。尤其是婴幼儿、妇女头面部,以及年老体虚者,均不可多用丹药。

5. 丸剂　是指药物研成细末,用蜜,或水、糊、药剂、蜂蜡等拌和,制成圆球形的大小不等的药丸。丸剂按制备方法可分为塑制丸、泛制丸和滴制丸;按赋形剂可分为蜜丸、水丸、糊丸、蜡丸、浓缩丸和其他丸剂。因丸剂吸收较缓慢,常用于慢性病;缺点是制备较麻烦,适应证较窄,大多是一丸专用,通用的极少,临床中外用丸剂数量不多。多用于一般疮疡。多为涂擦剂、外敷剂或面药、塞药等。麦粒大小的丸药,多插入疮内,习惯上归属于捻剂。外用丸药由于各丸之间功用不同,用法亦异,须遵照具体的丸药用法要求,加以应用,或调敷,或涂擦,或外塞,或插入等。

注意事项:除标明内服者外,外用丸药一般都不可内服。使用时须严格按各丸的要求应用,切勿入口、耳、眼内。

6. 散剂　是指由一种或数种药物粉末混合均匀而成的一种制剂。散剂是古老的常用剂型之一。根据配伍药物的不同,具有清热解毒、活血化瘀、回阳散寒、化腐生肌、消肿止痛、除湿止痒等功能。散剂制备简单,使用方便,疗效可靠,保存和携带都方便,是中医外科最基础、最常用、最具特色的外治方药;临床上单纯应用散剂者极少,多结合其他外治法使用,方能增强疗效。散剂种类多,应用广,不论肿疡和溃疡均可使用。在临床上可用为掺药、粉身药、吹药、含药、点药、吹鼻药等。使用时或直接撒扑在皮损或疮面上,或掺在膏剂中外贴,或将药末掺于药捻上再插入窦道或者瘘管,或用鲜姜片、茄蒂、黄瓜尾、鲜芦荟等蘸药外擦,或吹药末于患处等。

注意事项:散剂需贮存于瓷皿或玻璃瓶内,防潮;置室内阴凉干燥处,密闭避光保存。药末中含有汞类药品时,对汞过敏者均当禁用。生肌药粉使用时,脓毒未尽者慎用。温性药末对阳证不宜,寒性散剂于阴证不合,使用时应辨证选方。使用时粉末宜细、宜干,撒布宜匀、宜薄。

7. 洗剂　是指以水为溶媒制备的,不含有固体药末的液体药剂。一般可分为溶液剂、乳浊液剂及混悬液剂。洗剂的制法大致可分为水浸(水浸泡药物,过滤去渣)与水煎(将药物置于水中加热煎煮,过滤去渣)。古人对洗剂很是推崇,如万密斋说:"熏洗有荡涤之功。涤洗则气血自然舒畅,其毒易于溃腐,而无壅滞也……此治疮肿之良法也。"其优点是制备简单,运用方便,副作用少,功效可靠;缺点是不便携带,用时加以制备,制备后不能储存,必须立即使用。不论初期、已成,或溃后均可使用。用于疮疡初起的,多能深引毒邪,从内达外,移深居浅,化大为小,以至消散于无形。用于肿疡的,多有疏通腠理,宣拔邪气,调和血脉,束毒消肿等功用。用于溃疡的,多具消毒脱腐,去滞止痛,除旧生新的功能。洗剂可分溻渍、熏洗及药浴等多种方法。

(1)溻渍:又可分为热敷、蒸发罨包及冷渍三种。①热敷:将药液加热后,以干净布、新毛巾或6～8层纱布,蘸药液乘热渍于患处,稍凉即换。一般1～2小时换1次。②蒸发罨包:特厚层整块的脱脂棉,浸入加热的药液中,取出略加绞干,敷于疮面(以皮肤耐受为度)。其上面盖以针刺小孔的油纸,外以绷带包扎。一般2～3小时换1次。③冷渍(冷敷):以6～8层纱布浸润药液,取出冷敷患处。一般1～7小时换1次。

(2)熏洗:是用药物煎汤乘热先在患处熏蒸,待温再熏洗和浸浴,因有药力和热力的协同作用,能促使气血流畅,腠理疏通,具有止痛、止痒、消肿、祛风等功用。

(3)药浴:又可细分为淋射、沐浴、浸泡等。①淋射:即用药液在体表部位反复淋射冲洗。②沐浴:把药物煎液,水量较多,倒入浴盆里,进行洗澡,或煎药液洗头发,称之沐浴法。③浸泡:将患处浸在药液中达到治疗效果的方法,包括坐浴。

注意事项:①浸泡或煎煮药物前,须将药物切碎或捣为粗末,至于不易溶化或不易溶解的药物,如乳香、没药等树脂药物、金石类药物及介壳类药物更应捣碎,久煎久煮。②芳香药及易于挥发的药物则立后下、轻煎,以免失去药效。③极易溶于水的药物,宜后下,或用去渣的药液冲化。如洗痔法中的绿矾宜后下。④洗疮切勿以手触着疮面。⑤洗涤患处时忌入口吹气。⑥洗渍时应避风寒。

8. 糊剂　是指将配方药粉和液体药调制成糊状后应用的半固体药剂。属于箍围法的外用剂型范畴,具有细腻、可涂展、易于黏着和干燥的性质。糊剂一般无毒性反应及副作用,且制备简单,使用方便,适应范围广,疗效可靠,易于观察、掌握,临床上应用广泛。《医学源流论》说:"外科之法,最重外治,而外治之中,尤当围药。"说明围药在外科外治中占有相当重要的地位。糊剂适用于疮疡的各期。疮疡初起轻的,可以消散;毒已结聚的,可以缩小疮形,趋于局限,促使早日成脓和破溃;破溃之后,余肿未消的,亦可消肿,截止余毒延漫。糊剂的调制有如下几种:①将鲜药或生药加工制成细腻之泥糊状药剂。②用水、酒、醋、清茶、蜜水、葱汤、油液、人乳、胆汁及植物自然汁等液体药的一种或数种,将药粉调成泥糊状。这是糊剂最常用的制备法,也是疡科外治最常用的药剂之一。③用面糊、米饭、豆腐、豆腐渣等,将药粉研制成细腻之泥糊样的物品。使用方法为:若是疮疡初起消散时,宜敷满整个病变部位;如毒已结聚,或溃后余肿未消,宜敷于患处四周,中间不用涂布,敷贴界限应超过肿势的范围。

注意事项:①使用糊剂亦须遵循辨证施治的原则,分析阴阳、表里、虚实、寒热的情况,根据不同阶段,选用不同类型的方药,才能收到良好的效果。②糊剂必须临用时调制和使用,不能贮存。外敷后有的不易洗去。

9. 酊剂 是指采用各种不同的药物,按制方规律,浸泡于乙醇溶液或白酒内,最后倾取药液的一种外用制剂。酊剂具有外用方便,作用较快,有防腐性,可久贮不坏,携带便利等特点,临床上常选用。根据药材性质,选用不同浓度乙醇按方法浸取有效成分。①浸渍法:将药材切片或碎为粗末,置有盖容器内,将规定内的乙醇全部加入后密闭,时时振摇或搅拌,以加快浸出,浸渍3~5日或规定的时间,再倾取上层清液,用布过滤,压榨残渣,压出液与上清液合并;静置,过滤。这是酊剂常用的制备方法。②渗漉法:将药材粗末用乙醇湿润,装缸,浸渍一定时间。调整流速。收集渗漉液,当流出量达需要量的3/4时,即停止渗油,压榨残渣,压出液与渗漉液合并,静置,过滤。③溶解法:用乙醇直接溶解某些药料或药材提取物,如蟾酥、冰片、藿香油等。④稀释法:用浓度较高的浸出制剂,以适宜浓度的乙醇稀释制成配剂。将药材的各种提取液,依次混合均匀,测算含醇量,添加适量乙醇至所需浓度,静置,过滤即得。配剂应澄清,无沉淀,含乙醇量符合规定。酊剂一般用于未溃的皮肤病等。用于疮疡的多具活血、消肿、止痛等功能;用于皮肤病的大多有祛风、杀虫、止痒等功能。酊剂在临床使用上多作洗渍药、涂擦药,运用较为简便。选取所需酊剂,以药棉、毛笔或鸡翎等蘸药液外洗或外擦患处即可。

注意事项:①酊剂配制时应远离火源。②应用完毕应闭封,应盛于遮光密闭的容器中,放在凉暗处保存。③一般酊剂均带有刺激性,所以凡疮疡破溃后,或皮肤病有糜烂者,均应禁用。

10. 熏剂 是将药物制成一定形状,如丸状、饼状、条状等,点燃后,并在不完全燃烧过程中,产生浓烟,以烟熏患处作为治疗用的外治制剂。熏剂经济实用,易于掌握,便于推广,副作用少;且制备比较简便,其制作一般是先将配伍药物共碾细末,用较厚草纸或桑皮纸卷药末成纸卷而成。

适应证:适用于多种顽固性、慢性皮肤病证,应用广泛。用于肿疡的多具活血消肿、解毒止痛的功用,能使未成者自消,已成者自溃,不腐者即腐;用于溃疡者多有通络消肿、软坚化腐、生肌止痛的功用;用于皮肤病的,又多有祛风止痒、润燥杀虫的功用。使用时,对症选用方药后,在阴阳瓦、熏箱、火盆等中点燃纸卷,使其不完全燃烧产生浓烟,熏蒸患处,每日1~2次,每次15~30分钟,温度以患者能够耐受为宜。

注意事项:①保护好患处以外的部位,防止吸入性损伤,可采用笼罩熏法、熏箱熏法等。《外科真诠》记载:"轻用熏药必致伤肺,外疮虽愈,而火毒内攻,往往有生肺痈者。"②制备的熏剂,要求易于点燃,并能保持不完全燃烧时持续产生浓烟,以充分发挥药效。③熏药时应常用手试温,防止引起烧伤。④开始阶段疗效较快,使用一段时间反而见效渐慢,贵在坚持。⑤为了保持良好的疗效,熏完后表面形成的烟油,不要立即擦掉。⑥对于严重高血压、孕妇和体弱、幼儿应慎用。⑦对于急性炎症性皮损,以及肺部有严重疾患者,一般禁用。

11. 捻剂 即药捻,又称药线、捻子、拈子、药条、药燃;其短者也称丁或钉、锭子;古医籍更有称为纴者,俗谓插条,系用药末加赋形剂制成线香状的固体药剂,是中医外科用于溃疡的独具特色、享有盛誉的外用剂型。既能起到引导脓水外流,又能配伍药物起到提脓拔毒、腐蚀化管、收敛生肌作用。具有使用方便,功效可靠,实用性强,易于推广,患者易于接受,便于贮藏及携带的特点。根据所用材料和做法不同,大致可分为纸捻、线捻、硬捻三种。①纸捻:俗称纸拈,一般用桑皮纸、丝绵纸等,按其实际应用裁成适当宽长之纸条,用之作赋形剂,常有外黏药物法、内裹药物法两种制作法。②线捻:用植物纤维、脱脂棉线及丝线等制成麻黄粗细或稍粗之合股线,作为赋形剂。其制作药捻时，可按纸捻方法，用药物加以处理。③硬捻：将制备之药粉与具有适当黏度之赋形剂调和均匀，使成团状；再搓制成线香状或麦粒状，阴干变硬后即可使用。临床常用的硬捻从形态上大致分为实心药捻、空心药捻、夹心药捻三种。适用于溃疡疮口过深过小、脓水不易排出者，或已成瘘管、窦道者，或已有腐肉、腐骨难出者。使用时，顺着疮口方向插入，插到口道底部后再稍抽出少许，外留 0.5cm，便于换药时取出。应用时视溃疡的情况选用相应的捻剂，如外黏药物的捻剂，一般多用含有升丹成分之方剂或黑虎丹等，有提脓去腐的作用；内裹药物的捻剂，一般多用白降丹、枯痔散等，有腐蚀化管的作用；夹心硬捻则用于提取较深部位之坏死组织或异物，治疗不便挤按部位之复杂瘘管或较深之窦道。

注意事项：①捻剂的应用只局限于溃疡、瘘管及窦道，用之不当，反而有弊无利，医者必须拿捏好。②药线插入疮口中，应留出一小部分在疮口之外，便利下次换药时取出。③脓水将尽时，即使脓胶较深，亦不可再用捻剂，否则影响收口的时间；若窦道清洁，肉芽生长良好，即应停用，以免影响愈合。④凡含有汞类药物调配的捻剂，对汞过敏者均禁用。

12. 油剂　是指临床治疗时使用的油液及使用时呈油液状的调剂，其中不含固体粉末者。油剂既能清洁和保护疮面，润肌泽肤，又能祛风除湿，止痒杀虫，清热解毒，消肿止痛，活血生肌。大部分油剂制备简单，使用方便，携带便利，无毒性反应；作用可靠，易于接受；临床上经常使用。油剂常分为原生动植物油（狼油、蛇油或獾油治疗烧伤）、油浸剂、油煎剂（卵黄油）、轧油剂（松毛油）及蒸馏油（薄荷油）等。本剂型主要适用于皮肤疾患和溃疡、烧伤等。油剂在临床上可用为涂擦药、浸渍药、含漱药、滴耳药、蒸熨药及灌注药等，使用方法都较为简便，大多数涂擦油剂，用药棉蘸涂患处即可；或涂药后再烘烤患处。

注意事项：①外用油剂，应注意不可入口。②油剂不能久贮，放置过久，易酸化变质。凡已酸化的油剂临床不可应用。

（三）外用药应用方法

清代吴师机说："外治之理，即内治之理，外治之药，即内治之药，医理药理无二，所异者法也。"中医外科外治法的应用和临床其他各科一样，都有共同遵守的治则，如正治、反治、治标、治本等。但外科有其特殊性，这表现在外治时尚需遵循辨证用药，内外合治。

1. 外治方法的选择　外科外治疗法多种多样，在具体应用时，还须根据患者的情况，选择适宜的外治法。如同是瘘管，有挂线、切开、药捻腐蚀等法可资选用。对肛瘘、乳房瘘管，常用挂线疗法；对常见的痈疽脓疡形成的瘘管，则常用白降丹药捻腐蚀瘘管法；对附骨疽瘘管（窦道）经久不愈，则可用切开术。又如外治痈疽脓成，有开破与药破两种方法，开破又有刀破与刺破（火针法）的不同。一般脓肿成熟可用刀开破；若为附骨疽、流痰等肉厚脓深的肿疡破溃，则又以火针为好；素体虚弱，拒受手术者，则可用药物代刀破头。

2. 外治剂型的选择 外用药剂型很多，除传统的膏、丹、丸、散外，还有洗剂、糊剂、酊剂、熏剂、捻剂、油剂等，各类剂型都有其长，亦有其短。如用酒作溶媒的酊剂，由于酒涂在皮肤上容易挥发，故酊剂多用于皮肤及表浅的病症。

另外，由于症情、外治药物本身，以及各种剂型所具有的特点，也要求应用时注意剂型的选择。例如使用捻剂治疗慢性窦道是一种较好的方法。但是窦道较深则纸捻不易送至窦道底部，此时用糊捻则宜；而插入药捻后引流不畅，窦道口又靠近不便按压部位，则糊捻又不如纸捻或夹心捻方便。可是纸捻或夹心捻往往较粗，又不宜用于较细的窦道。而且药捻中含有不能溶解吸收的药物，又时常沉积于管腔的底部，也造成不利于愈合的条件。至于复杂窦道有多个分支，药捻不能插入分支部位，同时也为了防止药物反应或吸收中毒问题，也不宜多插。这就要求选择更妥善的药剂。总之临床上必须针对外证的具体情况，药物本身的特性和各种剂型的特点，选择适当的剂型。

3. 外治方药的选择 在确定外治法则，选定剂型后，方药的选择就显得尤其重要。如同是丹药配伍石膏的外用散剂，不但有升、降两大类的不同，而且因含红升丹药的比例不同，有九一丹、八二丹、七三丹、五五丹之分，临床使用时就应根据疮面情况，而选取适宜的配方药剂：用于去腐肉、化瘘管时，可用五五、七三之类含丹量较重的散末；用于化阴回阳敛疮生肌时，可选用八二、九一之类含丹量较轻的散末。上述各方配用石膏，既能减缓丹药燥烈之性，又可吸附部分疮面渗出物。但石膏配用又有生、熟的不同，使用时亦须注意选择。生石膏宜用于溃后红肿不消之症，熟石膏宜用于溃疡之后脓水较多者；前者用其清热解毒之功，后者取其收涩敛疮之长。

三、宜 忌

人常说："三分治，七分养。"这就说明外科宜忌也是疾病治疗、护理、预防不可或缺的重要环节。外疡的宜忌内容，包括情志、饮食、起居等方面。

1. 饮食宜忌 凡膏粱厚味，如禽肉类；醇酒炙煿，如酒类、油煎火烤类、辛辣类等食品，均能助火生热、碍脾生湿，故阳热实证患者，如痈、疔、有头疽、多发性疖病等均应忌食或少食；而阴证、虚证患者，宜根据病情需要适当进食一些富有营养的高蛋白饮食，如乳品类等。

2. 情志宜忌 情志内伤可导致外疡的发生，即病之后，若不重视情志的调理，则不利于病的愈合，如瘰疬、流痰、慢性附骨疽等。调畅情志不仅可消除病因，同时能调动机体的内在积极性，增强患者战胜疾病的信心，以利疾病的痊愈。

3. 房室宜忌 凡患外疡，均忌房室，尤其是与肾虚精亏有关的疾病，更应忌房室、节生育（含人工流产），如流痰、附骨疽溃后期等病，多应忌（节）房室、保肾精，以促进疾病早日愈合。

4. 起居宜忌 凡外疡，如痈、有头疽、疔、流注等，伴有高热者，均应卧床休息。如患在下肢的外疡，应减少活动，患足抬高；手部外疡忌持重物，应以三角巾悬吊。流痰生于胸椎、腰椎、髋关节等部位的，均需睡硬板床，生于肘膝部者，以小夹板固定制动，并适当保暖而避风寒，避免病情加重。

（尹跃兵）

复习思考题

1. 试述阴阳辨证的口诀。
2. 简述辨脓的应指方法。
3. 简述中医外科疾病初起、成脓、溃后三期的治疗原则。
4. 简述捻剂的临床使用注意事项。

第四章　临床基本技能

　　通过本章的学习，了解实训室常见的仪器操作，熟悉临床常见中医外科技能的制备要点、使用方法及注意事项，掌握药捻、散剂、软膏的制作流程。

第一节　概　　述

　　《中医外科学》是中医学的一门重要临床学科，具有很强的操作性。由于多种原因，本学科的实训缺失明显，应用能力不足已成为制约中医外科人才发展的瓶颈。

　　实训是教学过程中理论联系实践的一个重要环节，是学生将书本知识转化为动手能力的关键步骤。从历史的角度来看，像陈实功、王洪绪、吴师机、赵炳南、文琢之等老一辈中医外科名家，无不精通中医外科的各种外治技能。《医学源流论》上说"外科之法，最重外治"，外治法是中医外科的最大特色。外治法不仅充分体现了中医外科简、便、廉、效的特点，还包含了许多中医外科人员必须掌握的基本技能和常用技术，是中医外科人员走向临床的桥梁。在实训的操作过程中，不仅能培养中医外科人员的动手能力和创新能力，还能让中医外科人员感受中医药文化的内涵，极大地提高学习的积极性，突破现有的教学模式。只有掌握了这些基本的技能，才能真正继承好中医外科的学术思想，不断地发展与创新，使中医外科学在新世纪达到崭新境界。

　　中医外科技能众多，既有特色鲜明的中医外科传统方法，如药捻引流、挂线疗法、热烘疗法、中医外科换药等，又有常见的众多剂型，如膏剂、丹剂、丸剂、散剂、洗剂、糊剂、酊剂、熏剂和油剂等。为了体现中医外科的特色，跟上时代的步伐，培养中医外科人员的临床基本技能，突现高职高专层次高素质技能型人才的培养模式，本着秉承传统、体现中医外科特色、简洁易行的原则，依据中医基层人才培养的目标，结合现代医学模式的转变，立足社会需要，从众多的中医外科技能中，选取一些经典内容作为实训项目，注重动手能力和创新能力的培养。

　　开设的具体实训内容如下：

　　1. 药捻制作　药捻制作分为线捻、纸捻和硬捻。在此只介绍临床上极常用的纸捻制作，线捻的制作大同小异，硬捻的制作还与散剂等相关联，可以触类旁通，暂不作实训内容。

　　2. 酊剂制作　酊剂的制作一般分为浸渍法、渗漉法、溶解法、稀释法等。在此选用简洁易行的花椒酊，采用难度适中的渗漉法进行制作，以便掌握酊剂快捷而有效的制作方法。

　　3. 散剂制作　主要介绍金黄散和生肌散制作，让大家了解植物类和矿物类的散剂制作原理、步骤和注意事项，并注意二者的制作区别。

　　4. 软膏制作　软膏的制作方法较多，一般分为调膏、熬膏和捶膏三大类别。在此只介绍常用的调膏——金黄油膏，以及熬膏——生肌玉红膏的制作方法。至于像"千捶膏"一类的软膏，大家一看便知，不在此介绍。

　　5. 硬膏制作　硬膏因疗效好而闻名于世，如大家熟知的"狗皮膏"就是硬膏；但硬膏的制作难度很大，在此只选用味少而简单的"琥珀膏"，让大家了解硬膏的制作步骤与注意事项。

6. 中医外科换药　作为一名中医外科医生,在临床中必须熟知换药的操作。中医外科换药与现代医学的换药在步骤上是一致的,而在内容上有其独特之处,如首先需辨别是阴证还是阳证,是初期、成脓期还是溃后期,而溃后期又分为有脓与无脓,从而辨证选药和剂型;其中是否需要药捻引流等。

中医外科外治法众多,与之形成的基本技能也很多,如铅丹炼制、小升丹炼制、大升丹炼制、白降丹炼制、挂线疗法、丸剂制作等,但限于目前各院校的实际情况,以最基本的临床技能为起点,以后逐步完善与提高。

第二节　实训内容简介

一、药 捻 制 作

捻剂,即药捻,又称药线、捻子、拈子、药条、药燃;其短者也称丁或钉、锭子,俗谓插条。捻剂由于所用材料和做法不同,大致可分为纸捻、线捻、硬捻三种。

(一)分类

1. 纸捻　俗称"纸拈"。一般用桑皮纸、丝绵纸等裁剪而成,用之作赋形剂,有两种制法:

(1)外黏药物法:①一种是将搓成的纸线,临用时在药末中用手指反复搓滚数次,让纸线蘸药末后插入疮口;②一种是将搓成的纸线临用时放在油中或水中润湿,蘸药末插入疮口;③一种预先用白及汁(或其他黏稠剂,如糯米汤等)与药末和匀,黏附在纸线上,候干存贮,随时取用。

(2)内裹药物法:是将药物均匀撒在纸条上,再制作纸捻,要求平、直、硬、紧。

2. 线捻　用植物纤维、棉线(或洁净棉花搓成条状)及丝线等制成麻黄粗细或稍粗之合股线,作为赋形剂。将其制作成药捻时,可按纸捻方法,用药物加以处理。

3. 硬捻　将制备之药粉与具有适当黏度之赋形剂调和均匀,使成面团状;再搓制成线香状或麦粒状,阴干变硬后即可使用。其中麦粒状者,方书中称为"丁""钉""丸",亦有称"丹"者。如《外科大成》的"生肌药丁"、《证治准绳》的"替针丸"等。临床常用的硬捻从形态上大致分为三种:

(1)实心药捻:即将药粉加赋形剂,混合均匀后,搓成线香或麦粒状即可。

(2)空心药捻:在搓制药捻时以猪鬃为心,搓成条,略干后抽出猪鬃即成空心。用之以通气(即引流作用)。

(3)夹心药捻:在搓制药捻时,须裹线一条为心,将药捻插入疮口内,线头即在外。

硬捻制备的赋形剂,常用的也有三种:

(1)糊捻:用富含淀粉之药物先加水或液体药制成糨糊,然后与药末和匀成面团样,搓成线香状,阴干即成。常用者有面糊制捻,如《外科正宗》的"三品一条枪";有糯米饭糊制捻,如《证治准绳》的"搜脓锭子";有秫米糊制捻,如《证治准绳》的"三才绛云锭子";有酒打面糊制捻,如《证治准绳》的"追毒丹"。

在糊硬捻中,如已含有白及、白蔹、山慈菇、黄柏等其性黏腻的药物,则无须使用赋形剂,可直接用水、酒、植物自然汁,或新鲜动物体液调成。如《证治准绳》的"麝香蟾酥丸"用水和药末,"信效锭子"用人乳汁和药末,"疔疮锭子"用鲜蟾酥汁和药末,《外科全生集》的"拔疔线"用酒化蟾酥和药末,《外科正宗》的"蟾酥捻子"用活蜗牛和药末等。此外,尚有用生草乌汁、鲜胆汁等调和药物来搓制成药线的。

(2)蜜捻:用炼蜜调和药末控制药捻,如《医宗金鉴》的"蟾酥捻子"。在制备时先在搓板上涂麻油少许,则易成形而不黏着。

(3)蜡捻:用黄蜡或再加松香、麻油熔化后调和药末后作捻。如《证治准绳》的"郭氏提疔锭子"、《疡医大全》的"治痔蜡矾针"、《外科启玄》的"黄蜡拈子"等。

捻剂的制备，除上述以外，还有使用其他细长柔韧的药物制作的。如《疡科纲要》治瘘管用"壁虎尾尖"，其制备如下：取瘘管大小，剪取一段插入管中，其拔脓收口甚速。亦有用稻草茎、阿胶等药物作赋形剂者，但均不常见，应用也较少。

（二）使用方法

药捻是借着物理作用，插入溃疡口中，引导脓水外流。使用时，顺着疮口方向插入，插到溃口底部后再稍抽出部分，外留少许，便于换药时取出。临床应用时也应视溃疡的情况选用相应的捻剂，如外黏药物的捻剂，一般多用含有升丹成分的方剂或黑虎丹等，有提脓去腐的作用，适用于疮口过深过小、脓水不易排出者，主要是引流作用；内裹药物的捻剂，一般多用白绛丹、枯痔散等，有腐蚀化管的作用，故适用于溃疡已成瘘管、窦道者；夹心硬捻则用于提取较深部位的坏死组织或异物，治疗不便挤按部位的复杂瘘管或较深之窦道。

（三）优缺点

捻剂是中医外科去腐、拔毒、祛管的有效制剂，使用方便，功效可靠，实用性强，易于推广，患者易于接受，便于贮藏及携带。但捻剂的应用只局限于溃疡、瘘管及窦道，用之不当，反而有弊无利，医者必须拿捏好。

（四）注意事项

1. 药线插入疮口中，应留出小部分在疮口之外，便于下次换药时取出。

2. 脓水将尽时，即使脓胶较深，亦不可再用捻剂，否则影响收口的时间；若窦道清洁，肉芽生长良好，即应停用，以免影响愈合。

3. 凡含有汞类药物制作的捻剂，对汞过敏者均禁用。

二、酊剂制作

酊剂，是指采用各种不同的药物，按制方规律，浸泡于乙醇溶液（或白酒）内，最后倾取药液的一种外用方剂。配剂应澄清，无沉淀，含乙醇量符合规定。一般用于疮疡未溃及皮肤病等，用于疮疡的多具活血、消肿、止痛等功能。用于皮肤病的大多有祛风、杀虫、止痒等功能。

（一）制备法

1. 根据药材性质，选用不同浓度乙醇，按方法浸取有效成分。

（1）浸渍法：将药材切片或碎为粗末，置有盖容器内，将规定内的乙醇全部加入后密闭，时时振摇或搅拌，以加快浸出，浸渍3～5日或规定的时间，再倾取上层清液，用布过滤，压榨残渣，压出液与上清液合并；静置，过滤。这是酊剂常用的制备方法。

（2）渗漉法：将药材粗末用乙醇湿润，装缸，浸渍一定时间。调整流速。收集渗漉液，当流出量达需要量的3/4时，即停止渗油，压榨残渣，压出液与渗漉液合并，静置，过滤。

（3）溶解法：用乙醇直接溶解某些药料或药材提取物，如蟾酥、冰片、藿香油等。

（4）稀释法：用浓度较高的浸出制剂，以适宜浓度的乙醇稀释制成配剂。

2. 将药材的各种提取液，依次混合均匀，测算含醇量，添加适量乙醇至所需浓度，静置，过滤即得。

酊剂的浓度随药材性质而异，除另有规定外，含毒性药的酊剂每100ml相当于原药材10g；有效成分明确者，应根据其半成品的含量加以调整，使符合相应品种项下的规定；其他酊剂，每100ml相当于原药材20g。

（二）使用方法

酊剂在临床使用上多作洗渍药、涂擦药，运用较为简便。选取所需酊剂，以药棉、毛笔或鸡翅等蘸药液外洗或外擦患处即可。

（三）优缺点

酊剂具有制备简单，外用方便，作用较快，有防腐性，可久贮不变质，携带便利等优点；但酊剂的应用范围较为局限，酒有刺激性，基本上不能用于溃疡。

（四）注意事项

酊剂一般均带有刺激性，所以凡疮疡破溃后，或皮肤病有糜烂者，均应禁用。同时，酊剂配制时应远离火源，用毕应闭封，应盛于遮光密闭的容器中，放在凉暗处保存。儿童、孕妇、心脏病及高血压等患者不宜内服使用。

三、散 剂 制 作

散剂是古老的常用剂型之一，呈干燥粉末状，由一种或数种药物粉混合均匀而成，是中医外科外用药的主要基础剂型，种类多，应用广。散剂一般有干燥收敛作用；根据配伍药物的不同，尚具有清热解毒、活血化瘀、回阳散寒、化腐生肌、消肿止痛、除湿止痒等功能。不论肿疡和溃疡均可使用。

用于消散的具有渗透和消肿作用，直接外掺患处发挥药力，使疮疡壅结之毒，得以移深居浅，肿消毒散，适用于肿疡初起。用于去腐的散剂，具有提脓拔毒的作用，能使疮疡内蓄的脓毒早日排出，腐肉早脱，适用于溃疡初期，脓水不净、腐肉未脱之时；用于追蚀的散剂，具有腐蚀恶肉的作用，能使疮疡不正常的肌肉得以腐蚀枯脱，适用于腐肉不脱，或疮口太小，妨碍排脓及收口之时。用于平胬的散剂，能使疮口增生的胬肉收敛平复，适用于胬肉突出。用于生肌的散剂，具有促进新肉生长，加速疮口愈合的作用，适用于溃疡腐肉已脱，脓水将尽之时。

（一）制备法

散剂的制法一般分为粉碎、过筛、混合、贮存四个步骤。

1. 粉碎　是将药物按处方要求分别进行加工炮制，干燥后，根据药物性质，进行粉碎。其操作方法有以下几种：

（1）共研法：配伍药物中无特殊胶质或黏性药物，或挥发性药物，可将全部药物混合均匀，共同研细。

（2）分研法：配伍中的药物，如果硬度和性质不同，用共研法难以成粉时，必须根据药物硬度和性质的不同，采用分别粉碎的方法。如对香气浓郁的药物麝香、冰片，或贵重药物如羚羊角、珍珠、金箔等都宜分别研成细粉，分别过罗后，再将它们的细粉混合均匀。

（3）掺研法：凡处方中含有胶性较多的药物，如乳香、没药、儿茶等，或颗粒较少的药物，如车前子、菟丝子、葶苈子等均需先轧成细粉。再与处方中一般药物细粉陆续掺入共研，始能均匀，达到所需要的细度。

（4）串研法：凡处方中含有黏性较强的药物如地黄、牛膝、枸杞子等，可将处方中其他药物预先粉碎，取部分粉末与黏性药物串研，使成碎块或颗粒，低温干燥后，再行粉碎至所需要的细度。

（5）串油法：凡处方中含有油脂性药物，如桃仁、杏仁、胡麻仁、黑芝麻等，必须先将其他药物粉碎成粗粉，然后将含油脂的药物捣成泥状后，再陆续加入一般药物的粗粉中，使所含油脂被吸收后，再粉碎成所需要的细度。

（6）配研法：又称套色法，有研细和使药物混合均匀的双重目的。具体方法见"混合"中。

（7）水飞法：使矿物药材研成极细粉末的方法。将不溶于水的矿物药材如朱砂、炉甘石、雄黄等放入乳钵中，先加少量水进行研磨，待研细后，再加入多量水，边加边搅拌，使较粗的杂质粉粒下沉，细粉悬于水中，并将混悬液倾倒入另外洁净的容器中，而将下沉的杂质扔掉。待混悬沉淀后，再将上面的清液倒出，取出沉淀物，干燥后即为水飞的极细粉末。

2. 过筛　药物粉碎后，粉粒大小不同，必须过罗，使较粗颗粒与细粉分离，以得到大小均匀的药物。一般的外用散剂以过 80～100 目筛即可，要求极细末者，则以手捻无感觉，过 120～140 目筛为准。

3. 混合　在散剂制时，应使药物混合均匀，才能保证质量达到应有的治疗作用。对含有剧毒药物的散剂，混合均匀尤为重要。一般有以下两种方法。

（1）均筛混合法：外用散剂不含特殊细料时可用本法。在粉碎后陆续将药末筛于纸上，搅拌均匀后，再用细筛过 1～2 次即可。

（2）套色混合法：外用散剂含有质重的药品和贵重细料药品时，需用本法。先将质重、色浓的药料置乳钵中，研匀后，再加与乳钵内等量的药粉研匀，如此每次增量一倍，陆续加入其他药粉混合研磨，使其色泽均匀为度。如大量套色，应先将带色的药物与其他药物，按比例分成数份，进行分别套色，然后数份混合同研至均匀即可。

4. 贮存　散剂消毒后需贮存于瓷皿或玻璃瓶内，防潮；置室内阴凉干燥处，密闭避光保存。

（二）使用方法

散剂在临床上可用为掺药、粉身药、吹药、含药、点药、嗅鼻药等。使用时或直接撒扑在皮损或疮面上，或掺在膏剂中外贴，或用鲜姜片、茄子蒂、黄瓜尾、鲜芦荟等蘸药外擦，或吹药末于患处等。可根据临床需要进行选用。

1. 将药粉直接撒布于溃疡疮面　可用新毛笔剪去笔尖或用药棉，蘸少许药末，轻掸薄撒于疮面。用量随治疗目的而定，如红粉（即三仙丹，小升丹）轻用有化阴回阳作用，利于生肌长肉；重用有腐蚀恶肉作用，利于拔毒去腐。

2. 将药粉薄撒于膏剂上，直接敷贴于患处　此法能加强药效，如将生肌散撒于生肌玉红膏上，外贴患处，有促进生肌收口的作用，或将药粉揉匀于膏剂中外敷，如炙蜂房 120g、公丁香120g、荜茇 60g、细辛 60g、制乳香 90g、制没药 90g 共研细末，每 50g 药末加入 500g 烊化的太乙膏内，拌匀后摊膏贴患处，用于深部脓肿，有温煦消肿的良好功效。

3. 将药末掺于药捻上再插入窦道或者瘘管　此属中医外科的引流方法，使用时顺着疮口方向插入，插到口道底部后再稍抽出少许，外留 0.5cm，便于换药时取出。

4. 将药末撒于油纸上　如《医宗金鉴》的夹纸膏法，以炒黄丹、轻粉、儿茶、没药、雄黄、血竭、炒五倍子、银朱、枯矾各等分，共为细末，量疮大小，剪油纸二张，夹药末于内，纸周围用面糊粘住，一面用针刺密孔，以有孔面外贴，用于臁疮脱腐。

5. 将药末直接撒扑于体表　如用白及粉扑皮肿，用于小儿出生后身上无皮者；以滑石粉扑全身汗多处，用于自汗不止；用痱子粉扑治痱子、夏季皮炎等。

（三）优缺点

散剂制备简单，使用方便，用途广泛，疗效可靠，保存和携带都方便，是中医外科最基础、最常用、最具特色的外治方药。其缺点主要是单纯应用散剂者极少，多结合其他外治法使用，方能增强疗效。

（四）注意事项

1. 药末中含有汞类药品时，如升、降丹之类，对汞过敏者均当禁用。

2. 生肌药粉使用应适时，脓毒未尽者慎用。

3. 温性药末对阳证不宜，寒性散剂于阴证不合，使用时应辨证选方。

4. 使用散剂，粉末宜细、宜干，撒布宜匀、宜薄。

四、软膏制作

软膏，也称为油膏、药膏，是将药物和油类等煎熬或捣匀成易于涂布的外用半固体制剂。其组成成分为主药与基质两部分。适用于疮疡肿、溃阶段,尤以溃腐较大和皮肤病更为适宜。

（一）制备法

油膏的制作方法,大致可分为两种类型。

1. 热法　取适量基质加热熔化,将处方中粗药料加入。炸至所需程度时,去渣滤净,谓之药油。若处方中有强烈挥发性药物如麝香、梅片等,则可在药油微凉时加入,不断搅拌至冷凝结,呈均匀柔软膏状;或再加入蜂蜡、虫蜡熔化即成。有的软膏,将基质加热熔化后,加入药物细粉,搅拌均匀即得。

2. 冷法　取适量基质,直接加入药物细粉调制而成。配制油膏的基质,均须洁净,无杂质,不变味;具有吸水性,能吸收疮口分泌物;具有穿透性,有良好释放药物的性能。润滑无刺激性,易于涂布;与主药不发生配伍变化;不易污染衣服,易洗去等特性。临床上多选用麻油、猪油、凡士林、蜂蜡、虫白蜡等作为基质。应用时,往往采用多种不同的混合基质,以使制备的软膏具有较好的舒展性。

配制的软膏应具备:外观细腻无滓,药物与基质混合均匀,颜色一致,夏季不溶化;有黏着性,易均匀地涂布,无酸败与刺激性;有固有的治疗效能,受气温等影响的变化不大等条件。

软膏的消毒处理可选用:①将外盖打开,用紫外灯对其照射灭菌;②将外盒盖打开,用丙二醇对其熏蒸灭菌,风干后使用。

（二）使用方法

由于组成药物有寒、热、温、凉的不同,所以在使用软膏时就须辨证选膏,按证施用。用于皮肤病的软膏,多直接涂布于皮损上,不必包扎,但药量宜少宜薄,涂擦应均匀;用于痈疽、疖、疔等外疡的药膏,多涂于纱布上覆盖疮面,外用胶布固定;用于牛皮癣、神经性皮炎等须使药物渗透,促使硬结软化和肿块吸收,可涂在皮损上,加盖油纸或纱布,再包扎固定。换药时,须先用植物油洗净旧药垢,再贴软膏。

（三）优缺点

油膏的制备方法简单,柔软、滑润、无板硬黏着不舒感,尤其对病灶凹陷、折缝之处,更为适用,故往往以软膏代替硬膏使用。其缺点是:药力较硬膏为弱,携带、收藏不便,遇有空气、光、温度等情况易腐败变质。

软膏制备的基质不同,作用亦异:蜡膏和凡士林配制的软膏,有润滑和保护皮肤的作用,但水分的吸收较差;油蜡配制的软膏,涂在皮肤上作用持久;蜂蜜配制的软膏,吸水性较强;加醋熬制的软膏,除渗透性强外,尚有软坚作用。

（四）注意事项

1. 摊贴油膏,应薄而勤换。
2. 装软膏的瓶、罐应用棕色,有盖密封为宜,保存时间不宜过久。

五、硬 膏 制 作

硬膏即膏药,是指按配方药物浸于油中煎熬,并利用铅丹在高热下的变化,候冷即凝结而成的制剂,俗称药肉;或是不经煎熬,而用捶捣而成的剂型,再用竹签将药肉摊在纸上或布上而成。适用于一切外科病证初起、成脓、溃后各个阶段,有消肿、止痛、提脓、去腐、生肌、收口之功,若与掺药同用,则更能提高疗效。

（一）制备法

硬膏中常用的是铅膏药,由植物油炸取药材成分后,与铅丹化合而成。其制法,一般分为以下六个步骤。

1. 炸料　先将油料加热,倒入药料,文火再炸,并不断搅动,使药物受热均匀,直炸至制膏所要求的程度为止(如白芷变黄、炸焦黄、炸枯黑等),去渣滤净,即为膏油。有时未炸前,往往需将药料在油内浸泡一定时间,经验上有"春五、夏三、秋七"之说。同时,药材倒入前须酌情予以碎断,太粗则不易炸出药内有效成分,太细则易于沉积锅底,不易滤净。炸料时,入药顺序依药料性质不同,一般分为先炸和后炸。

(1)先炸:肉质药及鲜药宜先炸,如龟板、鲜苋菜之类;质地坚实的药物也应先炸,如介壳、树根之类。

(2)后炸:质地疏松或形体细小的药物,宜待先炸药物已枯黄时再下锅,如花叶及种子类。

2.炼油　炸料后的药油,仍须熬炼。依下丹方式不同,分为火上下丹、离火下丹两种。

(1)火上下丹炼油法:药油微炼,即可下丹。

(2)离火下丹炼油法:这是离火下丹熬制膏药的关键,必须掌握好药油离火的时刻,以保证成膏的质量。常用以下标准来判断炼油程度。①油烟:始为淡青色,渐转浓黑,进为白色浓烟,撩油时烟更明显,以看到白色浓烟为准。②油花:沸腾开始时,油花多在锅壁附近,待油花向锅中央聚集时为准。③油珠:即"滴水成珠",取油少许滴入水中成珠不散,以膏色黑亮为准。

3.下丹　一般按每500g油用铅丹195g计算(夏季可用至240g,冬季仅用140g,春秋用210g为宜),加入上述炼成的药油中,其方法有:①火上下丹,将微炼的药油在火上边加热边下丹,随时以"滴水成珠"法检视,以掌握仍能加热熬炼的程度,使膏药"老""嫩"适宜;②离火下丹,将炼好的药油离火,加入铅丹。

下丹时撒布要匀,并不停地顺一个方向搅拌,以防沉聚,故有"膏药黑之功于熬,亮之功在于搅"的说法。下丹的速度太快易溢锅,且膏药质地不匀;太慢时,则离火下丹的药油温度下降,影响效果。如下丹时着火,应熄灭后再下,否则易引起爆炸。成膏后,应即鉴定老、嫩,如偏老,即兑入较嫩的膏药油;偏嫩,则再加热。一般宜嫩点,因摊膏时仍须加热。吴尚先的熬膏经验是"油可老而丹不可老",因"嫩则尚可加丹,老则枯而无力不能黏也"。

4.兑入细料　将处方中的细料药,如冰片、麝香等研细末,加入已熔化的膏药内搅匀。

5.去火毒　膏成后,用冷水喷洒于膏药锅中,即有黑烟冒出,然后将膏药拧成小坨,浸于冷水中3~10日,每日换水1~2次;也可成膏后直接倾入器中,用水浸3日去火毒。最原始的去火毒的方法是将成膏用油纸包好,埋入地下3日以上,以去其火毒。

6.摊膏　将兑好细料药之膏药,取一定的量,摊于纸褙、布褙或皮褙上即成。

7.熬制膏药的注意事项　①熬制膏药宜在春秋二季。冬季冷,夏季阴雨天,油烟不易消散,均不利于操作。②炼油,火不宜过猛,如已着火,用铁锅盖将火压灭。药膏将炼成时,撩油速度要快,但应避免触及锅底,以防着火。③下丹时应一人搅拌,一人下丹;同时,锅内油量不能超过锅容量的1/3,否则易溢出锅外。④摊膏时,涂的面积一般圆形的占膏药褙的1/3,长方形的约占2/5。用于治疗表证的膏药,宜涂薄些;治疗里证的膏药,宜涂厚些。勤换的膏药宜薄,久贴的膏药宜厚。

(二)使用方法

由于组成药物有寒、热、温、凉的不同,所以在使用硬膏时就应根据不同的外证选用合适的膏剂。阳证用偏寒凉的,阴证用偏温热的,半阴半阳用药性平和的。同时,应根据疮疡初起、成脓、溃后三个不同阶段,适当选用不同的硬膏;一般肿疡,多适用厚型的膏剂,宜于少换;溃疡则多选用薄型的膏剂,宜于勤换。

(三)优缺点

硬膏的优点是运用方便,药力持久,便于收藏携带,男女老少皆易于接受。缺点主要是黏着有不适感,关节活动处及凹折处贴用不便,撕去后附着皮肉,不易洗去。

(四)注意事项

1.凡贴硬膏时,应先将膏药加热熔化,温度应适宜,不可过冷过热。

2. 使用硬膏，有时能引起皮肤过敏或湿疹，应及时改用软膏。

3. 去膏过早，有可能致溃腐或疮面形成瘢痕。

六、中医外科换药

换药又称"更换敷料"，目的是创造各种有利条件，促进伤口的愈合。一般换药的作用有保持伤口的清洁，清理、去除坏死组织、异物及脓性分泌物，保持引流通畅；预防及控制伤口感染；保护伤口，避免再损伤和感染；固定患部，制动和保温。另外，通过换药医生还可及时了解伤口的生长情况，观察有无感染化脓迹象等。中医外科换药，其操作程序步骤与现代医学的换药相同，但换药中中医使用的药物和方法上有其独到之处，具有明显的特色。

（一）伤口类型

一般伤口根据其清洁程度分为三类：①清洁伤口，指无菌切口，如没有污染的各种手术切口；②可能污染或感染伤口，如切割伤、刀口红肿渗出液等；③严重污染或感染伤口，指各种污染伤口、流脓伤口，邻近感染区或组织直接暴露于感染物的切口，如阑尾穿孔术、痔疮手术等。

此外，中医在换药的过程中还需辨证施治。首先需辨明阴阳，其选用的药物是截然不同的。①阳证一般病位浅表，可用金黄散、玉露散、太乙膏、千捶膏等清热解毒之品外敷或调敷。若用醋调敷，取其散瘀解毒；用酒调敷，取其助行药力；用葱、姜、蒜捣汁调敷，取其辛香散邪；用菊花汁、金银花露调敷，取其清凉解毒；用鸡子清、蜂蜜调敷，取其缓和刺激；用油类调敷，取其润泽肌肤；用凡士林调敷，取其滑润护肤。②阴证一般病位较深，可用阴毒内消散、回阳玉龙散、阳和解凝膏等温经散寒，消坚化痰之品直接外敷或掺膏药内外敷。③半阴半阳证可用冲和膏外敷、普消散黄酒调敷，软坚消肿，解毒止痛。

除了需辨别阴阳，还需分清初期、成脓期、溃后期三期，因为不同的时期，采用的换药方法也是不同的。①初期：其肿势散漫不聚，无集中之硬块者，可采用"箍围消散"法，证势轻者得以消散；证势重者可使毒气结聚，疮形缩小高突，促使早日成脓和破溃；溃后期余毒未消者，也可用本法来消肿，减其余毒。②成脓期：指脓已成，脓栓未落，死肌腐肉未脱，或脓水不净，新肉不生或形成瘘管，久久不愈者，一般采用"透脓去腐"法。可用咬头膏等，放在膏药上，贴于疮疡中心，其脓自出；如已溃破，脓出不畅，则用1粒纳疮口内使脓不滞，好肉易生。若溃后流脓不畅、腐肉难脱者可用五五丹、七三丹、八二丹、九一丹等药捻插入溃口。若对汞剂过敏者，可更换成一气丹、黑虎丹等。③溃后期：若腐肉已脱，脓水将尽的时候，肉芽生长迟缓者，一般采用"生肌收口"法。可用生肌散、清凉生肌散、生肌象皮膏等外撒，外盖软膏。

（二）代表方药

1. 初期（箍围消散）

（1）阳证：金黄散、玉露散。

（2）阴证：阴毒内消散。

2. 成脓期（透脓去腐）

（1）未溃时：咬头膏。

（2）已溃时：常使用药捻外拈以下药物插入溃口底部，既能很好地引流，又能祛除坏死组织。①含汞剂：九一丹、八二丹、七三丹、五五丹。②非汞剂：一气丹、黑虎丹。

3. 溃后期（生肌收口）　常用的有各种生肌散、红油膏等。

（三）换药方法

1. 环境　换药可在病床旁或换药室进行，先做好物品的准备。患者体位以舒适便于操作为宜。换药时态度和蔼亲切、动作轻柔，可减轻患者痛苦。

2. 操作方法　换药前操作者戴好工作帽和口罩，并认真洗手；所有接触伤口的用品必须灭菌处理；换药盘或碗、组织镊等必须每位患者一套，且镊子分用两把，其一接触伤口，另一夹持无菌敷料，避免交叉感染；换下的敷料暂时倾入污物桶内，然后统一焚毁或回收清洗、灭菌再用；如需给多种伤口换药，顺序是清洁伤口，次为污染伤口，最后是感染伤口；特殊感染，如破伤风、气性坏疽、引流伤口，应安排专人换药，用过的器械必须先以消毒液浸泡、清洗后再高压灭菌，敷料则一律焚毁。

3. 伤口观察与处理　健康的肉芽组织色鲜红、质紧密、颗粒均匀、分泌物少、触之易出血，它除充填创道外，尚能阻止绝大部分细菌深入，应妥善保护。若有异常，须分别情况，消除诱因。

换药需依据伤口的不同时期和阴阳证型，选取适宜的外用药物，如摊膏后直接涂撒、直接外敷、掺入膏药中外敷、其他汁液调敷、外洗等。

4. 固定　用无菌纱布或膏药将伤口盖上，分泌物多时加棉垫，用胶布固定。根据情况使用绷带或胸腹带。

5. 用物处理　敷料倒入污物桶内；特异性感染和带芽孢杆菌的敷料应随即烧毁，器械、器皿应浸泡在消毒液中一定时间后清洗，刀、剪单独浸泡后清洗。

6. 记录伤口情况

（1）伤口类型：Ⅰ类伤口是无菌伤口，Ⅱ类切口是有可能污染的切口，Ⅲ类切口是污染切口。

（2）愈合类型：甲级愈合说明愈合良好；乙级愈合说明伤口有红肿，但无化脓；丙级愈合说明伤口化脓，必须切开引流。

7. 换药次数　要视伤口的具体情况而定。

（1）如果伤口没有脓液，每隔3～5日换药1次。

（2）如果伤口有少许脓液，可以1～2日换药1次。

（3）如果伤口脓液较多，气味较大，就应每日换药1～2次。

（四）注意事项

1. 严格遵守操作规程，熟练掌握操作技术，疮面及周围皮肤均需清洁干净，动作应轻柔，避免损伤新鲜的肉芽组织。胶布痕迹用汽油擦净，再用75%乙醇擦去。

2. 严格遵守无菌原则，所用物品每人一套，防止交叉感染，特殊伤口须戴手套，穿隔离衣隔离换药。换药室保持清洁，每日消毒一次。

3. 掺药需撒布均匀，根据伤口情况，选用不同的药物及掺药的多少。

4. 对汞剂过敏者（出现红斑、丘疹、水疱、痒痛、口唇青黑、口中有重金属味等）禁用丹药。眼部、唇部、大血管附近的溃疡，以及通向心脏的瘘管均不用腐蚀性强的丹药。上丹药时需保护周围组织，不使丹药撒于疮面外。

5. 药捻插入疮口中，应留出小部分在疮口之外，并应将留出的药线末端，向疮口侧方或下方折放，再以膏药或油膏盖贴固定，以利下次换药时取出。

（尹跃兵）

复习思考题

1. 药线引流的适应证是什么？

2. 简述酊剂的使用注意事项。

3. 简述配制的软膏应具备的特性。

4. 简述硬膏制作过程中下丹的要求。

第五章 疮 疡

知识导览

概述

第一节 概 述

学习目标

　　通过本节的学习,了解疮疡的病理机制,熟悉疮疡的主要致病因素,掌握疮疡的内外治原则。

　　疮疡是各种致病因素侵袭人体后引起的体表感染性疾病的总称。现代医学一般分为化脓性感染与特异性感染两大类型;又可分为急性和慢性两大类。是中医外科疾病中最常见的一大类病证。

　　疮疡的致病因素很多,以"热毒""火毒"最为多见。疮疡的发生,一般来说,从外感受者轻,脏腑蕴毒从内而发者重。

　　人体气血,周流一身,循环不息。当致病因素侵入人体后,就会破坏这种生理功能,引起局部气血凝滞,营卫不和,经络阻塞,产生肿痛症状。当人体抗病能力低下,以及病邪不能及时控制,则进一步形成热胜肉腐,肉腐为脓,从而导致脓肿的形成。疮疡毒邪炽盛时,也可破坏人体防御功能,通过经络的传导,也可影响或侵入内脏,引起一系列的内在病理反应,轻则出现发热、口渴、便秘、溲赤等症;重则出现恶心呕吐、烦躁不安、神昏谵语、咳嗽、痰中带血等症,甚或危及生命。

> ### 知识链接
>
> #### 对中医气血的认识
>
> 　　气与血是人体内的两大类基本物质,在人体生命活动中占有很重要的地位。《景岳全书·血证》又说:"人有阴阳,即为血气。阳主气,故气全则神旺;阴主血,故血盛则形强。人生所赖,惟斯而已。"气与血都由人身之精所化,气属阳,血属阴,具有互根互用的关系。气有推动、激发、固摄等作用,是血液生成和运行的动力;血有营养、滋润等作用,是气的化生基础和载体,因而有"气为血之帅,血为气之母"的说法。

　　疮疡发生后,正邪交争决定着疮疡的发展和结局。疮疡初期,若人体抗病能力较强,正能胜邪,可拒邪于外,热壅于表,使邪热不能鸱张,渐而肿势局限,疮疡消散,即形成疮疡初期尚未化脓的消散阶段。反之,如果正不胜邪,热毒深壅,滞而不散,久则热胜肉腐,肉腐而成脓,导致脓肿形成,即为疮疡中期(成脓期)阶段。此时若治疗得当,及时切开引流或代刀破脓,脓液畅泄,毒从外解,形成溃疡,腐肉逐渐脱落,新肉生长,最后疮口结痂愈合;或者抗病能力尚强,可使脓肿自溃,脓毒外泄,同样使溃疡腐脱新生,疮口结痂愈合,这一过程即为疮疡的后期(溃后期)。若在疮疡的初期、成脓期、溃后期,人体气血两虚,抗病能力低下,则不能托毒外达,可致疮形平塌，肿势不能局限，难溃、难腐、难收口等；进一步发展，可使毒邪走散，扩散全身，形成"走黄"内陷"，频现恶逆之证，而危及生命。

　　疮疡的治疗分内治与外治，二者常结合应用。较大的、危急的疮疡病证，如走黄、内陷等，不仅需要内治、外治相结合，还须配合西药及支持疗法。疮疡内治法的总则为消、托、补，初期尚未成脓时，用消法使之消散，清热解毒为最常用的治法；成脓期脓成不溃或脓出不畅，用托法以托毒外出，托法又分透托法和补托法；溃后期宜补益正气，使疮口早日愈合。疮疡外治法也应辨证用药。初期宜箍围消肿，分阴阳辨证施药。成脓期脓熟时宜及时切开排脓，尤其应注意切开时机、切口位置、切口方向的选择；畏惧刀针者，可代刀排脓；并保证引流充分。溃后期有脓者宜提脓去腐，适当加用药捻引流；无脓者宜生肌收口。

第二节　疖

学习目标

　　通过本节的学习，了解疖的定义、种类和病因病机，熟悉疖的主要临床表现，掌握暑疖、疖病的诊断要点和内外治疗。

一、概　　说

　　疖是一种单个毛囊及其皮脂腺或汗腺的急性化脓性炎症。四季皆可发生，但多发于酷热夏（暑）秋季节；随处可生，多见于面部、头部、枕部、臀部，但不发生在手掌和足底，因该处无毛囊结构；以小儿、青年多见。初起可分为有头、无头两种，一般症状轻而易治，所以俗话说"疖无大小，出脓就好"。但亦有因治疗或护理不当形成"蝼蛄疖"（俗名"蟮拱头"），或反复发作、日久不愈的"多发性疖病"，则不易治愈。本病相当于现代医学的毛囊炎、疖、疖病。

二、病　因　病　机

　　1. 中医　一般的疖多为外感风热火毒，蕴阻皮肤浅表，致局部经络阻塞、气血凝滞而发。多发性疖病常因：①饮食不节，恣食肥甘炙煿、辛辣、腥荤之品，湿热火毒内蕴，复外感风邪，两相搏结，蕴阻肌肤为患；②阴虚内热之消渴病患者或脾虚便溏患者，病久后气阴双亏，易外感邪毒，并可反复发作，迁延不愈，而致多发性疖病，多为正虚毒恋。

　　患疖肿后，若处理不当，疮口过小，脓液引流不畅，致使脓液潴留；或由于搔抓碰伤，以致脓毒旁窜，在头皮较薄之处发生蔓延，窜空而成蝼蛄疖。

　　2. 现代医学　常为金黄色葡萄球菌或白色葡萄球菌感染所致。

三、临　床　表　现

　　《外科理例》说："疖者，初生突起，浮赤无根脚，肿见于皮肤，止阔一二寸，有少疼痛，数日后微软，薄皮剥起，始出青水，后自破脓出。"由此可以看出，疖的病位很浅，范围较小，具有易肿、易溃、易敛的特点。

（一）暑疖

发于夏秋季节，多见于儿童头面部，也可发于身体其他部位。初起局部皮肤潮红，继之肿痛，根脚表浅，范围局限，多在 3～6cm。可表现为有头疖和无头疖两种，临床上以无头疖为多见。有头疖是先有黄白色脓头，随后疼痛加剧，能自行破溃，流出黄白色脓液，肿痛即逐渐减轻，2～3 日即愈。无头疖是结块无头，红肿疼痛高突，3～5 日成脓，脓出黄稠，再经 2～3 日即能收口。本病一般无全身症状，但若感受暑热毒邪较重而遍体泛发者，可伴有恶寒发热、头痛、全身不适、心烦口渴、便秘溲赤等全身症状。

（二）多发性疖病

多发性疖病是指多个有头疖在一定的部位或散在身体各处发生，并有此愈彼起、反复发作、缠绵难愈等特点。好发于项后发际、肩胛背部、臀部等处，多见于中老年人，有消渴病者更易罹患本病。

（三）并发症

生在面部的疖，若初起用力挤压或碰伤，通过内眦静脉和眼静脉形成化脓性海绵状静脉窦炎，而形成中医所说的"疔疮"重症；头顶皮肉较薄的无头疖，如脓成切开过迟或切口太小，引流不畅，或受挤压碰撞，每致头皮窜空，而成"蝼蛄疖"。生在腿部的有头疖，每易受碰撞、挤压，而致脓毒迅速弥散，转变为"发"。

四、辅 助 检 查

多发性疖病患者应检查血常规、血糖和尿糖，必要时应做脓液或血液的细菌培养及药物敏感试验。

五、类 证 鉴 别

1．颜面疔 初起在颜面部的皮肤上有粟粒样脓头，其形小，根深坚硬，多伴有恶寒、发热等全身症状。

2．有头疽 本病多见于中老年人，好发于项背等皮厚肉坚之处。初起一个肿块上虽只有一个脓头，酷似有头疖，但很快发展成一个肿块上有多个粟粒状脓头，范围也扩大，超过 9cm，溃后状似蜂窝，全身症状明显，病程较长。

六、治 疗

（一）内治

疖的内治多注重"疖病"的治疗，其余疖一般外治即可。

1．辨证施治

（1）暑湿蕴结（暑疖）

证候：疖肿多发于夏秋季节，数目多，全身伴有发热、口渴、胸闷、便秘、溲赤等症状；苔薄腻，脉滑数。

治法：清暑化湿，解毒散结。

方药：清暑益气汤合五味消毒饮加减。

口诀：王氏清暑益气汤，善治中暑气阴伤；洋参冬斛荷瓜翠，连竹知母甘粳囊。

五味消毒疗诸疔，银花野菊蒲公英；紫花地丁天葵子，煎加酒服发汗灵。

方解：清暑益气汤中西瓜翠衣清热解暑；西洋参益气生津，养阴清热；荷叶梗助西瓜翠衣清热解暑；石斛、麦门冬助西洋参养阴生津；知母泻火滋阴；黄连、竹叶清心除烦；甘草、粳米益胃和中，调和诸药。诸药配伍，共奏清暑益气、养阴生津之功。

五味消毒饮重用金银花清气血，以解热毒；蒲公英苦甘性寒，专主清热解毒，散结消肿；紫花地丁苦泄辛散，清热解毒，凉血散结；野菊花味苦性凉，尤善清热解毒；天葵子苦寒，善于清热解毒，消肿止痛。少加黄酒，以助药势。

（2）湿热内蕴（疖病）

证候：疖肿多发于人体上部，数目较多，且此愈彼起、反复发作、缠绵不愈，全身伴有大便干结、小便短赤等症状。舌质红，脉滑数或弦数。

治法：清热化湿，祛风解毒。

方药：防风通圣散合五味消毒饮去麻黄、荆芥等。

口诀：防风通圣大黄硝，荆芥麻黄栀芍翘；甘桔芎归膏滑石，薄荷芩术力偏饶；表里交攻阳热盛，外科疡毒总能消。

方解：防风通圣散中麻黄、防风解表，使邪随汗出；荆芥、薄荷清上焦之热；大黄、芒硝泻下之药，通泻肠胃之风热；滑石、栀子通利水道，使风热之邪随小便而解；石膏、桔梗清肺胃之热；连翘、黄芩祛除诸经之游火；当归、白芍、川芎和肝血，"治风先治血"；白术、甘草和脾胃。诸药配伍，泻中寓补，泻而不伤正，表里、气血、三焦同治。

五味消毒饮的口诀、方解见本节暑湿蕴结（暑疖）。

（3）正虚邪恋（并发症）

证候：疖肿反复发作，经久不愈，全身伴有低热、烦躁口渴、神疲乏力等气阴两虚证，或伴有消渴病。舌质嫩红，苔少，脉细无力。

治法：益气养阴，泻火解毒。

方药：生脉散合五味消毒饮加黄芪、生地黄、玄参等。

口诀：生脉散治气阴虚，人参麦冬五味齐；补气生津又敛阴，气短自汗诸证去。

方解：生脉散中人参甘温，益元气，补肺气，生津液；麦门冬甘寒养阴清热，润肺生津；五味子酸温，敛肺止汗，生津止渴。三药合用，一补一润一敛，益气养阴，生津止渴，敛阴止汗。

五味消毒饮的口诀、方解见本节暑湿蕴结（暑疖）。

2．成药验方

（1）中草药：金银花9g，鲜藿佩各9g，菊花9g，生甘草3g，煎汤代茶；或鲜车前草洗净捣汁内服；或鲜野菊花30g，或鲜蒲公英30g，或鲜青蒿30g，或鲜马齿苋30g煎汤代茶。

（2）清解片：成人服5～10片，1日3次，吞服；儿童减半，婴儿服1/3。

（3）六应丸或六神丸：成人每次10粒，1日3次，吞服；儿童减半，婴儿服1/3。

（二）外治

1．早期

（1）三黄洗剂（《中医外科学》）

组成：大黄、黄柏、黄芩、苦参各等分。

功用：清热祛湿，祛风止痒。

适应证：用于急性皮肤病、疖病等，有红肿、痒痛、渗液多。

制用法：共研细末。上药末10～15g加入蒸馏水100ml。临时摇匀，以棉花蘸药汁擦患处，每日4～5次。

方解：黄芩、黄连、黄柏、苦参皆苦寒之品，皆能清热燥湿，泻火解毒，且苦参兼能祛风杀虫止痒。四药配伍，共奏清热利湿，祛风止痒之功。

（2）芫花洗方（《赵炳南临床经验集》）

组成：芫花15g，花椒15g，黄柏30g。

功用：清热解毒，杀虫止痒。

适应证：用于皮肤红肿瘙痒，多发性疖肿。

制用法：共碾粗末，装纱布袋内，用水 2 500～3 000g 煮沸 30 分钟。用软毛巾蘸汤溻洗，或溻洗后加热水浸浴。芫花有毒，勿入口、目。

方解：芫花洗方首载于《医宗金鉴·外科心法要诀》。方中芫花有毒，外用以毒攻毒，解毒杀虫疗疮；花椒杀虫止痒；黄柏清热燥湿，泻火解毒。三药配伍，共奏清热解毒，杀虫止痒的功效。

（3）金黄散/膏（《外科正宗》）

组成：天花粉 300g，黄柏、大黄、姜黄各 150g，白芷 150g，陈皮、厚朴、甘草、苍术、天南星各 60g。

功用：清热除湿，消肿止痛。

适应证：治一切阳证，疖、疔、痈、疽等。

制用法：上药共轧为细粉即为散剂，可用葱汁、酒、醋、麻油、蜜、菊花露、金银花露、丝瓜叶捣汁等调敷。按药末 1/5，凡士林 4/5 的比例，调匀即成膏剂；外敷患处。

方解：方中天花粉、黄柏、大黄清热解毒，消肿散结；姜黄活血祛瘀，消肿散结；白芷辛温散结消肿，为治疮疡不可缺少之药，初起能消，溃能排脓；苍术、厚朴、陈皮辛温散结，苦燥祛湿；天南星有毒，以毒攻毒，消肿散结；甘草清热解毒。诸药制剂外用，解疮毒，消肿痛，敛湿疮，适用于疮疡阳证，局部红肿疼痛。

（4）玉露散/膏（《药蔹启秘》）

组成：芙蓉叶（去梗茎）不拘多少。

功用：清热凉血，消肿排脓。

适应证：用于疮疡阳证。

制用法：轧为极细粉即为散剂，可用麻油、菊花露、金银花露、菜油调敷用处。按药末：凡士林 =1：4 调匀即成膏剂，外敷患处。

方解：《本草纲目》云："芙蓉花并叶，气平而不寒不热，味微辛而性滑涩粘，其治痈疽之功，殊有神效，近时疡医秘其名为清凉膏、清露膏、铁箍散，皆此物也。其方治一切痈疽发背，乳痈恶疮，不拘已成未成，已穿未穿，并用芙蓉叶或根皮，或花，或生研，或干研末，以蜜调涂于肿处四周，中间留头，干则频换。初起者，即觉清凉，痛止肿消；已成者，即聚脓毒出；已穿者，即脓出易敛，妙不可言。或加赤小豆末，尤妙。"可见芙蓉叶具有清热凉血，消肿排脓的作用。用于痈疖脓肿疼痛等，有良好疗效。

（5）六黄散（《中医外科外治法》）

组成：黄连、黄柏、黄芩、大黄、姜黄、蒲黄各等分。

功用：清热解毒，散结消肿。

适应证：用于皮肤感染性疾病，如多发性疖肿、蜂窝织炎、脓肿等。

制用法：将上药研成粉末。用时取粉适量，50% 乙醇调匀外敷患部，每日 1～2 次，每次 4～6 小时，至红、肿、热、痛消失为止。

方解：黄连、黄柏、黄芩、大黄苦寒清热解毒，消肿散结；姜黄、蒲黄活血祛瘀，消肿止痛。诸药制剂外用，共奏清热解毒，散结消肿之效。适用于痈肿局部红肿疼痛。

2．成脓期

（1）切开排脓：①方法：选择切口→消毒→铺单→局部麻醉→切开→清理腐烂和坏死的组织→引流。②注意事项：切开引流的操作应十分轻柔，不要用力挤压，以免炎症扩散；做"+"形或"++"形切开时，应将炎性浸润部分完全切开（达健康组织边缘），以免炎症继续扩大，浸润部分逐渐坏死；较大的出血点可用细线结扎，渗血用纱布压迫止血即可，以免结扎线过多，形成异物，加重炎症，影响疮面愈合。

（2）代刀排脓：①适应证：害怕手术之人；幼儿、年老体弱、久病体弱，不能手术者。②方法：用代刀散、咬头膏、替针丸等进行腐蚀排脓。将咬头膏等放置在脓腔中央处，外用垫棉法。1～2日即破溃脓出。

1）代刀散（《外科证治全生集》）

组成：炒皂角刺30g，炒黄芪30g，生甘草15g，乳香15g。

功用：益气托毒，蚀疮排脓。

适应证：立穿一切外证。主痈疽已成脓者。

制用法：上药捣成细末。早晨空心用陈酒调服，每服3g。

方解：皂角刺透脓溃坚，可使脓成即溃；黄芪具有良好的补气托毒生肌之效，为治疮痈要药；乳香活血止痛，消肿生肌；甘草清热解毒，调和诸药。诸药配伍，益气托毒，蚀疮排脓。适用于痈疡肿毒，正虚不能托毒，症见内已成脓，外不易溃，漫肿无头者。

2）咬头膏（《外科证治全生集》）

组成：铜青、松香、乳香、没药、杏仁、生木鳖粉、蓖麻子等分，巴豆（不去油）加倍。

功用：解毒消肿，蚀疮排脓。

适应证：痈疖有脓。

制用法：上药捣成膏，每两膏内加入白砒1分，再捣匀。临用取绿豆大1粒放患顶，用膏掩，溃即揭下洗净，换膏贴。

知识链接

中草药度量衡的变化

宋朝至清朝，日常度量衡虽有变化，但当时各朝考虑到医药和天文是关系到人命和国家兴衰的大事，不宜变化太大，所以中草药的度量衡基本沿用宋朝旧制。清代一斤约为现代计量的590g，采用斤、两、钱、分、厘、毫计量，1斤＝16两，1两＝10钱，1钱＝10分，1分＝10厘，1厘＝10毫；1分≈0.368 75g。

方解：巴豆有毒，外用以毒攻毒，善祛疮毒，蚀腐肉；铜绿去腐敛疮；生木鳖散血热，消结肿；制乳香、没药活血止痛，消肿生肌；杏仁味苦解毒，油滑质润而能润肤生肌；少用白砒，为有大毒之品，以毒攻毒，解毒疗疮，且对溃疡内有顽肉死肌难以脱落者也有良效。诸药制剂外用，解毒消肿，蚀疮排脓。适用于痈疖脓成不溃者。

3）赛针散（《外科启玄》）

组成：巴豆1.5g，轻粉、硇砂、白丁香各4.5g。

功用：拔毒溃脓，解毒疗疮。

适应证：用于痈疽晕针（刀）者，代针（刀）破腐。

制用法：上药研细末，用醋调药末涂疮顶。

方解：巴豆辛热有毒，外用以毒攻毒，善祛疮毒，蚀腐肉，明代《本草正》载其"治痈疽疔肿恶疮与瘜肉、恶肉、腐肉，排脓作肿"；硇砂有毒，消积软坚，破瘀散结，为峻腐蚀药，用于开疮拔疗，其效甚佳；轻粉有毒，外用有较强以毒攻毒，杀虫敛疮之效；白丁香用其辛温纯阳之性，而收透毒泄脓之效。四药合用，拔毒溃脓，解毒疗疮。对痈疽脓已成熟而未破头者，有代刀破溃功效。

4）替针丸（《外科精要》）

组成：白丁香、硇砂、没药、乳香各等分。

功用：拔毒溃脓，解毒消肿。

适应证：用于脓成不溃或破后脓出不畅者。

制用法：上为细末，糯米饭为丸如麦粒大。每用1粒，未破用贴疮头薄处；如已溃破，脓出不畅，则用1粒纳疮口内，使脓出不滞，好肉易生。

方解：白丁香辛温，外用泄脓透毒；硇砂有毒，消积软坚，破瘀散结，为峻腐蚀药，有开疮拔毒之功；没药、乳香活血止痛，消肿生肌。四药合用，溃脓拔毒，解毒消肿。适用于疮疡脓成不溃或破后脓出不畅者。

3．溃后期

（1）有脓期：此期脓水淋漓，腐肉固着不脱，肉芽不鲜，重在提脓去腐的丹剂；若对含汞的丹剂过敏或发生中毒，可改用不含汞的黑虎丹或一气丹。

1）九一丹、八二丹、七三丹、五五丹《医宗金鉴》

组成：熟石膏与红升丹（或白降丹），按9∶1（8∶2、7∶3、5∶5）比例配制。

功用：提脓去腐。

适应证：用于溃疡、瘘管流脓不净者。

制用法：共研极细末，按比例配制。掺于疮面，或制成药线插入疮口和瘘管内。

方解：红升丹有大毒，具有良好的拔毒去腐排脓作用，为外科常用药，多用于痈疽溃后，脓出不畅；或腐肉不去，新肉难生。但因为刺激性较强，常使伤口产生疼痛，常与赋形剂同时使用；熟石膏收湿敛疮生肌，既为赋形剂，缓解红升丹的峻猛之性，又可生肌敛口。

2）黑虎丹（《卫生鸿宝》）

组成：灵磁石（醋煅）4.5g，母丁香、公丁香（炒黑）各3g，全蝎（炒）7只，炒僵蚕7只（约2.1g），炙甲片9g，炙蜈蚣6g，牛黄0.5g，冰片3g。

功用：拔毒长肉。

适应证：用于痈疽、瘰疬、流痰等溃后脓腐不净。对升丹有过敏者，尤其适宜。

制用法：各研细末，和匀，掺少许在疮头上，外盖太乙膏，隔日换药1次。

方解：炙甲片（多用王不留行替代）活血祛瘀，消肿排脓；灵磁石敛疮生肌，《本草纲目》记载"磁石明目聪耳，止金疮血"；蜈蚣、全蝎以毒攻毒而消肿散结；僵蚕化痰散结；冰片清热消肿。诸药制剂外用，散结消肿，拔毒长肉。适用于虚证疮疡溃后流脓稀薄，淋漓不止，经久不愈者。故张山雷称其"功在三仙丹之上"。由于没有汞类药物加入，故对皮肤素质差的患者亦不禁忌，为此方之长。

3）一气丹（《临诊一得录》）

组成：斑蝥15g，制乳香9g，制没药9g，血竭3g，炒玄参9g，延胡索6g，麝香1g，冰片1g。

功用：拔疔去腐，解毒消肿。

适应证：用于疔疮发疽等。

制用法：各研细末，和匀后直接撒布患处。此方尚可用于扁桃体炎，点敷颈部人迎穴，外盖膏药。

方解：斑蝥辛热有大毒，以毒攻毒而蚀疮；玄参清热解毒，散结消肿；延胡索、乳香、没药、血竭活血止痛，消肿生肌；麝香、冰片香窜通经透肉，引诸药气入里，且麝香活血消肿止痛，冰片清热消肿止痛。诸药合而外用，能迅速获得拔疔去腐，解毒消肿之效。

（2）脓少或无脓期：此期脓腐减少，新肉渐生，则宜重在"煨脓长肉"。"煨脓长肉"换药法是中医外科外治过程中的独特经验，是指疮面愈合的后期阶段，运用外敷中草药膏（散），经皮肤和疮面对药物的吸收，促进局部的气血通畅，增强其防御能力，使疮口脓液渗出增多，载邪外出，从而达到促进疮面生长的目的。此法一是提脓去腐拔毒，增加局部脓液的渗出，二是渗出的脓液有助于疮面肉芽、皮肤的生长，去腐生肌。

1）腐尽生肌散（《外科大成》）

组成：乳香、没药、儿茶、血竭、三七各10g，冰片5g，麝香1g。

功用：去旧生新，生肌长肉。

适应证：用于溃疡腐尽生肌长肉之时。

制用法：各研极细末，和匀，掺疮面上，外盖药膏。

方解：乳香、没药、儿茶、血竭、三七活血消肿止痛，收湿生肌敛疮；冰片、麝香均为香窜透肉之品，以引诸药入内，且麝香活血消肿止痛，冰片清热消肿止痛。诸药制剂外用，则为腐尽生肌外用药剂。只是此方芳香辛窜之品较集中，用于溃疡腐尽收口，宜轻用、少用，恐香能耗气，反不利于疮口愈合。

2）海浮散（《外科十法》）

组成：制乳香、制没药各等分。

功用：活血止痛，消肿生肌。

适应证：用于疮疡溃后脓腐将尽之时。

制用法：《外科全生集》所载之制法为：每500g乳香或没药，与120g灯心草同炒，炒至药脆可粉为度。删去灯心草，磨粉用。此方亦取与灯心草同炒去油的制法，再研细末。用时将药粉撒布疮面，外贴膏药。

方解：乳香、没药均能活血止痛，消肿生肌，二药相须为用，活血止痛，消肿生肌作用更强，为治金疮圣药。《本草纲目》载："乳香活血、没药散血，皆能止痛、消肿、生肌，故二药每每相兼而用。"但本方单独应用较少，多数加味后使用效果就更强、更好、更广。

3）回阳生肌散（《赵炳南临床经验集》）

组成：人参15g，鹿茸15g，雄黄1.5g，乳香30g，琥珀7.5g，京红粉3g。

功用：消肿止痛，收敛生肌。

适应证：用于结核性溃疡，慢性顽固性溃疡及阴疮久不收口者。

制用法：研细末后和匀，薄撒于疮面上，或制成药捻外用。凡属阳证脓毒未净及汞过敏者均禁用。

方解：人参补气；鹿茸温阳，补益气血，回阳生肌；京红粉"治一切疮疡溃后拔毒、去腐生肌，生肉敛口"（《疡科心得集》）；乳香、琥珀活血止痛，消肿生肌；雄黄有毒，以毒攻毒而解毒疗疮。诸药制剂外用，消肿止痛，收敛生肌，用于结核性溃疡、慢性顽固性溃疡等阴证久不收口者。

4）生肌散（《文琢之中医外科经验论集》）

组成：天龙骨（城墙土的老石灰）、地龙骨（即龙骨）、水龙骨（船缝中的多年桐油石灰）各等分。

功用：生肌敛口。

适应证：用于一切溃疡、创伤生肌收口。

制用法：将上药共研极细末，再加炉甘石（黄连水淬，碾细，水飞）为三龙骨粉的1/5，再研成极细末，加少许冰片即成。用时洗净伤口，撒布少许药粉，覆盖软膏。

方解：三种龙骨具有燥湿祛疮，杀虫解毒，止血生肌，消肿定痛，腐蚀恶疮的作用，合而用之，既能止血止痛，又能生肌敛疮。适用于疥癣、湿疮、创伤出血、汤火烫伤、痔疮等病证久不收口的治疗。

七、预防与调摄

1. 忌食辛辣、鱼腥发物，少食甜腻。

2. 经常保持局部皮肤清洁，患在头部的宜勤理发，背臀部的宜勤洗澡、勤换衣，裤宜宽大，不宜穿着合成纤维衬裤。病灶周围用75%乙醇擦拭。

3. 保持大便通畅。

4. 尽量少用油膏类药物敷贴。

5. 驾驶员夏月应尽量改善驾驶室通风条件,选用通气的藤、竹椅垫。

第三节 痈

学习目标

通过本节的学习,了解痈的定义、病种、现代医学病名,熟悉痈的病因病机,掌握一般痈和特殊部位痈的诊断要点、鉴别诊断和内外治疗。

思政元素

董奉杏林佳话

董奉(220—280 年),又名董平,字君异,号拔墘,侯官县董墘村(今福州市长乐区古槐镇龙田村)人,与华佗、张仲景并称为"建安三神医",少年学医,曾任侯官县小吏。

董奉医道精湛,乐善好施,晚年隐居庐山,"日为人治病,亦不取钱,轻病愈者,使栽杏一株,如此数年,计数十万余株,郁然成一林"。夏天杏子熟时,董奉便在树下建一草仓储杏。需要杏子的人,可用谷子自行交换。再将所得之谷赈济贫民,供给过路人。其精神感动世人,因此后世以"杏林春暖""誉满杏林"称誉医术高尚的医家,唤中医为"杏林"。

一、概 说

中医认为痈是一种发于皮肉之间的急性化脓性疾病。现代医学认为痈是较大的脓肿。痈有"内痈"与"外痈"之分,内痈生在脏腑,如乳痈、肠痈、肛痈等;外痈在体表,本节只讲述外痈。外痈相当于现代医学的急性蜂窝织炎和急性化脓性淋巴结炎。外痈因其发病部位不同,中医文献中对痈有各种不同的命名。如生于头部的称顶门痈,生于下颏部的称颏痈,生于胸部的称幽痈,生于腰部的称腰痈,生于上腹部的称中脘痈,生于下腹部的称腹皮痈、少腹痈,生于上肢的有肩痈(又名肩风毒)、膈痈(又名藕包毒)、臂痈(又名冬瓜串)、腕痈,生于下肢的有坐马痈、大腿痈(又名肚门痈、箕门痈、阴包毒)、膝痈、黄鳅痈,均属于急性蜂窝织炎;发于耳根后的耳根痈(又名耳根毒),颈后的鱼尾毒,颈部的颈痈,腋下的腋痈,肘部的肘痈,胯腹部的胯腹痈(左名上马痈,右名下马痈),腘部的委中毒等特殊部位的痈,都属于急性化脓性淋巴结炎。本病发无定处,随处可生,可发于任何年龄、性别;常发生于抵抗力低下者,如糖尿病、肥胖、不良卫生习惯及免疫缺陷状态等。好发于颈部、背部、肩部等皮肤厚韧处。痈之大者,谓之"发"。本病病位很浅,具有易肿、易脓、易溃、易敛的特点。一般不致损伤筋骨,也不易造成陷证。

二、病因病机

1. 中医 中医认为痈多为外感六淫邪毒,饮食不洁而内郁湿热火毒,或外来伤害而感染毒邪等,导致邪毒壅聚,致使营卫不和、经络阻塞、气血凝滞而成。特殊部位的痈多兼夹痰火。发于上部的痈多兼有风温风热;发于中部的痈多兼有气郁火郁;发于下部的痈多兼有湿热。

2. 现代医学 现代医学认为,本病的致病菌主要是乙型溶血性链球菌和金黄色葡萄球菌。

三、临 床 表 现

1．初期　发病迅速，局部光软无头，焮红（特殊部位的痈，初起皮色如常），边界不清，范围为6～9cm，肿胀灼热疼痛，逐渐扩大。2～3日后即逐渐色红而呈明显的红肿热痛。轻者无全身症状，重者则恶寒，发热，头痛，泛恶。舌苔薄黄，脉浮数。

2．成脓期　7日左右成脓，局部肿势高突，疼痛剧烈，痛如鸡啄，边界清楚。全身可有发热持续不退，便秘溲赤。苔黄腻，脉滑数。肿块局部按之中软应指者，为脓已成。

3．溃后期　溃破脓出黄白稠厚，或夹有紫色血块。若排脓通畅，则局部肿消痛止，逐渐收口而愈。溃而脓出不尽，收口迟缓者，多为疮口过小或袋脓，而致脓流不畅所致，若脓水稀薄，疮面新肉不生，是因脓血大泄，气血耗伤，体质虚弱，生肌无力之故。

发于口底、颌下的喉痈，多见于小儿，可并发喉头水肿或压迫气管，引起呼吸困难，甚至窒息，应予高度重视。本病若发于新生儿或老年人，则病情多较重。

四、辅 助 检 查

血常规检查提示白细胞计数及中性粒细胞比例增高。

五、类 证 鉴 别

疖：发病范围多在3cm左右，2～3日化脓，因为范畴较小，溃脓后不会形成"火山口"，多3～4日即能愈合。

六、治　疗

（一）内治
1．辨证施治

（1）风热证（初期）

证候：局部皮肤焮红，灼热疼痛。或兼见恶寒，发热，头痛。舌质红，苔薄黄，脉浮数或滑数。

治法：清热解毒，消肿溃坚，活血止痛。

方药：仙方活命饮加减。

口诀：仙方活命金银花，防芷归陈穿山甲；贝母花粉兼乳没，草芍皂刺酒煮佳。

方解：金银花清热解毒疗疮，重用为君药；当归尾、赤芍、乳香、没药、陈皮行气活血通络，消肿止痛，共为臣药；防风、白芷辛温散结，使热毒从外而解；天花粉、浙贝母化痰散结，可使脓未成即消；穿山甲（多用王不留行替代）、皂角刺通行经络，透脓溃坚，可使脓成即溃，均为佐药；甘草清热解毒，调和诸药；煎药加酒，通瘀而行周身，助药力直达病所，共为使药。诸药合用，清热解毒，消肿溃坚，活血止痛。适用于疮疡肿毒初起而属阳证者。前人称本方为"疮疡之圣药，外科之首方"，凡痈疽肿毒，属于阳证体实者，均可使用。

（2）热毒炽盛证（成脓期）

证候：局部红肿灼热，疼痛剧烈。伴有发热，口渴，头痛，食欲不振，便秘溲赤。舌质红，苔黄腻，脉滑数。

治法：泻火解毒，托毒透脓。

方药：黄连解毒汤合透脓散加减。

口诀：黄连解毒汤四味，黄芩黄柏栀子备；躁狂大热呕不眠，吐衄斑黄均可为。

透脓散内用黄芪，山甲芎归总得宜；加上角针头自破，何妨脓毒隔千皮。

方解：黄连、黄芩、黄柏、栀子均能苦寒清热解毒，消肿散结，四药配伍，苦寒直折，使火邪去而热毒得解；黄芪具有良好的补气托毒生肌之效，为治疮痈要药；当归、川芎活血祛瘀，消肿止痛；穿山甲（多用王不留行替代）、皂角刺通行经络，透脓溃坚，可使脓成即溃；酒通行血脉以助药效。诸药合用，使热毒清，肿块消，疼痛止，疮疡溃，脓外透。适用于疮疡脓成未溃者。

（3）正虚邪恋（后期）

证候：痈肿经久不愈，全身伴有低热、烦躁口渴、神疲乏力等气阴两虚证，或伴有消渴病。舌质嫩红，苔少，脉细无力。

治法：益气养阴，泻火解毒。

方药：生脉散合五味消毒饮加黄芪、生地黄、玄参等。

口诀：生脉麦味与人参，保肺清心治暑淫；气少汗多兼口渴，病危脉绝急煎斟。

五味消毒疗诸疔，银花野菊蒲公英；紫花地丁天葵子，煎加酒服发汗灵。

方解：金银花、野菊花、紫花地丁、蒲公英、天葵子清热解毒，消肿散结；人参、黄芪补气，托毒生肌；生地黄、玄参、麦冬养阴生津；五味子酸涩收涩敛疮，生津止渴。诸药配伍，益气养阴，泻火解毒。适用于疮疡日久不愈，热毒未尽而气阴两虚者。

2. 成药验方

（1）六应丸：成人每次 10 粒，1 日 3 次；儿童剂量酌减，7～12 岁，每次 5 粒，6 岁以下，每次 3 粒。

（2）蟾酥丸：每次 3～5 粒，1 日 1～2 次。陈酒或温开水送下。孕妇忌服。

（3）银黄片：每次 4 片，1 日 2 次。

（4）清解片：每次 5 片，1 日 2 次。

以上各类药物初、中期均可选用。

（二）外治

1. 初期

（1）葱归溻肿汤（《医宗金鉴》）

组成：独活、白芷、当归、甘草各 9g，葱头 7 个。

功用：活血通脉，解毒消肿。

适应证：用于痈疽疮疡，初肿及将溃之时。

制用法：以水 3 大碗，放凉 2 分钟，以药棉蘸汤淋洗患处，以局部热痒为度。

方解：独活、白芷辛温祛风除湿，解毒散结；葱头、当归辛通活血，舒肤润肌，且葱头解毒散结；甘草清热解毒，调和诸药，诸药煎汤外用，活血通脉，解毒消肿。适用于痈疽疮疡，初肿及将溃之时。

（2）洪宝膏（又名抑阳散）（《外科证治全书》）

组成：天花粉 90g，姜黄、香白芷、赤芍各 30g。

功用：解毒消肿。

适应证：用于各种阳证痈肿疮疡。

制用法：上药共为细末，用凡士林配成 30% 软膏。若疮势热盛可用热茶调敷；如果证势稍温，外用酒调；若用以提脓，可用姜汁及茶水按 3∶7 的比例调敷，并可视病情，或以鸡子清，或以蜜水，或以醋等调敷患处。

方解：天花粉清热消肿，溃疮排脓；姜黄、赤芍活血消肿；白芷辛温散结。诸药制剂外用，解毒消肿，适用于各种阳证疮疡，初肿及将溃之时。

（3）冲和膏（又名阴阳散）（《外科正宗》）

组成：炒紫荆皮150g，炒独活90g，炒赤芍60g，白芷30g，石菖蒲45g。

功用：消肿散结，活血止痛。

适应证：用于疮疡介于阴阳之间的证候。

制用法：共研细末，按药末1/5，凡士林4/5的比例，调匀成膏。亦可用葱汁、陈酒调敷。

方解：《外科正宗》认为："紫荆皮乃木之精，赤芍乃火之精，独活乃土之精，白芷乃金之精，石菖蒲乃水之精。"方中独活、石菖蒲均为苦燥温通，气雄香散之品，长于辛温散结，消肿止痛；"治风先治血，血行风自灭"，故用赤芍活血消肿；紫荆皮解毒消肿，活血止痛；另加白芷消肿排脓。五精合用，消肿散结，活血止痛。适用于疮疡介于阴阳之间的证候。

（4）太乙膏（《外科正宗》）

组成：肉桂60g，白芷60g，当归60g，玄参60g，赤芍60g，生地黄60g，大黄60g，木鳖子60g，阿魏9g，轻粉12g，槐枝100段，柳枝100段，血余炭30g，东丹1 200g，乳香15g，没药9g，麻油100g。

功用：解毒消肿，活血止痛。

适应证：用于阳证疮疡已溃或未溃者。

制用法：除东丹、乳香、没药、轻粉外，余药入油煎，按铅膏药制备法炸料、炼油、下丹，再兑入乳香、没药、轻粉细末，搅匀成膏。隔水炖烊，摊于纸上敷贴。

方解：生地黄清热凉血，凉血则热毒解；当归、赤芍、乳香、没药活血祛瘀，活血则壅滞散；玄参、大黄解毒散结；白芷消肿排脓；轻粉有毒，以毒攻毒，生肌敛疮；血余炭活血散结，敛疮止血；阿魏、肉桂辛散温通，通血脉而散结止痛；槐枝、柳枝消肿止痛；木鳖子外用不仅取其性寒散热，消肿散结之力，而且能引药直达病所。加上用作赋形剂的东丹清热拔毒，麻油甘平解毒，更增消肿止痛，解毒清热之效。全方合用，解毒消肿，活血止痛。是适用于外疡阳证的常用硬膏。

（5）阳毒内消散（《药蔹启秘》）

组成：麝香、冰片各6g，白及、南星、姜黄、炒甲片、樟冰各12g，轻粉、胆矾各9g，铜绿12g，青黛6g。

功用：活血止痛，解毒散结。

适应证：用于一切阳证肿疡。

制用法：研极细末，掺膏药内敷贴。

方解：麝香、冰片均属辛香走窜，通经走络，开窍辛散之品，李杲曾谓："麝香入脾活肉，冰片入肾治骨"，二药合用解毒散结，消肿止痛；青黛解毒消肿；白及味苦解毒，酸收敛疮；天南星有毒，以毒攻毒，消肿止痛；姜黄、樟冰活血祛瘀，消肿止痛；轻粉有毒，以毒攻毒，生肌敛疮；铜绿清热解毒，杀虫止痛；胆矾有毒，解毒收湿，去腐蚀疮；炒甲片（多用王不留行替代）活血通络，消肿排脓。诸药制剂外用，活血止痛，解毒散结，适用于初起之阳证肿疡局限乃至消散；不能消散也可束毒，利于外泄，不致流散引起深溃旁窜，是常用于膏药内的外掺药末。

2. 成脓期

（1）切开排脓：见前叙述。

（2）代刀排脓：咬头膏、代刀散、疔疖膏等，见前叙述。

万宝代针膏（《证治准绳》）

组成：硼砂、血竭、轻粉各4.5g，金头蜈蚣1条，蟾酥1.5g，雄黄3g，片脑少许，麝香一字。

功用：拔毒溃脓。

适应证：用于诸恶疮肿核成脓不肯用针者。

制用法：上为细末，用蜜和为膏。先以小针挑破疮头，用药少许封贴，次日即溃，脓自出。

方解：雄黄、硼砂、轻粉、冰片、蜈蚣、蟾酥清热解毒、凉血消肿；麝香、蜈蚣能通络散瘀；血竭敛疮生肌。诸药合用，芳香走窜力强，能咬破脓头，拔毒溃脓。方中雄黄、轻粉、蜈蚣、蟾酥等药均有毒，慎入口鼻。

3．溃后期 除前面叙述的"九一丹、八二丹、七三丹、五五丹"、黑虎丹、一气丹、千捶膏、生肌散外，再述几个名方。

（1）猪蹄汤方（《刘涓子鬼遗方》）

组成：猪蹄1具（治如食法），川芎、炙甘草、大黄、黄芩各60g，芍药90g，当归30g。

功用：去腐止痛，疏通气血。

适应证：用于痈疡溃后脓腐不脱，疼痛不止，疮口难敛者。

制用法：先以水5大碗，煮猪蹄软为度，去油并蹄，取清汁入药开沸2分钟，温洗疮上，日3次。

方解：黄芩、生大黄清热解毒，消肿散结；当归、赤芍、川芎活血祛瘀，消肿止痛；猪蹄汁补益能力强，补血长肉；炙甘草清热解毒，调和诸药，且能缓急止痛。诸药合用，集解毒、活血、补血于一方中，对于脓腐不脱，疼痛不止，疮口难敛者，效果良好。但本方因猪蹄汁不便保存，必须现制。

（2）异功散（《潘春林医案》）

组成：斑蝥90g，广丹45g。

功用：提脓拔毒。

适应证：用于痈疡初溃，至新肌渐生之时。

制用法：广丹水飞，研细末；斑蝥炒焦黑，研细末，调匀后，薄掺疮口，每日2次。对不适用升药的部位（如唇边、眼角等处），以及汞剂过敏者，均可应用此敷。

方解：广丹具有杀虫拔毒，去瘀长肉；斑蝥有毒，攻毒蚀疮。二者合用，提脓拔毒能力强。常用于痈疽、瘰疬、顽癣、癌肿等治疗。

（3）集香散（《证治准绳》）

组成：白芷、茅香、酒香附、藿香、防风各9g，木香、生甘草各3g。

功用：祛风除秽。

适应证：用于痈疽溃烂臭秽者。

制用法：用水3碗，煎药开沸3～5分钟，淋洗患处。

方解：藿香、木香、酒香附、茅香气味芳香，能芳香除秽；藿香与防风能祛风除秽；香附、木香能通络止痛；茅香与生甘草能清热解毒；白芷具有良好的活血排脓作用。诸药合用，既能除秽，又能活血止痛，对于痈疽溃烂臭秽者适宜。

七、预防与调摄

1．勤洗澡，勤换衣，保持皮肤清洁。

2．经常参加体育锻炼，增强皮肤抵抗力。

3．外敷药宜紧贴患部，比肿起范围略大，肿疡宜厚，溃疡略薄，箍围药要注意湿度，干者要及时潮润。掺药要布撒均匀。

4．敷膏药而引起接触性皮炎者，可改用青黛膏或青黛散麻油调敷。

5．疮口周围皮肤应经常保持清洁，每次换药宜擦净周围黏着的脓污，以免发生湿疮。

6．高热时应卧床休息，并多饮开水。

7．患在上肢者，宜用三角巾悬吊。患在下肢者，宜抬高患肢，并减少行动。

8．疮面忌挤压。

第四节　有　头　疽

　　通过本节的学习,了解有头疽的定义、现代医学病名,熟悉有头疽的病因病机,掌握有头疽的主症和内外治疗。

一、概　说

　　中医认为有头疽是发生在皮肤肌肉间的急性化脓性疾病。现代医学认为痈是邻近多个毛囊及毛囊周围的急性化脓性炎症。好发于项后、背部等皮肤厚韧处。多发于中老年人,尤其是消渴病患者多见,易出现内陷之证。本病根据患病部位不同而有不同病名,如生在头顶部的叫百会疽,又名玉顶疽;生在颈后的叫脑疽、对口疽、落头疽;生在胸部的叫蜂窝疽、缺盆疽、膻中疽、中脘疽等;生在背部的背疽,又分上发背、中发背、下发背;生在腹部的有少腹疽,等等。但其病因、症状和治疗基本相同,故合并论述。本病相当于现代医学的痈(表5-1)。

表5-1　中医"痈"与现代医学"痈"的区别

	定义	对应名称	临床表现	特点
中医"痈"	是一种体表脓肿	急性蜂窝织炎、急性化脓性淋巴结炎	一般6～9cm;光软无头	表浅;易肿、易脓、易溃、易敛
现代医学"痈"	是邻近多个毛囊及其所属皮脂腺的急性化脓性炎症	有头疽	9～12cm,大者可至30cm以上;多脓头	易向深部及周围扩散,发生内陷之证

二、病　因　病　机

1. 中医

　　(1)外因:由于感受风温湿热之毒,而致气血运行失常,毒邪凝聚皮肉之内而成。

　　(2)内因:①由于情志内伤,气郁化火;②由于房事不节、劳伤精气,以致肾水亏损,水火不济,阴虚则火邪炽盛。③由于平素恣食膏粱厚味,以致脾胃运化失常,湿热火毒内生。以上三者均能导致脏腑蕴毒而发本病。

　　本病的病因病理是外感风温、湿热,内有脏腑蕴毒,凝聚肌腠,以致营卫不和,气血凝滞,经络阻隔而成。故素体虚弱的人容易生有头疽。如消渴患者常易伴发本病。阴虚之体,每因水亏火炽,而使热毒蕴结更甚;气血虚弱之体,每因毒滞难化,不能透毒外出,以致病情往往加剧。可见患者正气的盛衰,热毒的轻重,是本病顺与逆、陷与不陷转归的决定因素。

　　2. 现代医学　致病菌多为金黄色葡萄球菌感染,沿皮下脂肪柱传播,形成周围多个毛囊的急性炎症所致。

三、临 床 表 现

（一）实证

1. 初期（第1周） 患处起一肿块，上有粟米样脓头，作痒作痛，中间隆起，继则肿块逐渐向周围扩大，疮头也相继增多，焮红灼热，疼痛更甚，全身症状一开始就有恶寒发热，头痛，食欲不振，苔多白腻或黄腻，脉多滑数或洪数。历时近1周。

2. 溃脓期（第2～3周） 疮头渐渐腐烂，形如蜂窝，形成"火山口"，面积大小不一，指按有脓不流，范围常达9～12cm，大者可至30cm以上。如脓液渐得畅泄，腐肉渐脱，则病情停止发展；当病情进展时，全身症状亦渐加重，多伴有壮热口渴，便秘溲赤，苔黄腻，脉弦滑数等；当脓液畅泄时，全身症状也随之减轻或消失。

3. 收口期（第4周） 新肉开始生长，肉色红活，以后逐渐收口而愈。少数病例，亦有腐肉虽脱，但新肉生长迟缓者。

（二）虚证

多见于老年人，或有消渴病史者。一般分阴虚毒盛证和体虚毒滞证进行辨证。

1. 阴虚毒盛证 阴液不足、火毒炽盛者，局部疮形平塌，根盘散漫、疮面紫滞，不易化脓，脓腐难脱，溃出脓水稀少或带血水，并且疼痛剧烈。全身症状有壮热、唇燥、口干、大便秘结、小溲短赤、饮食少思，苔黄舌质红，脉象细数等。

2. 体虚毒滞证 气血两亏、毒滞难化者，局部疮形平塌散漫，疮色灰暗不泽，化脓迟缓，腐肉难脱，脓水稀薄，其色灰暗，闷肿胀痛不显，疮口易成空壳。伴有发热，但热度不高，大便溏薄，小便频数，口渴不欲饮，精神不振，面色少华，苔白腻，舌质淡红，脉数无力等全身症状。

虚证若治疗得当，使气血、阴液渐复，毒得外托而渐化，则溃脓期与收口期的症状与实证相仿。倘失治或误治，疽毒不能从外而泄，便从内陷。

3. 疽毒内陷 若兼见神昏谵语，气息急促，恶心呕吐，腰痛尿少，尿赤，发斑等严重全身症状者，为合并内陷。内陷变证以脑疽、背疽为多见，血白细胞计数可增高到$20×10^9$/L以上；由消渴并发者，则尿糖、血糖都相应增高。凡发于项、背部者，不易透脓出毒，病情较重，多易出现内陷变证。若是虚证患者，更易并发内陷。发于四肢部的，容易透脓，病情一般较轻，很少见到内陷变证。

四、辅 助 检 查

辅助检查：血白细胞计数常在$15×10^9$/L～$20×10^9$/L，中性粒细胞比例80%～90%。应常规检查血糖、尿糖。可做脓液细菌培养。

五、类 证 鉴 别

1. 疖 病小而位浅；无全身明显症状；易脓，易溃，易敛。

2. 脂瘤染毒 患处有结块，或有扩大的毛囊口，可挤出皮脂栓；染毒后红肿多局限；全身症状较轻；溃后脓液中可见豆渣样物质。

六、治 疗

（一）内治

1. 风热蕴结证

证候：肿块初起，有粟粒状脓头，痛痒相兼，并逐渐形成多个脓头，全身伴有恶寒、发热等症状。苔薄黄，脉浮数。

治法：散风清热，活血消肿。

方药：仙方活命饮加减。

口诀：见本章第三节"痈"。

方解：见本章第三节"痈"。

2.火毒炽盛证

证候：局部红肿、灼热、疼痛，脓头渐腐，形如蜂窝，肿胀范围较大，肿势高突，全身伴有高热、口渴、大便干结、小便短赤等。舌质红，苔黄，脉数有力。

治法：清热解毒，和营托毒。

方药：黄连解毒汤合透脓散加减。

口诀：见本章第三节"痈"。

方解：见本章第三节"痈"。

3.阴虚火炽证

证候：肿形平塌，根盘散漫，疮色紫滞，脓水稀少或带血水，脓腐难化，全身伴有高热、烦躁、口渴、大便干结、小便短赤。舌质红，苔黄燥，脉细弦数。

治法：养阴生津，清热解毒。

方药：竹叶黄芪汤加减。

口诀：竹叶黄芪汤人参，地冬归芍天花粉；银花再合生甘草，清热益气又育阴。

方解：黄芪补气托毒生肌；淡竹叶清心利尿，解毒疗疮；灯心草助淡竹叶清热疗疮；人参助黄芪补气；当归、生地黄、白芍、麦冬滋阴养血；川芎活血行气，使之补而不滞；石膏、黄芩清热解毒；半夏与当归、川芎配伍，活血化痰，散结消肿；甘草清热解毒，调和诸药。诸药合用，益气补血，养阴清热，解毒疗疮，适用于气血两虚，热毒蕴结，邪热伤阴之疮疡。

4.气虚毒滞证

证候：肿形平塌，根脚散漫，疮色灰暗，脓水稀少，脓腐难化，易成空壳，全身伴有精神萎靡、面色苍白等症状。舌质淡，苔白或微黄，脉虚无力。

治法：益气补血，托毒排脓。

方药：托里消毒散加减。

口诀：托里消毒助气血，补正脱腐肌易生；皂角银花甘桔芷，芎芪归芍术参苓。

方解：人参、黄芪、白术、茯苓益气健脾，且黄芪托毒生肌；当归、白芍、川芎养血活血，气血调理，正气充盛，则利于托里排毒；白芷辛温散结，使热毒从外而解；金银花、甘草清热解毒。诸药配伍，益气血，健脾胃，解疮毒，用治痈疽已攻发不消者。正如《外科理例》言"服此，未减即消，已成即溃，腐肉易去，新肉易生"，故名之为托里消毒散。

（二）外治

除疖的治疗外治方剂外，还可用如下方剂。

1.白降丹(《医宗金鉴》)

组成：水银30g，消石45g，硼砂15g，朱砂6g，雄黄6g，食盐45g，白矾45g，绿矾45g。

功用：拔毒、去腐、蚀肉、杀虫。

适应证：痈疽发背疔毒等证，初起未成脓者，或已成脓外溃者，或溃而脓出不畅者。

制用法：按降丹的结胎、降丹、收丹三个步骤进行炼制。用时仅以150～250mg，撒于疮头上，或用较硬米饭合药搓成药条插入疮孔内；或配伍他药外用为多。

方解：白降丹，又名降药、白灵药、水火丹。和红升丹比较，药物组成上只多了硼砂、食盐二味；炼制方法上，只是用降的方法收取丹药，其成品则为白色长粒形之结晶体，质重，能溶于水及有机溶剂。其主要成分为氯化汞（$HgCl_2$）及氯化亚汞（Hg_2Cl_2）。据分析，二氯化汞含量在80%以上,具有极强的杀菌防腐作用,且能使组织坏死,故临床上常用之为主要的腐蚀剂。其药理作用的机制系汞离子和病原微生物呼吸酶中的硫氢基结合使其失去活力,令微生物陷于窒息状态而死亡。据研究,0.5%浓度在试管内对绿脓杆菌有明显的抗菌作用。白降丹的不纯品常含有氧化汞及二氧化二砷等杂质,每随炼制所用原料不同及火候老嫩而异,故炼成的丹药有呈微黄色或白色粉末者。

2.六神丸(《中国医学大辞典》)

组成:麝香 4.5g,牛黄 4.5g,冰片 3g,珍珠(豆腐制)14.5g,蟾酥(制)3g,明雄黄 3g。

功用:清热解毒,消肿散结。

适应证:用于痈疽疮疔。

制用法:取明雄黄细粉置乳钵内,依次与珍珠、麝香、牛黄、冰片细粉陆续配研,和匀过细罗。将蟾蜍捣碎,另取白酒 6g 加入熔化,1～2 日发起后,酌加适量冷开水;与上药粉泛为极小丸,阴干。外敷者可取 10 粒用开水或米醋少许溶成糊状,每日数次敷擦,但不宜过多,因刺激皮肤,有腐蚀之弊。疮烂化脓者,不可外敷。内服主治烂喉丹痧、喉风、乳蛾、咽喉肿痛等。

方解:牛黄、冰片清热解毒,消肿散结;麝香活血止痛,消肿散结;蟾酥、雄黄有毒,以毒攻毒,消肿止痛;珍珠解毒化腐生肌。诸药合用,共奏清热解毒,消肿散结。是治疗热毒所致咽喉肿痛、痈疽疔疮的良药。

3.赛香散(《潘春林医案》)

组成:肉桂 54g,木香 18g,乳香 27g,没药 27g,九节菖蒲 18g,山奈 27g,公丁香 18g,生南星 30g,生青皮 18g,沉香 30g,梅片 5g。

功用:行气散瘀,消肿止痛。

适应证:用于痈疽肿块微有红晕或皮肤白嫩者,如乳疬等(半阴半阳证)。

制用法:各研细末,混合均匀后,掺在膏药上外敷患处。

方解:肉桂、沉香、公丁香温经散寒,通脉止痛;乳香、没药、生青皮、木香行气活血止痛,散结消肿生肌;生南星、九节菖蒲、山奈化痰散结,消肿止痛;梅片清热消肿止痛。诸药合用,行气散瘀,消肿止痛,适用于疮疡属半阴半阳者。

4.蟾酥丸(《外科正宗》)

组成:胆矾 3g,没药(醋制)3g,铜绿 3g,寒水石 3g,枯矾 3g,活蜗牛 21 个,乳香(醋炙)3g,明雄黄 6g,蟾酥(制)6g,麝香 3g,轻粉 1.5g,朱砂 9g。

功用:解毒散结,消肿止痛。

适应证:用于一切痈疽,疔疮恶疮。

制用法:先于每年夏秋季捕集活蜗牛,与枯矾同捣烂,晒干,研为细末。将朱砂细粉置乳钵内,依次与明雄黄、麝香、轻粉细末,蜗牛、胆矾等细粉,陆续配研,和匀过罗。另取白酒 12g,将捣碎的蟾酥加入溶化,1～2 日发起后,酌加冷开水与上药粉泛为小丸(绿豆大),置通风干燥处阴干。外用 1 丸入疮孔内,以膏盖之,或制饼盖贴疮口上,或制条插入疮口中。

方解:蟾酥、轻粉、雄黄、朱砂有毒,以毒攻毒,消肿止痛;麝香、乳香、没药活血止痛,消肿生肌;枯矾解毒杀虫,燥湿止痒;寒水石清热消肿,收湿敛疮;胆矾、铜绿、蜗牛解毒散结;酒活血解毒。诸药制剂外用,解毒散结,消肿止痛。适用于痈疽恶疮。方中蟾酥、轻粉、雄黄、朱砂均有毒,只宜外用,一般不宜内服,且外用不可入目;孕妇禁用;体弱者亦当慎用。

5.红九一丹(《中医外科类方集》)

组成:黄丹 27g,红升丹 3g。

功用:拔毒提脓。

适应证:用于痈疽溃后瘘管形成或脓腐难脱者。

制用法:共研极细末,或外撒疮面,或用纸捻插入疮口内。

方解：红升丹有大毒，拔毒去腐排脓，多用于痈疽溃后，脓出不畅；或腐肉不去，新肉难生。但因为刺激性较强，常使伤口产生疼痛，常与赋形剂同时使用；黄丹辛寒有毒，以毒攻毒，拔毒生肌，既为赋形剂，缓解红升丹的峻猛之性，又可生肌敛疮。二药制剂外用，拔毒提脓，适用于痈疽溃后瘘管形成或脓腐难脱者，能使疮面清洁、干燥，并促进肉芽组织生长，从而达到促进疮面愈合、缩短病程的作用。

七、预防与调摄

1. 外敷药膏应紧贴患部，掺药宜散布均匀。
2. 疮口皮肤保持经常清洁，可用 2%～10% 黄柏溶液或生理盐水洗涤拭净，以免并发湿疮。
3. 切忌挤压，患在项部者可用四头带包扎；患在上肢者宜用三角巾悬吊；在下肢者宜抬高患肢，并减少行动。
4. 高热时应卧床休息，多饮开水。
5. 忌食鱼腥、辛辣等刺激发物，以及甜腻食物。
6. 虚证气血两亏毒滞难化者，可适当增加营养食品，如鸡、肉类等。

ER-5-6

疔疮

第五节　疔　　疮

> **学习目标**
>
> 　　通过本节的学习，了解疔疮的概念、种类、预后，熟悉疔疮的病因病机、烂疔和疫疔的临床主要表现，掌握颜面疔的临床特点和可能发生的变证及手足疔、红丝疔的诊断与治疗。

一、概　　说

疔疮是一种发病迅速，易于恶化，危险性较大的疮疡。多发生在颜面和手足等处。《外科正宗》说："夫疔疮者，乃外科迅速之病也。有朝发夕死，随发随死……"若处理不当，发于颜面者易引起走黄危证而危及生命，发于手足者则可损筋伤骨而影响功能。疔疮是中医外科特有的病名，包括多种性质不同的急性化脓性感染及部分特异性感染性疾病。疔的范围很广，包括现代医学的疖、痈、坏疽的一部分、皮肤炭疽及急性淋巴管炎。因此名称繁多，证因各异，按照发病部位和性质不同，分为颜面疔、手足疔、红丝疔、烂疔、疫疔五种。

二、颜　面　疔

颜面部疔疮是指发生在颜面部的急性化脓性疾病。其特征是初起形小根深坚硬，如"钉丁"之状。颜面疔由于发生的部位不同，则名称各异，如生于眉心的称眉心疔；生于两眉棱的称眉棱疔；生于颊车的称颊疔；生于鼻部的称鼻疔；生于眼胞的称眼胞疔；生于颧部的称颧疔；生于人中穴处的称人中疔；生于人中两旁的称虎须疔；生于口角的称锁口疔；生于唇部的称唇疔；生于颏部的称承浆疔。病名虽异，但其病因病机、辨证基本相同，故合并论述，并统名为颜面疔。本病相当于现代医学颜面部的疖、痈。

（一）病因病机

本病总以火热之毒为患，常见有下列两种原因。

1. 感受火热毒邪，蕴结肌肤 感受火热之气，或因昆虫咬伤，或因抓破染毒，毒邪蕴蒸肌肤，以致经络阻隔、气血凝滞而成本病。

2. 脏腑蕴热，火毒结聚 七情内伤，气郁化火，火炽成毒，或恣食膏粱厚味、醇酒炙煿，损伤脾胃，运化失常，脏腑蕴热，发越于外，火毒结聚于肌肤而发为本病。

头面乃诸阳之首，火毒蕴结于此，则反应剧烈，变化迅速，如不及时治疗或处理不当，毒邪易于扩散，有引起走黄的危险。

（二）临床表现

1. 初期 初起在颜面部某处皮肤上有粟米样脓头，或痒或麻，以后逐渐红肿热痛，肿块范围虽然只有 3～6cm，但多根深坚硬形如钉丁之状，说明病灶较深，不同于疖肿突起根浅的小疮，重者有恶寒发热等全身症状。若疮顶高突，四周结肿不散者，为顺证；若四边根脚平塌散漫者为逆证。

2. 中期 起病后 5～7 日间，肿势逐渐增大，四周浸润明显，疼痛加剧，脓头破溃，伴有发热口渴，便干溲赤，苔薄腻或黄腻，脉象弦滑数等脏腑蕴热，火毒炽盛见症。疔疮以出脓者轻，因火毒随脓而泄。以干枯无脓，或流血水，出黄水者重。此正虚气血不足，无以酿脓托毒，火毒不泄，势必横散。

3. 后期 起病后 7～10 日间，肿势局限，顶高根软溃脓，脓栓（疔根）随脓外出，肿消痛止，身热减退的，病程一般 10～14 日，即可痊愈。可见本病若能早期治疗，处理得当，则病程短暂，预后良好。

4. 并发症 生于鼻翼、上唇部的疔疮，若处理不当，妄加挤压，不慎碰伤或过早切开等，可引起顶陷色黑无脓，四周皮肤暗红，肿势扩散，失去护场，头面、耳、项俱肿，并伴有壮热烦躁，神昏谵语，胁痛气急，苔黄糙，舌质红绛，脉象洪数等症状，此为"走黄"之象。少数病例在中期亦可出现走黄。若疔毒走窜入络，出现恶寒发热，在躯干或四肢肌肉丰厚处多有明显痛处者，则是并发"流注"之象。若毒邪内传脏腑，可引起内脏器官的转移性脓肿。若毒邪流窜附着于四肢长管骨，骨骼胖肿，可形成"附骨疽"。并发症的出现，可有生命危险，或引起骨质破坏而缠绵不愈。

（三）辅助检查

血白细胞计数及中性粒细胞增高。症状严重者应做血细菌培养。

（四）类证鉴别

见表 5-2。

表 5-2 与疖、痈、有头疽的鉴别

	定义	部位	表现	特点
疖	单个毛囊及其皮脂腺化脓性感染	很表浅（浮）	红肿热痛，肿势局限，热肿轻微	易肿、易脓、易溃、易敛；脓出即愈
痈	表浅的脓肿	很表浅（浮）	一般 6～9cm，光软无头	易肿、易脓、易溃、易敛；脓出易愈
有头疽	邻近多个毛囊及皮脂腺的感染	位置深	9～12cm，大者可至 30cm 以上；多脓头，全身症状明显	易内陷
疔	发病迅速而危险性较大的急性化脓性疾病	位置很深	红肿热痛，肿势坚硬，根硬麻木痒痛，破溃有脓栓；伴有发热、身痛	易走黄，会流注

（五）治疗

1. 辨证施治

（1）热毒蕴结证

证候：疮如粟粒，或痒或麻，局部顶白，可见红肿热痛，肿胀范围 3～6cm，顶高根深坚硬；常伴恶寒发热；舌红，苔黄，脉数。

治法：清热解毒，消散疔疮。

方药：五味消毒饮加减。

口诀：五味消毒疗诸疔，银花野菊蒲公英；紫花地丁天葵子，煎加酒服发汗灵。

方解：金银花清热解毒疗疮，重用为主药；野菊花、紫花地丁、蒲公英、天葵子均能清热解毒，配合使用，其清解之力更强；加酒少量，行血脉以助药效。诸药合用，清热解毒，消散疔疮。对各种疔疮初起，常以本方为主加减使用。

（2）火毒炽盛证

证候：疔肿增大，四周浸润明显，疼痛加剧，出现脓头；伴发热口渴，便秘溲赤；舌红，苔黄，脉数。

治法：泻火解毒。

方药：黄连解毒汤合四妙勇安汤加减。

口诀：黄连解毒汤四味，黄柏黄芩栀子备；躁狂大热呕不眠，吐衄斑黄均可为。

四妙勇安金银花，玄参当归甘草加；清热解毒兼活血，热毒脱疽效堪夸。

方解：黄连善清泻心火，兼泻中焦之火；黄芩善清肝胆之火；黄柏善泻下焦之火；栀子清泻三焦之火，导火下行。四药配伍，共奏泻火解毒之功。

四妙勇安汤中金银花善于清热解毒，是解毒圣药；当归可活血散瘀，玄参咸寒，泻火滋阴；甘草可清解百毒，配金银花以加强清热解毒之功。四药合用，有清热、解毒、滋阴、活血、散瘀的功效。

2. 成药验方

（1）清解片每次 5 片，1 日 3 次；儿童减半，婴儿服 1/3 量。

（2）六神丸或六应丸，成人每次服 10 粒，1 日 3 次；童、婴如前法减量。

（3）梅花点舌丹 2 粒，1 日 3 次，含化或吞服；儿童减半。

（4）蟾酥丸 3～5 粒，吞服；儿童减半。

3. 中医外治　请参考疖、痈相关章节，本节只是增加部分方药。

（1）疔疮走黄（急救）

1）立马回疔丹（《外科正宗》）

组成：蜈蚣 0.9g，麝香 1.5g，炙乳香 1.8g，煅信石 1.5g，轻粉 3g，酒制蟾酥 3g，炙硇砂 3g，雄黄 6g，朱砂 6g。

功用：解毒散结，拔毒敛疮。

适应证：用于疔疮走黄。

制用法：取朱砂细粉置乳钵内，依次与轻铅、麝香、雄黄细粉研匀，再与蜈蚣、乳香、信石、硇砂等细粉陆续配研，和匀过罗。另取白面 7.5g、白酒 6g，将蟾酥捣碎加入白酒溶化，酌情加清水和，加热打成稠糊，稍凉后与上药粉充分搅拌，反复搓揉均匀，成滋润块团，搓成细条，拈为麦粒形小丸，置通风干燥处阴干。用时刺破疮头，用 1～2 粒塞入疮孔内，以膏药盖。

方解：雄黄、朱砂、蟾酥、蜈蚣、煅信石均有毒，以毒攻毒，消肿散结，拔毒敛疮；乳香、麝香、硇砂活血祛瘀，消肿散结。诸药制剂外用，解毒散结，拔毒敛疮。适用于疔疮走黄。

2）大乘丹（《文琢之中医外科经验论集》）

组成：硼砂 30g，水银 45g，消石 45g，食盐 60g，白矾 45g，绿矾 15g，寒水石 15g，硇砂 7.5g。

（原方有白砒，今删去）

功用：化腐拔脓，敛疮生肌。

适应证：用于痈疽疮疡顽固，危急之证，如瘰疬、搭背、腰漏、疔疮、流痰等。

制用法：按结胎、升丹、收丹制作。阳证疮疡初起，用水调（5%浓度为宜）涂擦疮顶及四周红肿处，能消肿解毒，促其消散。阴证疮疡初起，用酒调（6%浓度为宜）涂擦疮顶，能散瘀消肿，透阴和阳。再辨别阴证、阳证敷以相应的围药，其效更显。治疗溃疡每次用量如芥子大为宜，一般可用一至数次，腐脱管化即停。创深见骨者勿用。不论阴证、阳证，本丹涂擦只宜1～2次。有汞过敏者禁用。

方解：大红升丹（水银、消石、白矾、绿矾）拔毒提脓，生肌敛疮；硼砂、寒水石、食盐性寒，能清热解毒；硇砂软坚破瘀。诸药合用，化腐拔脓，敛疮生肌。对于溃疡疮口不敛，肉芽暗滞，腐肉不净者，效果良好。实验结果发现本方可抑制大肠杆菌、肺炎球菌、草绿色链球菌、白念珠菌、金黄色葡萄球菌等。杀菌扩散力试验证明其扩散力较强，是一种有效的杀菌剂。

知识链接

大乘丹源流

大乘丹又称大丹，是清末以来的宫廷古秘方之一，具有红升丹、白降丹共同之效果，中医外科称之为"丹药之王"。清朝后期，朝野动荡，此丹流落民间，几乎失传。文琢之老先生几经辗转收集，始获原方，临床多年使用，功用卓著。此丹对久愈不合的下肢溃疡、疔疮、骨结核、腰漏等一般丹药所不能解决之疑难疾患，效果良好。

（2）初期

1）复方藤黄液（《中医外科外治法》）

组成：藤黄10g，马钱子6g，龙脑6g，新鲜猪胆汁100g。

功用：解毒散结，消肿止痛。

适应证：用于治疗疖肿痛等。

制用法：马钱子用砂拌炒软，去毛，研成粉末，然后将龙脑、藤黄分别研成粉末，将上药掺在猪胆汁中，备用。用时以棉签蘸药汁涂在疖上，涂药范围要比红肿范围大0.5cm，每日涂2～3次。涂后需保留24小时以上；保留时间短，效果较差；重复涂药时，前次药液不要洗掉。本药有毒，只能外涂，禁忌入口。

方解：藤黄有毒，以毒攻毒，去腐敛疮；马钱子苦温有大毒，消肿散结，通络止痛；龙脑（冰片）清热解毒，消肿止痛，防腐生肌；猪胆汁《本草拾遗》记载"主小儿头疮，取胆汁敷之"。诸药合而外用，解毒散结，消肿止痛。治疗疖肿有显效。用治外伤感染，亦收良效。但本药有毒，只能外涂，禁忌入口。

2）乌龙膏（《串雅内编》）

组成：隔年小麦粉，愈久愈佳。

功用：益气祛瘀。

适应证：治一切痈肿、烫火伤。

制用法：以砂锅炒之，久炒则干成黄黑色，候冷研细末，用陈米醋调糊，熬如漆。用时摊纸上，剪孔贴患处，觉冷，疼痛亦即止。少顷觉微痒，听其于燥弗动，药力尽，自然脱落。

方解：陈小麦粉能和血络，米醋能消瘀滞，瘀去血和，则痈疽初起，可消而愈。

（六）预防与调摄

1. 平时不要过食膏粱厚味。

2．全身症状明显者，宜卧床休息。

3．发生在"危险三角区"者，切忌挤压碰撞，以防"走黄"。

4．忌内服发散药，忌灸法，忌食烟酒、辛辣、鱼腥等物，忌房事和愤怒。

三、手 足 疔

手足疔是指发生于手足部的急性化脓性疾病。由于发病部位、形态及预后不同，而有多种病名。生于指头顶端者，叫蛇头疔；生于指甲周围者，叫沿爪疔；发于指甲旁的，叫蛇眼疔；生于甲后者，叫蛇背疔；生于手指螺纹的，叫螺疔；生于手指骨节间的，叫蛀节疔；生于手掌中心者，叫托盘疔；生在足掌中心者，叫足底疔。临床较为常见的有蛇眼疔、蛇头疔、蛇腹疔、托盘疔等，分别相当于现代医学的甲沟炎、化脓性指头炎、急性化脓性腱鞘炎、手掌深部间隙感染等。本病若治疗失误，容易损伤筋骨，继而影响手足功能。

（一）病因病机

1．中医　多由脏腑火毒凝结而成，又因外伤，如针刺，竹、木、鱼骨、修甲刺伤，昆虫咬伤等感染邪毒，阻于肌肤之内，留于经络之中，引起经络阻塞、气血凝滞而发病。

2．现代医学　现代医学认为，手足部的化脓性感染多因局部外伤等引起的细菌感染所致，而手掌深部间隙感染则多因中指或环指的腱鞘炎蔓延所引起。致病菌多为金黄色葡萄球菌。

（二）临床表现

1．蛇眼疔（甲沟炎）　初起时，指甲一侧边缘的皮下组织发生轻度的红肿疼痛，一般2～3日即可化脓，但局部仅出现白点而不易破溃出脓。若不及时治疗，炎症可蔓延到对侧而形成指甲周围炎，还可形成指甲下脓肿，造成指甲溃空或有胬肉突出，延长病程。感染严重时常有局部疼痛剧烈，并伴有发热等全身症状。

2．蛇头疔（化脓性指头炎）

（1）初期：有麻木作痒肿胀感，继则灼热疼痛，有的红肿明显，有的红肿不明显。

（2）中期：肿势逐渐扩大，手指末节呈蛇头状，红肿明显，疼痛剧烈，呈搏动性或如鸡啄样痛，可引起同侧肘或腋部淋巴结肿大疼痛，1～2周成脓，伴有恶寒、发热等全身症状。

（3）后期：溃后一般脓出黄稠，逐渐肿消痛止而愈合。若溃脓迟缓，在10～14日才穿溃，而且溃后脓水臭秽，经久不尽，余肿不消，多是损骨现象（化脓性指骨骨髓炎）。

3．蛇腹疔（急性化脓性腱鞘炎）　发病迅速，24小时后疼痛即明显。患指除末节外，呈明显的均匀肿胀的圆柱状，皮肤极度紧张、发亮；患指呈轻度屈曲，不能伸展，任何轻微的被动伸指活动都会引起剧烈的疼痛；伴有发热、全身不适等全身症状。一般7～10日成脓，但由于指侧皮肤坚厚，不易出现波动感。如不及时切开引流或减压，鞘内因脓液积聚，压力迅速增高，使肌腱发生坏死，患指将丧失功能。

4．托盘疔（手掌深部间隙感染）　由于手掌深部间隙被掌腱膜与第3掌骨相连的纤维中隔分为掌中间隙（尺侧）和鱼际间隙（桡侧），故手掌间隙感染又可分为掌中间隙感染和鱼际间隙感染两种。

（1）掌中间隙感染：手掌中央隆起，正常凹陷消失，局部皮肤紧张、发白、压痛明显，中指、环指和小指处于半屈位，被动伸指可引起剧痛。由于手掌部淋巴毛细血管网与淋巴管多数经指蹼间隙引流到手背部，因此，掌中间隙感染常使手臂肿胀严重。全身可伴有发热，头痛，苔黄，脉数等症状。

（2）鱼际间隙感染：大鱼际和拇指指蹼明显肿胀，并有压痛，但掌心凹陷仍在，拇指外展略屈，示指半屈，活动受限，特别是拇指不能对掌。可伴有发热等全身症状。

（三）辅助检查

血常规检查提示白细胞计数及中性粒细胞比例增高。病重时应做溃疡面脓液或血液的细菌培养及药物敏感试验。病程日久应做 X 线摄片检查以明确有无死骨的存在。

（四）治疗

中医内外治参照"颜面疔"，主要介绍"手术治疗"。因为四肢远端的结构特殊，当成脓时，不能以前面所讲的成脓来进行判别，那样易造成手足部的结构损害。当出现"鸡啄痛"（伴随血管的跳动而疼痛加剧，现代医学称为"跳痛"）时，应及时切开排脓，以免发生指（趾）骨坏死。

1. 蛇眼疔（甲沟炎）

（1）一般：甲沟处纵行切开引流。

（2）半月形脓肿（累及指甲基部皮下周围）：两侧甲沟各做纵行切口，将甲根上皮翻起，切除指甲根部，置一小片凡士林纱布条或乳胶片引流。

（3）甲下脓肿：将脓腔上的指甲剪去或行拔甲术。

2. 蛇头疔（化脓性指头炎）

（1）常规：一般采用侧面纵行切开引流。应注意：①切口尽可能长些；②皮下组织内纤维间隔用刀切断，并剪去突出切口外脂肪组织；③置乳胶片作引流。

（2）严重者：对口切开引流（检查死骨，并取出）。

3. 蛇腹疔（急性化脓性腱鞘炎）　及时切开引流减压：在手指侧面做长切口，与手指长轴平行，分离出腱鞘并打开，置入乳胶片引流。应注意：①切口一般不超过指关节；②若超过指关节应走 S 形。

4. 托盘疔（掌中间隙感染）　及时切开引流减压：在手掌部做切口，到达间隙，置入乳胶片引流。应注意：①切口沿手掌纹理切开；②切口不可超过手掌远端横纹，以免损伤掌浅动脉弓。

（五）预防与调摄

1. 注意防止手部损伤，受伤后要及时处理伤口，防止感染。

2. 饮食宜清淡，忌食膏粱厚味、辛辣、烟酒等。

3. 患肢适当休息，忌持重物，用三角巾悬吊。

4. 后期要加强患指屈伸功能锻炼，防止筋挛指僵。

四、红　丝　疔

红丝疔是指多发于四肢内侧，有红丝向上蔓延走窜的急性感染性疾病。相当于现代医学所称的急性管状淋巴管炎。

（一）病因病机

1. 中医　多由于手足生疔，或皮肤破损感染毒邪，以致邪毒扩散流于经脉，蔓延走窜而发病。

2. 现代医学　本病多由溶血性链球菌感染所致。溶血性链球菌从破损的皮肤或黏膜，或从其他的感染病灶，如疔、疖、痈、足癣等处入侵，在局部繁殖过程中产生的红斑毒素（外毒素）经局部淋巴间隙进入淋巴管内，引起淋巴管及其周围组织的急性炎症反应。严重者可波及附近淋巴结，致急性淋巴结炎。

（二）临床表现

本病好发于四肢内侧，尤以下肢多见。

1. 局部

（1）浅层：先在手足生疔、疖或皮肤破损之处，有红肿热痛等症状，继则局部有红丝一条或数条"红丝线"，硬而压痛，由远端向近心端迅速蔓延走窜，上肢的可停于肘部或腋部，下肢的可停于腘窝或胯间，附近淋巴结肿痛。

（2）深层：局部多暗红色或不见红丝，但病灶远侧肿胀，压痛，皮下硬韧、稍有压痛的"细索条",可有静脉炎等表现。其余表现同浅层。红丝疔一般不化脓;若化脓,溃后也易收口。

2.全身表现　可伴有恶寒,发热,头痛,食欲不振,全身不适,苔黄,脉数等全身症状。浅部的,红丝多细且红色明显;深部的,患肢出现条索肿胀和压痛。本病若不及时治疗或治疗不当,严重时也可导致"走黄"。

（三）治疗

1.中医内、外治疗可参照"颜面疔"。

2.局部消毒后用三棱针或七星针沿红丝的途径,寸寸挑断,并用手指轻轻挤捏针孔周围皮肤,令其出血而泄热排毒。

（四）预防与调摄

及时彻底处理原发病灶,其他同"颜面疔"。

五、烂　疔

烂疔是指一种发于肌肉之间、极易腐烂、发展急剧、病势危险的急性感染性疾病。俗称水疔、卸肉疔、脱靴疔。患者多为农民和战士,好发于四肢暴露部位。发病前多有手足创伤和接触泥土、脏物史。具有起病急骤,发展迅速,腐烂范围甚大,预后严重等特点。若发生走黄,可危及生命。相当于现代医学的气性坏疽。

（一）病因病机

1.中医　多因皮肉破损,接触潮湿泥土,感染特殊毒气,加之湿热火毒内蕴,以致毒凝肌肤,气血凝滞,热胜肉腐而成。湿热火毒炽盛,热胜肉腐,毒气弥漫,则易并发走黄之症。

2.现代医学　伤口感染梭状芽孢杆菌而形成。

梭状芽孢杆菌的特点:①广泛存在于泥土及人类、畜类粪便中,平时为正常菌,无损害;②梭状芽孢杆菌繁殖体易被消灭,但其芽孢抵抗力极强;③梭状芽孢杆菌产生"多种酶""外毒素"(卵磷脂酶、胶原酶、透明质酸酶、溶纤维酶等)。

（二）临床表现

1.潜伏期　致病菌从伤口进入人体以后,并不立即出现症状,而是有一定的潜伏期。一般为1~4日,最短为6~8小时,最长为5~6日。病程越短发病越重。

2.发作期

(1)局部症状

1)初期:初起未成之际,忽觉患肢沉重如绑,继而出现"胀裂样"疼痛,疮口周围皮肤高度水肿,紧张光亮,按之凹陷,良久不起,水肿迅速蔓延成片,状如丹毒,但皮肤颜色暗红。

2)坏死期:发病1~2日后,肿胀疼痛剧烈。随之皮肤上可出现许多含有红色分泌液的小水疱,很快又聚成数个大水疱。疮口远端皮肤温度下降或冰冷,中央皮肉大部分腐烂,死肌呈浅黄色,四周皮肤转为紫黑色,疮面略带凹形,轻按边缘可有捻发音,重按有浅棕色混浊的稀薄脓液自疮口流出,有恶臭,并混以气泡。

3)腐脱期:腐肉大片脱落,疮口日见展大,但多能渐渐收口而愈。

(2)全身症状:初起即有高热(40~41℃),寒战,头痛,烦躁,呕吐,面色苍白,或神昏谵语;一昼夜后,虽身热略降,但神志仍时昏时清,伴有烦渴引饮,食欲不振,小便短赤,苔黄焦糙,舌质红绛,脉洪滑数等湿热火盛,燔灼营血的症状。

3.转归　若身热渐退,患处四周水肿消失,腐肉与正常皮肉分界明显,分界处流出的脓液转稠者,为好转之象。以后就能腐脱新生,即使疮面甚大,不难收口而愈。疮口愈合速度,当视腐烂面积的大小深浅,以及患者机体的恢复能力,营养情况等因素决定。若高热持续不退,持续昏迷,谵语,黄疸,苔黄焦糙,脉细数;患处腐烂及肿势继续蔓延不止者,乃是正不胜邪,毒邪走散,不得外泄,内攻脏腑,合并"走黄"之征,可有生命危险。

(三)辅助检查

1. 血白细胞计数可增高至 $15×10^9/L～20×10^9/L$ 以上,血红细胞数及血红蛋白含量明显低于正常,并可呈进行性下降。

2. X 线检查　可见局部肌群间有气体积聚的阴影。

3. 局部脓液涂片检查和细菌培养可发现革兰氏阳性梭状芽孢杆菌和大量红、白细胞。

4. "捻发音","涂片大量革兰氏阳性菌","X 线示肌群间积气影",是早期诊断气性坏疽的三项主要依据。

(四)类证鉴别

1. **下肢丹毒**　常有反复发作史,局部皮色鲜红,边缘清楚,高出周围皮肤,压之能退色。一般无水疱,即或有水疱亦较小,刺破后流出黄水,肉色鲜红,无坏死现象。

2. **流火**　常有反复发作史;局部皮色鲜红,边缘清楚;一般无水疱,即使有也较小,刺破后流出黄水,肉色鲜红;无坏死现象。

(五)治疗

1. 辨证施治

(1)湿热炽盛证

证候:患部肿胀灼痛剧烈,色暗红,上有水疱,疮口皮肉腐坏,有污脓溢出,兼见高热寒战,头痛,烦渴引饮,食欲不振,恶心呕吐,小便短赤。舌红苔黄而干,脉洪数。

治法:清热解毒,利湿消肿。

方药:黄连解毒汤合三妙散。

口诀:黄连解毒汤四味,黄柏黄芩栀子备;躁狂大热呕不眠,吐衄斑黄均可为。

二妙散中苍柏兼,若云三妙牛膝添;再加苡仁名四妙,湿热下注痿痹痊。

方解:方中黄连、黄芩、黄柏苦寒清热燥湿,泻火解毒;苍术辛散苦燥,长于健脾燥湿,与黄连、黄芩、黄柏配伍,寒热并用,去性取用,利湿消肿;牛膝活血止痛,利尿祛湿。诸药配伍,可使热毒解,湿热除,肿痛消。

(2)毒入营血证

证候:肿势蔓延,疼痛异常,疮面腐坏腥臭,溃流血水,疮周紫暗,泛生水疱,兼见高热,神昏谵语,躁动不安。舌红绛苔黄糙,脉弦数。

治法:凉血解毒,清热利湿。

方药:犀角地黄汤、黄连解毒汤合三妙散加减。若神昏谵语,加安宫牛黄丸或紫雪丹。

口诀:犀角地黄芍药丹,血热妄行吐衄斑;蓄血发狂舌质绛,凉血散瘀病可痊。

黄连解毒汤、三妙散口诀见本节湿热炽盛证。

方解:生地黄、犀角(现常用水牛角或石膏、牡丹皮、紫草替代)、赤芍、牡丹皮均能清热凉血,活血散瘀;黄连、黄芩、黄柏苦寒清热燥湿,泻火解毒;苍术辛散苦燥,长于健脾燥湿,与黄连、黄芩、黄柏配伍,寒热并用,去性取用,利湿消肿;牛膝活血止痛,利尿祛湿。诸药配伍,凉血解毒,清热利湿。适用于湿热壅结,毒入营血之证。

(3)正虚邪恋证

证候:局部肿痛渐轻,疮口腐肉渐脱,脓液减少,疮面转红,发热不扬,倦怠无力,胸闷,食欲不振。舌红少苔,脉数。

治法:益气养阴,解毒散结。

方药:顾步汤加减。

口诀:顾步汤中参归芪,银花解毒治脚疽;牛膝石斛达足趾,气血大亏经络齐。

方解:黄芪甘温,补气托毒生肌,为君药。党参补气;当归养血,共收扶正以驱邪之效,共为臣药。石斛养胃阴；金银花清热解毒；牛膝活血祛瘀，消肿止痛，共为佐药。诸药配伍，益气养阴，解毒散结。适用于正虚邪恋之疮疡，症见局部肿痛渐轻，伴有倦怠无力，食欲不振等。

2．成药验方

（1）安宫牛黄丸：每次 1 丸，1 日 1 次；小儿 3 岁以内每次 1/4 丸，4～6 岁每次 1/2 丸，1 日 1 次。

（2）紫雪散：冷开水调下。每次 1.5～3g，1 日 2 次。周岁小儿每次 0.3g，每增 1 岁，递增 0.3g，1 日 1 次，5 岁以上小儿遵医嘱，酌情服用。

（3）蟾酥丸：每次 3～5 粒，1 日 1～2 次。陈酒或温开水送下。孕妇忌服。

3．中医外治　请参考疖、痈相关章节。

4．手术治疗

（1）在肿势局限，呈一片黑色，匙形疮面，按之有轻微波动感和捻发音时，已经是内有积脓，应作多个纵形切口引流术，术后外敷药物同上述。

（2）一经诊断立即施行手术。全麻下，不使用止血带的条件下，进行多处纵深切开，直到颜色正常，能够出血的健康组织为止，并切除一切坏死或濒于坏死和已经变色的组织和肌肉群，彻底清除异物、碎骨片，用大量过氧化氢冲洗创口，创口完全敞开，用过氧化氢或高锰酸钾溶液纱布松填，或掺蟾酥合剂。毁损严重伴粉碎性骨折和大血管损伤，动脉搏动消失，并有严重毒血症者，可行高位截肢，残端开放，不予缝合。

5．其他治疗　可配合使用高压氧疗法、对症治疗、支持治疗等。

（六）预防与调摄

1．必须严格消毒隔离。

2．用过的敷料应该焚毁，换药用具应彻底灭菌。

3．神志不清的患者，宜用鼻饲法。

4．早期施行彻底清创手术，切除一切坏死和血液供应不良的组织，清除异物，消灭无效腔。污染严重的创口，清创后用过氧化氢纱布松填，不予缝合。

5．增进创伤部位血液循环，及时纠正休克，注意保暖，避免包扎过紧，上止血带的时间不可太长。

6．注射多价气性坏疽抗毒血清。遇有严重污染的肌肉创伤，受伤后即注射抗产气荚膜杆菌血清 10 000 单位，抗腐败弧菌血清 5 000 单位及抗毒性水肿杆菌血清 15 000 单位，伤后超过 24 小时者，预防注射量应增加 3 倍，注射前做皮内敏感试验（方法同破伤风抗毒血清）。

7．应加强宣教，尽量避免赤足劳动，以预防本病的发生。

六、疫　　疔

疫疔是因接触疫畜染毒所致的急性传染性疾病。因其局部似鱼之肚脐，故又称"鱼脐疔"。好发于头面、颈项、手臂等暴露部位。多见于畜牧业、屠宰或皮毛制革等工作者，如接触畜类或皮毛的牧民、工人或兽医等均可发生。相当于现代医学的皮肤炭疽。

（一）病因病机

1．中医　感染疫畜之毒邪，阻于肌肤，导致气血凝滞，毒邪蕴结而成。

2．现代医学　皮肤直接接触病畜及其皮毛或被带菌的昆虫叮咬，一定数量皮肤炭疽杆菌芽孢进入皮肤破裂处，首先在局部繁殖，产生大量毒素，导致组织及脏器发生出血性浸润、坏死和严重水肿，形成原发性皮肤炭疽；当沿淋巴管及血液循环进行全身播散，形成败血症和继发性脑膜炎。

（二）临床表现

1. 潜伏期 一般 3～5 日，短者 12 小时，多在接触后 1～3 日发病。

2. 发作期 《诸病源候论》描述说："此疮头黑深，破之，黄水出，四畔浮浆起，狭长似鱼脐。故谓之鱼脐疔疮。"

（1）初起：皮肤有一小棕红色斑丘疹，并逐渐扩大，形如蚊迹蚤斑，奇痒不痛，伴轻微身热。

（2）中期：第 2 日顶部出现水疱，内有淡黄色液体，周围水肿硬结焮热；第 3～4 日中央部溃破、坏死，血性渗出，坏死区周围可出现成群的灰绿色小水疱；第 5～7 日水疱干燥，形成凹陷的炭色干痂，并有附近淋巴结肿大，伴有明显发热，头痛骨楚等症状；第 5～7 日后病灶可能愈合。

（3）后期：10～14 日后，若中央腐肉与正常皮肉开始分离，或流出少量脓水，四周肿势日趋局限，身热渐退者，此为顺证，但腐肉脱落缓慢，一般要 3～4 周方可愈合。若局部肿势继续发展，伴有壮热神昏，痰鸣喘急，身冷脉细者，是为合并走黄。

（三）辅助检查

1. 血液检查 外周血白细胞计数及中性粒细胞增高。

2. 血液培养或疱液涂片培养 可发现革兰氏阳性炭疽杆菌。

（四）类证鉴别

1. 颜面疔 疮形如粟，有脓栓，坚硬根深，焮热疼痛；无水疱及鱼脐征象，色不黑；无疫畜接触史。

2. 丹毒 皮色鲜红，色如涂丹，边缘清楚；若有水疱也无鱼脐征；常有反复发作史。

（五）治疗

1. 辨证论治

（1）热毒蕴结证（初期）

证候：皮肤上有一小红色斑丘疹，多痒而不痛，形如蚊迹蚤斑，伴有轻微发热。舌红，苔薄，脉数。

治法：清热解毒。

方药：五味消毒饮加减。另服外科蟾酥丸 6 粒，分 2 次服。

口诀：见本节"颜面疔"。

方解：见本节"颜面疔"。

（2）火毒炽盛证（中期）

证候：斑丘疹顶部变成水疱，流出淡黄色液体，周围肿胀发热，水疱干燥，形成暗红色或黑色坏死，并在坏死周围，有成群灰绿色小水疱，并有臀核肿大，伴有明显的发热、全身不适、头痛骨楚。舌红，苔黄，脉数。

治法：清热凉血，解毒消肿。

方药：黄连解毒汤合五味消毒饮，另服玉枢丹 0.6g，1 日 3 次。

口诀：黄连解毒汤四味，黄柏黄芩栀子备；躁狂大热呕不眠，吐衄斑黄均可为。

五味消毒疗诸疔，银花野菊蒲公英；紫花地丁天葵子，煎加酒服发汗灵。

方解：黄连清泻心火，兼泻中焦之火；黄芩清上焦肝胆之火；黄柏泻下焦之火；栀子清泻三焦之火，导火下行。四药配伍，上下俱清，三焦兼顾，苦寒直折，共奏泻火解毒之功。

五味消毒饮重用金银花清气血，以解热毒；蒲公英苦甘性寒，专主清热解毒，散结消肿；紫花地丁苦泄辛散，清热解毒，凉血散结；野菊花味苦性凉，尤善清热解毒；天葵子苦寒，善于清热解毒，消肿止痛。少加黄酒，以助药势。

（3）气血两虚证（后期）

证候：肿胀渐消，疮口腐肉渐脱，脓出通畅，边界清楚，疮面转红，可见身微热，疲乏无力，纳少不香,或口渴欲饮。舌红,苔少,脉细或细数。

　　治法:补益气血,解毒生肌。

　　方药:顾步汤去金银花。

　　口诀:见本节"烂疗"。

　　方解:见本节"烂疗"。

2.外治　参照"颜面疗"。

(六)预防与调摄

1.控制传染源,及时发现疫畜,予以隔离,杀死后焚毁或深埋。

2.加强劳动保护,对可疑受污染的皮毛必须消毒后再加工。

3.隔离患者,患者所用敷料应予焚毁,所用器械必须严格消毒。

第六节　丹　　毒

> ## 学习目标
>
> 　　通过本节的学习,了解丹毒的定义、现代医学病名,熟悉丹毒的病因病机,掌握丹毒的主症及内外治疗。

一、概　　说

　　中医认为丹毒是以患部突然皮肤鲜红成片,色如涂丹,灼热肿胀,迅速蔓延为主要表现的急性感染性疾病。现代医学认为丹毒是一种累及真皮浅层淋巴管的感染。本病发无定处,好发于小腿、颜面等处,尤以小腿部多见;鼻孔、外耳道、耳垂下方、肛门、阴茎和趾间的裂隙为诱发因素。生于胸腹腰胯部者,称内发丹毒;发于头面部者,称抱头火丹;发于小腿足部者,称流火;新生儿多生于臀部,称赤游丹。现代医学亦称本病为"丹毒",相当于"急性网状淋巴管炎"。

二、病因病机

　　1.中医　由于素体血分有热,外受火毒,热毒蕴结,郁阻肌肤而发;或由于皮肤黏膜破伤(如鼻腔黏膜、耳道皮肤或头皮破伤,皮肤擦伤,脚湿气糜烂,毒虫咬伤,臁疮等),毒邪乘隙侵入而成。凡发于头面部者,夹有风热;发于胸腹腰胯部者,夹有肝火;发于下肢者,夹有湿热;发于新生儿者,多由胎热火毒所致。

　　2.现代医学　溶血性链球菌经由皮肤黏膜微小创口入侵,在局部繁殖过程中产生的红斑毒素(外毒素)经局部淋巴间隙进入网状淋巴管内,引起皮肤网状淋巴管的急性炎症。

三、临床表现

(一)潜伏期

　　一般为2～5日。本病发病前先出现明显的全身症状,如恶寒,发热,头痛,骨楚,胃纳不佳,便秘尿赤,苔薄黄或黄腻,脉数或滑数。

（二）发作期

1. 局部表现

（1）初期：病起突然。先起小片红斑，很快蔓延成大片鲜红，稍高出皮面，边界清楚，压之皮肤红色减退，放手又显红色，表面紧张光亮，触之灼手，肿胀，触痛明显。

（2）中期：红斑向四周扩散的同时，中央皮损渐由鲜红转为暗红，或棕黄色。严重的红肿处可伴起紫癜、瘀点、瘀斑和大小不等的水疱，甚至血疱；偶尔可见结毒化脓，皮肤坏死者。

（3）约经5~6日后，脱屑向愈。也有一边消退，一边发展，缠绵数周，反复发作者可致臖核（淋巴结）肿大疼痛及大脚风（象皮腿）。

2. 全身表现　本病发病前先出现明显的全身症状，如恶寒，发热，头痛，骨楚，胃纳不香，便秘尿赤，苔薄黄或黄腻，脉数或滑数。若由四肢或头面走向胸腹者，为逆证。新生儿及年老体弱者，火毒炽盛，易致毒邪内陷，见壮热烦躁、神昏谵语、恶心呕吐等全身症状，甚至危及生命。

四、辅助检查

血白细胞计数常在 $20 \times 10^9/L$ 以上，中性粒细胞比例80%~90%。

五、类证鉴别

1. 发　局部色虽红，但中间隆起而色深，四周较淡，边界不清，胀痛呈持续性，化脓时跳痛，大多可坏死、溃烂；全身症状没有丹毒严重；不会反复发作。

2. 接触性皮炎　有明显过敏物质接触史；皮损以肿胀、水疱、丘疹为主，伴灼热、瘙痒，但无触痛；一般无明显的全身症状。

六、治　疗

（一）内治

1. 风热毒蕴证（上部）

证候：红斑多发于头面部，局部皮肤焮红灼热，肿胀疼痛，继则蔓延扩散，重者游走迅速，眼胞肿胀难睁，或见水疱，耳后、颈侧臖核肿大。兼见恶寒发热、头痛。舌质红，苔薄黄，脉浮数。

治法：疏风清热，解毒消肿。

方药：普济消毒饮合银花甘草汤加减。

口诀：普济消毒蒡芩连，甘桔蓝根勃翘；升柴陈薄僵蚕入，大头瘟毒此方先。

《十法》银花甘草汤，两药水煎代茶香；药简意显解热毒，症重则宜加味忙。

方解：金银花、连翘、黄连、黄芩、玄参、马勃、板蓝根、甘草清热解毒，且金银花、连翘兼能疏风散邪；牛蒡子、薄荷、僵蚕、升麻、柴胡疏风散邪，且升麻兼能清热解毒；陈皮理气而疏通壅滞；桔梗清热化痰散结，引药上行。诸药配伍，可使热毒散，肿痛消，为治头面丹毒常用方。

2. 肝经湿火证（中部）

证候：红斑多发于胸胁或腰腹，局部皮肤灼热、疼痛，或见水疱、血疱。伴发热或高热，口苦咽干，胁肋胀痛，便秘溲赤。舌质红，苔黄腻，脉弦滑数。

治法：清热解毒，利湿消肿。

方药：龙胆泻肝汤或化斑解毒汤加减。

口诀：龙胆泻肝栀芩柴，生地车前泽泻偕；木通甘草当归合，肝经湿热力能排。

化斑解毒清心火，玄参知母石膏翘；牛蒡升麻人中黄，大黄竹叶发斑佼。

方解:龙胆泻肝胆实火,清下焦湿热;石膏、知母清热泻火,善清阳明气分之热;黄芩、栀子、连翘、牛蒡子、升麻清热解毒,消肿散结;大黄泻热通便,引热从大便而出;木通、泽泻、车前子清利湿热,引热从小便而下;生地黄、玄参凉血养阴,且生地黄兼能止血;当归养血活血,活血以消肿,与生地黄、玄参配伍养阴血,使苦燥和利水不伤阴;人中黄清热解毒,调和诸药。诸药合用,清热解毒,利湿消肿。

3. 湿热毒蕴证(下部)

证候:红斑多发于下肢,局部红赤肿胀,灼热疼痛,或见水疱、紫斑,甚至结毒化脓或皮肤坏死,或反复发作而形成大脚风。伴发热,纳差。舌质红,苔黄腻,脉滑数。

治法:利湿清热解毒。

方药:五神汤合萆薢渗湿汤加减。

口诀:五神汤治疔疮疖疔,车前牛膝云茯苓;银花地丁相为配,红肿疼痛湿热病。

萆薢渗湿湿作怪,赤苓薏米水气败;丹皮滑石川黄柏,泽泻通草渗透快。

方解:五神汤中金银花性甘寒,能清热解毒,透散表邪;紫花地丁善清热解毒,消痈凉血;茯苓利水渗湿,健脾益气;车前子性甘寒,利水清下焦湿热;牛膝利尿通淋,又善引药下行。五药合用,使经络通,湿热清,痈肿退。

萆薢利水化浊;薏苡仁、茯苓健脾利水渗湿;泽泻、滑石、通草、车前子清热利水通淋,引湿热从小便而下;牡丹皮、牛膝活血消肿,且牛膝兼能利水通淋;金银花、紫花地丁、黄柏清热解毒,且黄柏善清下焦湿热。诸药合用,利湿热,解热毒,消肿痛,主要适用于湿热毒蕴之下肢的丹毒。

(二) 外治

因为丹毒很少成脓,因此外治的目的就是解毒消肿。除了常用的金黄散、玉露散、乌龙膏等方药外,现增加方药如下:

1. 放血疗法(即砭镰法,又名飞针)

适应证:适用于急性的阳证、实证,如丹毒、红丝疔、紫舌胀、重舌、垫舌痈等证。

用法:在常规消毒后,用三棱针或刀锋直刺皮肤或黏膜,移动击刺,以患部出血或排出黏液为度。

注意事项:①对慢性的阴证、虚证禁用,不可刺得太深,以免伤及经络,切勿刺伤深部动脉。②刺出血后,应待其流出微量自止,不可立即用指压止血,刺后应再敷药或包扎,或拭净残血,涂以消毒药棉,以防感染。

2. 马齿苋洗方(《赵炳南临床经验集》)

组成:马齿苋60g(鲜者250g)。

功用:清热解毒,除湿止痒。

适应证:用于急性湿疹,过敏性皮炎,接触性皮炎,丹毒,脓疱疮(黄水疮)。

制用法:洗净后用水2 000g煎煮20分钟(鲜药煮10分钟),取药液用纱布6~7层蘸之湿敷患处。每日2~3次,每次20~40分钟。

方解:马齿苋味酸性寒,寒以清热,酸以收敛,煎水外洗,能清热解毒,祛湿敛疮,适用于湿疹瘙痒,抓破后渗出津水甚多者。

3. 黄连膏(《医宗金鉴》)

组成:黄连9g,当归15g,黄柏9g,生地黄30g,姜黄9g,麻油360g,黄蜡120g。

功用:清热解毒,消肿散结,养肤润燥。

适应证:用于疮疡阳证者。

制用法:上药除黄蜡外,浸入麻油内,24小时后,用文火熬煎至药枯,去渣滤净,再加入黄蜡,文火徐徐收膏。用时涂抹患处或涂于纱布上外敷。

方解:黄连苦寒性燥,善清心解毒,燥肝胆湿热;黄柏苦寒性燥,能搜剔隐伏之热;当归甘辛温润,补血活血,为血中气药;姜黄辛苦性温,能破血行气,通达关节;生地黄性大寒,能凉血生精。诸药合用,以黄蜡不基质,制作成软膏,能补血凉血生精,清热燥湿;麻油甘平解毒,更增消肿止痛,解毒清热之效。

4.黑布药膏(《赵炳南临床经验集》)

组成:五倍子粉1 500g,金头蜈蚣10条,老黑醋3 000g,蜜糖600g,正梅片适量。

功用:解毒散结。

适应证:治疗类丹毒、丹毒。

制用法:用砂锅将黑醋、蜜糖煮沸,徐徐加入五倍子粉,搅拌,熬成药膏,加入梅片,收贮备用。用时将膏药敷于紫斑红肿,痛处,一般2～7日可愈。本方易发生过敏反应及局部刺激,首次使用应少量试用于局部,同时避开面部等嫩薄之处。

方解:蜈蚣有毒,以毒攻毒而消肿散结;五倍子收湿敛疮;老黑醋软坚散结,解毒消肿;梅片清热解毒,消肿止痛,防腐生肌;蜂蜜解毒润燥。诸药制剂外用,解毒散结。

5.鹅黄散(《串雅内编》)

组成:熟石膏62g,煅蛤粉31g,黄柏15g,青黛9g,轻粉3g,六一散(滑石、甘草)。

功用:清热解毒,祛湿敛疮。

适应证:用于湿疹、烧伤、丹毒等。

制用法:共研细末,麻油调敷。

方解:熟石膏收敛生肌;蛤蜊粉化痰散结;黄柏、青黛、甘草清热解毒;轻粉有毒,以毒攻毒,敛疮生肌;六一散中滑石祛湿敛疮。诸药合而外用,清热解毒,祛湿敛疮。

七、预防与调摄

1.如有皮肤破损,应及时处理,避免感染。

2.患者注意卧床休息,多饮开水,床边隔离。下肢丹毒,应抬高患肢30°～40°。

3.屡发性下肢丹毒,应医好足癣,不要捏脚,防止复发。

4.已成大脚风(象皮腿)者,可用绷带缠缚,宽紧适度。亦可用医用弹力护套绷缚。每日应在起床时穿绷好。

5.患者用过的器械、敷料,必须严格消毒,防止交叉感染。

第七节　附　骨　疽

ER-5-8

附骨疽

┌─────────────────────────┐
　　　　　　　　　学习目标
　　通过本节的学习,了解附骨疽的定义及成因,熟悉附骨疽的临床特点、诊断要点和鉴别诊断,掌握附骨疽的治疗方法,特别是最具特色的外治法。
└─────────────────────────┘

一、概　说

附骨疽是一种毒邪深沉、附着于骨的化脓性疾病。好发于2～10岁的男孩;多发于四肢长骨的干骺端,发病部位以胫骨为主,其次为股骨、肱骨、桡骨。本病根据发病部位不同,又有不同名称:如生在大腿外侧的,叫附骨疽;生在大腿内侧的,叫咬骨疽;生在股胫部的,叫股胫疽等。病名虽异,病因、证治大致相同,故合并论述。在中医文献中,附骨疽属无头疽的范畴;《备急千金要方》云:"以其无破,附骨成脓,故名附骨疽。"本病一般不侵及关节,故多不影响下肢功能。本病相当于现代医学的急、慢性化脓性骨髓炎。

二、病 因 病 机

1. 中医
(1)余毒湿热:因余毒湿热者,或因患疔疮、有头疽、疮疖等化脓性疾病,或伤寒、麻疹、猩红热等病后,正气不足,余毒未清,湿热内盛,其毒乘虚深窜入里,留着于筋骨,使经脉被阻,气血凝滞而成。

(2)外来伤害:因外来伤害,尤其是开放性骨折,局部骨骼损伤,复又感受毒邪,瘀血化热,以致经络阻塞,凝滞筋骨为患。

2. 现代医学
本病多由金黄色葡萄球菌或乙型溶血性链球菌等致病菌的栓子,由其他部位的感染病灶进入血液循环,沉积于长骨干骺端而引起的骨髓炎症。根据病程长短分为急性和慢性两种:急性骨髓炎以骨质吸收、破坏为主;慢性骨髓炎以死骨形成和新生骨形成为主。

知识链接

化脓性骨髓炎的感染途径

本病的感染途径有三:①细菌从身体其他部位的化脓性病灶经血流传播至骨骼,称为血源性骨髓炎。因其有典型的病理变化和临床症状,故本节主要叙述此类。②由疮口感染引起,如开放性骨折感染后所发生的骨髓炎。③由邻近软组织感染直接蔓延到骨骼,如脓性指头炎引起的指骨骨髓炎。

三、临 床 表 现

1. 初期 起病急,初起即有明显的全身症状,先有寒战,继而高热达 39～40℃,烦躁不安,口干溲赤,苔黄腻,脉滑数。局部患肢早期持续剧痛,疼痛彻骨,1～2 日内即不能活动,而后出现皮肤微红、微热,胖肿,骨胀明显,若在大腿部则红肿不易发现,但用手指深压,有凹陷的指纹可见,病变的骨端有深压痛和纵轴叩击痛。若见高热烦躁,神昏谵语等症,则为并发内陷,可有生命危险。

2. 成脓期 化脓时间约在得病后 3～4 周之间,局部焮红胖肿,骨胀明显,疼痛、压痛,功能障碍也逐渐加剧,全身高热持续不退,表示已形成骨膜下脓肿。X 线检查在发病 2 周后,始能显示骨影模糊或骨质破坏等情况,约发病 4 周,才能发现死骨。

3. 溃后 脓肿穿破骨膜流入软组织后,压力减轻,疼痛缓解,但软组织的炎症开始明显,局部红、肿、热、痛,出现波动感。随后脓液穿破皮肤,脓液得出,体温渐降,疼痛缓解。因病邪发于筋骨,脓毒深藏,故溃后骨质破坏,此为急性期。脓出初多稠厚,渐转稀薄,脓水淋漓,不易收口,而成瘘管或窦道。病变处可因骨组织与骨膜剥离失去营养而形成死骨,其外的骨膜逐渐形成新生骨,死骨与新生骨之间形成一无效腔,时有分泌物从窦道流出。急性炎症消退后,若留有死骨、窦道或无效腔,即为慢性骨髓炎。有时瘘管还会形成"假性愈合",当脓液引流不畅,无效腔内压力增大到一定程度,或患者抵抗力下降时,可再次流出脓水。如此反复,在患处常可摸到骨骼粗大,呈高低不平之状,以药线在疮口内探之,常可触到粗糙的死骨,必待死骨出尽以后,疮口才能愈合,故其病程缓慢,可迁延数年之久。预后因其病变多在四肢长骨,患肢的活动功能影响不大。

四、辅 助 检 查

1.实验室检查　急性期白细胞计数明显增多,一般可在 $10×10^9/L$ 以上,中性粒细胞比例可大于 90%。病久血常规检查可提示红细胞及血红蛋白含量降低,血液及局部穿刺液细菌培养呈阳性。

2.X线和CT检查　X线检查早期无诊断意义,在发病 2 周左右可出现病变骨端呈云雾状混浊的阴影,局限性脱钙,斑点状透明区,骨膜阴影增加和不对称。约 1 个月骨质破坏可见死骨阴影。CT 检查较 X 线摄片可明显提早发现病灶,精确显示病变范围。^{99m}锝 -MDP、^{67}镓骨显像对本病的早期诊断有帮助。

五、类 证 鉴 别

1.历节风　肿痛在关节,常波及多处,呈游走性,压痛在关节面,全身症状不如附骨疽重,病程长,反复发作,不化脓。

2.骨肉瘤　好发年龄在 10~25 岁间。部位多在长骨骨端,近膝、肩关节处。呈阵发性的钻痛,夜间重,与附骨疽持续性的剧烈胀痛有明显区别。发热不如附骨疽高。

3.环跳疽　痛在关节处,不在骨端,有髋关节功能障碍,臀部外突,大腿外翻等表现,必要时配合关节穿刺和 X 线检查。

4.流痰　好发于骨关节间,初起局部和全身症状均不明显,化脓迟缓,需半年至一年以上,溃后脓水清稀,多夹有败絮样物,常形成功能障碍,常见于儿童和青少年。

六、治 疗

(一)内治
1.湿热瘀阻证(初期)
证候:病之初起,患肢疼痛彻骨,胖肿骨胀,不能搬动,皮色微红,按之灼热,有明显压痛和患肢叩击痛,全身伴有高热、寒战、口干、便秘、溲赤等症状。舌苔黄腻,脉滑数。
治法:清热解毒,祛湿通络。
方药:黄连解毒汤合五神汤加桑枝、丝瓜络等。
口诀:黄连解毒汤四味,黄柏黄芩栀子备;躁狂大热呕不眠,吐衄斑黄均可为。
五神汤治疔疮疖,车前牛膝云茯苓;银花地丁相为配,红肿疼痛湿热病。
方解:黄连、黄芩、黄柏、栀子、金银花、紫花地丁清热解毒,消肿散结;茯苓、车前子、牛膝利水祛湿,且牛膝兼能活血止痛,消肿散结;桑枝、丝瓜络祛湿通络。诸药合用,清利结合,适用于下部湿热结聚之疮疡。
2.热毒炽盛证(成脓期)
证候:患病 1 个月左右,患肢胖肿明显,疼痛剧烈,皮肤泛红灼热,全身伴有高热持续不退等症状。苔黄腻,脉洪数。
治法:清热祛湿,透脓托毒。
方药:黄连解毒汤合透脓散加减。
口诀:见本章第三节“痈”。

方解：见本章第三节"痈"。

3．气血两虚证（溃后期）

证候：久溃成瘘，转为慢性，脓水淋漓不尽，久不收口，或时发时愈，用探针可触到死骨，全身可伴有消瘦、乏力、神疲、头晕、心悸等症状。舌质淡，苔白，脉细弱。

治法：补益气血。

方药：八珍汤或十全大补汤加减。

口诀：气血双补八珍汤，四君四物合成方；煎加姜枣调营卫，气血亏虚服之康。

十全大补芪肉桂，四君四物相伍配；温补气血此方好，气血不足偏温瑞。

方解：八珍汤中人参配熟地黄，益气养血，共为君药。白术、茯苓健脾渗湿，助人参益气补脾；当归、白芍养血和营，助熟地黄滋养心肝，均为臣药。川芎活血行气，使熟地黄、当归、白芍补而不滞，为佐药。炙甘草益气和中，调和诸药，为使药。煎药时加入姜、枣，旨在调和脾胃。诸药合用，气血双补。适用于气血不足，疮疡久溃不敛。若加入黄芪、肉桂补气助阳，变为十全大补汤，其作用偏温补，适用于阳气不足，营血虚滞之疮疡久溃不敛。

（二）外治

1．早期　患肢用夹板固定，以减少疼痛和防止病理性骨折。

（1）熨法

组成：赤皮葱连须240g。

功用：温经散寒，解毒散结。

适应证：用于附骨疽、流痰，或风湿性关节炎（风寒湿型）等证。

制制法：捣烂后与熨风散药末和匀，以酸醋拌炒极热，布包熨患处，稍冷即换。

方解：赤皮葱能温经散寒，散结消肿；米醋解毒。两药合用，温经散寒，解毒散结。外用可缓解局部疼痛。

（2）四香散（《中医外科诊疗学》）

组成：甘松、山柰、白芷、细辛各等分。

功用：散寒通络，消肿止痛。

适应证：用于寒湿流注、附骨疽等一切皮色不变、漫肿无头、酸痛等证。

制用法：研极细末，混合均匀后，掺膏药内，贴患处。

方解：甘松、山柰（山辣椒）行气止痛；细辛辛温散寒，通络通窍；白芷消肿排脓。四药合用，利用辛温芳香走窜之性，散寒通络，消肿止痛。适用于阴疽疮疡。

（3）消核散（《临诊一得录》）

组成：肉桂90g，山柰、公丁香、细辛、生半夏、制乳香、姜黄各5g。

功用：温经散寒，消肿散结。

适应证：用于附骨疽、流注、瘰疬、乳核等阴性局部硬块肿疡。

制用法：研细末调匀后，掺入消核软膏上盖贴患处，5日1换。

方解：肉桂、山柰、公丁香辛温散结；细辛、半夏均有毒，以毒攻毒，消肿止痛；乳香、姜黄活血止痛，乳香兼能消肿生肌。诸药制剂外用，温经散寒，消肿散结。适用于阴性局部硬块肿疡。

2．脓成　及早切开引流，防止脓水浸淫骨骼。

3．晚期

（1）拔毒散（《文琢之中医外科经验论集》）

组成：血竭6g，阿魏6g，炮甲珠6g，雄黄6g；硫黄9g，蜈蚣1条，僵蚕6g，全蝎3g，斑蝥0.6g，蛇蜕3g，蜂房6g，梅片9g。

功用：解毒散结，拔毒敛疮。

适应证：用于附骨疽、流痰等。

制用法：上药共研极细末，伤口洗净，上药捻条后，再撒药末，外贴膏药。

方解：雄黄、硫黄、蜈蚣、全蝎、斑蝥、蜂房均有毒，以毒攻毒，消肿散结，且斑蝥兼能蚀疮；僵蚕散结消肿；炮甲珠（多用王不留行替代）、血竭活血止痛，消肿散结，且血竭兼能生肌敛疮；阿魏、蛇蜕解毒散结；梅片清热解毒，消肿止痛，防腐生肌。诸药制捻外用，解毒散结，拔毒敛疮。故文氏治骨结核、骨髓炎均采用疮口插入药捻，上撒拔毒散药末，外贴金黄散软膏，并配合内服加味虎潜丸（虎骨用替代品）合骨痨散、阳和汤等方剂，甚效。

（2）推车散（《外科证治全生集》）

组成：推车虫大者一个（炙黄），干姜1.5g。

功用：祛死骨。

适应证：用于骨槽风、阴疽等溃后形成多数死骨者。

制用法：各药研极细末，和匀后将药末吹入疮孔内。

方解：推车虫（即蜣螂）能破瘀、攻毒，现代研究证实蜣螂具有很好的活血化瘀的作用，能推骨外出；干姜温阳通脉，化痰散结，具有"止而不行"的特点。两药合用，能温散局部的阴凝之邪，又能推骨外出，对于阴凝所致的死骨效果良好。

（3）药捻粉（《文琢之中医外科经验论集》）

组成：三仙丹18g，海浮散12g，硇砂1.5g，煅石膏18g。

功用：拔毒提脓，化腐生肌。

适应证：用于附骨疽、流痰等内腐流清脓者，能转阴透阳。

制用法：上药共研极细末，以绵纸制捻蘸药末插入疮口，或制成糊捻外用。

方解：三仙丹、硇砂具有以毒攻毒、破瘀化腐的作用；海浮散、煅石膏能收湿敛疮、生肌收口。四药合用，既能攻毒拔毒，又能提脓化腐，更能生肌敛口。

（4）红肉药捻（《赵炳南临床经验集》）

组成：京红粉15g（三仙丹），雄精3g，煅珍珠3g，肉桂面15g。

功用：解毒散结，生肌收口。

适应证：用于阴性窦道、瘘管、脓疡、瘰疬、鼠疮及附骨疽久溃不敛者。

制用法：上药研细末和匀后，以绵纸药捻蘸药末插入疮口，或制成糊捻外用。阳证窦道及对汞剂过敏者禁用。

方解：肉桂辛温散结；京红粉、雄精有毒，以毒攻毒，消肿散结；煅珍珠生肌止血。诸药合用，解毒散结，生肌收口。适用于阴疽久溃不敛者。

（三）其他治疗

1. 抗生素和支持疗法　适用于低龄、体弱且病情严重者。早期联合应用大剂量有效抗生素可制止病变发展，并配合必要的支持疗法。

2. 手术　窦道经久不愈，死骨又大、又多，疮口小而深，不能自动排出死骨者，可手术清创。

七、预防与调摄

1. 饮食宜清淡，避免过食肥腻厚味、鱼腥发物及辛辣之品。后期可适当增加营养之品，但不宜过于滋腻。

2. 急性期宜卧床休息，患肢宜抬高或用小夹板固定，避免活动，以减轻疼痛，防止发生病理性骨折；慢性期应适当运动，并避免负重及跌跤。

3. 疾病治愈后必须继续服药3～6个月，以防复发。

第八节 流　痰

通过本节的学习,了解流痰的定义及病因病机,熟悉流痰的临床特点、诊断要点和鉴别诊断,掌握流痰的内、外治疗方法。

一、概　说

流痰是发生在骨与关节间的慢性化脓性疾病。因其成脓后,可在病变附近或较远的空隙处形成脓肿,破溃后脓液稀薄如痰,故名流痰。本病后期可出现虚痨征象,故又有"骨痨"之称。多见于儿童和青少年,好发于负重大、活动多、易劳损的骨与关节部位,脊椎最多,其次为膝、髋、肘关节处。特点是起病缓慢,成脓迟缓,脓出稀薄如痰,易形成窦道,迁延不愈,易损筋坏骨,轻则致残,重则成为虚痨,危及生命;一般多单发,但脓肿形成时,亦可走窜别的部位。由于发病部位和形态不同,而有许多名称。如生在背脊的叫龟背痰,生在腰椎两旁的叫肾俞虚痰,生在髋关节部的叫环跳痰、附骨痰,生在膝部的叫鹤膝痰,生在足踝的叫穿拐痰,生在手指关节的叫蜣螂蛀等。本病相当于现代医学的骨与关节结核。

知识链接

中医学对"痰"的认识

痰,是人体内水液代谢障碍所形成的病理产物。可分为有形之痰和无形之痰。有形之痰,或视之可见,或闻之有声,或触之可及,如咳嗽吐痰、喉中痰鸣、痰核等。无形之痰,不见其形质,但能引起某些特殊症状和体征,如头晕目眩、癫狂、苔腻、脉滑等,虽无形可见,但用祛痰药治疗有效。因此,中医学对"痰"的认识,主要是以临床征象为依据来进行分析的。

二、病　因　病　机

(一)中医

1. 病因　①肾亏髂空是其本。在儿童多由先天不足,骨髓不充,骨骼柔嫩;在成人多由后天失调,房事不节,遗精滑泄,带下多产,肾精亏损,经闭血枯,以致肝肾亏损,骨骼空虚。②痰浊凝聚,风寒侵袭是其标。饮食失调损伤脾胃,气滞痰生;或由跌仆损伤,小儿强坐太早,致筋骨受损,气血失和,复感风寒湿痰之邪,而致血脉被阻、寒痰注于筋骨关节之间,不得流行乃成。

2. 病机　①正虚是本病发病的根本原因,外邪和损伤是常见诱因。本病之始有先天不足,后天失调,肾亏髂空之虚;本病之成又有风寒侵袭,气血不和,痰浊凝聚之实。②化脓之际寒邪化热,热盛肉腐成脓,属阴转阳之变,虚寒化火,消烁阴液,肾阴不足之象也逐渐显露,阴愈亏,火愈旺,故本病后期常出现阴虚火旺之候;溃后脓液稀薄,经久不愈,耗伤气血,所以后期也可表现出气血两虚的证候。

(二)现代医学

现代医学认为,本病多由结核分枝杆菌从原发病灶通过血液循环到达骨与关节,在机体抵抗力低下时,引起骨与关节间的继发感染。原发感染病灶 90% 左右为肺结核,少数为消化道结核或淋巴结结核。

三、临 床 表 现

本病初期以肾虚寒痰凝聚见证，中期（成脓期）以寒邪化热见证，后期（溃后期）以气血两亏或阴虚火旺见证。

1．初期 骨内虽有病变，而初起症状并不明显，仅觉患处隐隐酸痛，局部皮色如常，不红，不热，继则疼痛逐渐加剧，且多夜间加重，成人夜间可痛醒，儿童则有夜哭现象，关节活动逐渐障碍，全身症状尚不明显，或仅时有轻微寒热。

2．成脓期 日积月累，在原发或继发部位渐渐肿起，身热朝轻暮重，此为寒化热，进入酿脓阶段，如脓已成熟，则患处出现透红一点，按之应指。

3．溃后期 破溃后，疮内时流稀脓，或夹有败絮样物质（干酪样坏死），久则疮口凹陷，周围皮色紫暗，形成瘘管，不易收口。如病变在四肢者，则肌肉日渐萎缩；病变在颈椎、胸椎、腰椎者，则四肢强直不遂，或瘫痪不用，甚至二便失禁。若病久元气不支，而身体日渐消瘦，精神委顿，面色无华，形体畏寒，心悸，失眠，自汗，舌淡红，苔薄白，脉细或虚大者，此属气血两亏。如午后潮热，夜间盗汗，口燥咽干，食欲减退，或咳嗽痰血，舌红少苔，脉象细数者，此属阴虚火旺。

4．预后 本病溃后而见阴虚火旺者，则渐成骨痨，预后较差，倘脾胃未败，亦有治愈可能。凡病变在大关节者，治愈率较低；在小关节者，则治愈率较高。

四、辅 助 检 查

1．多数患者红细胞沉降率（简称血沉）加快，尤其是在病变活动期。白细胞计数正常或稍增高，轻度贫血。

2．X 线检查对本病的诊断有重要价值。早期可有骨质密度增加和骨小梁模糊的磨砂玻璃样改变，关节间隙增大；晚期可见游离的死骨，全关节的关节面被破坏，关节间隙变狭窄或消失，关节畸形或强直。有时尚可看到脓肿的影像，晚期脓肿可发生钙化。

3．CT 及磁共振检查更有利于早期诊断。

五、类 证 鉴 别

1．附骨疽 大多发于长骨干骺端；起病较快；开始即有高热；疼痛剧烈，病变处胖肿，靠近关节的干骺端有明显叩击痛。

2．流注 发于肌肉；无固定部位，随处可生；大多为多发性；起病较快；疼痛较轻，成脓较快；溃后易收口。

3．历节风 关节肿痛，呈多发性、对称性、反复性，日久肌肉萎缩，关节变形，但不化脓。类风湿因子检查阳性有助于诊断。

六、治 疗

（一）内治

1．辨证施治 流痰是阴证、虚证、寒证、里证，固以温补为法，而又因有初期、成脓期、溃后期三期病理变化的不一，初期以肾经虚寒，寒痰凝聚见证，宜补养肝肾为主，温通经络，散寒化痰为辅；成脓期，以寒邪化热见证，宜以补托；溃后期以气血两虚，阴虚火旺见证，宜以补益气血或滋阴降火。

（1）阳虚痰凝证（初期）

证候：初起外形既不红热，亦不肿胀，仅感病变处关节隐隐酸痛，继则关节活动障碍，动则痛甚，全身可有形体消瘦，面色萎白，精神萎靡，食欲不振，畏寒肢冷。舌质淡红，舌苔薄白，脉沉细无力。

治法：温阳补血，散寒通滞。

方药：阳和汤加减。

口诀：阳和汤法解寒凝，贴骨流注鹤膝风；熟地鹿胶姜炭桂，麻黄白芥甘草从。

方解：熟地黄甘温，大补营血，填精补髓；鹿角胶温肾壮阳，生精补髓，强壮筋骨；二药合用，温阳补血，共为君药。干姜炭、肉桂温阳散寒，通利血脉，共为臣药；白芥子善祛皮里膜外之痰，通络散结，麻黄散肌表腠理之寒凝，共为佐药；甘草解毒和中，调和诸药，为使药。诸药合用，营血充，阳气布，寒痰消，阴霾除。适用于阴疽。

（2）阴虚内热证（中期）

证候：局部肿胀明显，皮色微红，按之应指，全身伴有午后潮热，颧红，盗汗，口燥咽干，食欲减退，或咳嗽痰血。舌红少苔，脉细数。

治法：养阴清热，托毒透脓。

方药：托里消毒散加减。

口诀：见本章第四节"有头疽"。

方解：见本章第四节"有头疽"。

（3）肝肾亏虚证（后期）

证候：溃破后脓流稀薄，或夹有败絮样物质，日久可形成窦道，全身可伴有形体消瘦，骨蒸潮热，两颧潮红，盗汗，口燥咽干。舌红少苔，脉细数。

治法：补益肝肾，清虚热，退骨蒸。

方药：清骨散加减。

口诀：清骨散治热如潮，银柴胡连鳖甲蒿；秦艽知母地骨草，滋肾填阴复虚劳。

方解：银柴胡味甘微寒，善退虚热而无苦泄之性，为君药。知母、胡黄连、地骨皮善清虚热而退有汗之骨蒸，清之于内；青蒿、秦艽可治无汗骨蒸，透之于外，共为臣药。鳖甲之咸寒，既潜阳滋阴，又引药入里，为佐药。甘草调和诸药。诸药组合，清虚热，退骨蒸。适用于肝肾阴亏，虚火内扰之疮疡溃破脓流清稀等。

2. 成药验方

（1）虎挣散或片：成人服 0.3～0.6g；7～12 岁服 0.15～0.3g；4～6 岁服 0.09～0.15g；1～3 岁服 0.06～0.09g。

（2）小金片：成人每次 4 片，每日 2 次；儿童减半，婴儿 1/3。

（3）芩部丹片：成人每次 4 片，每日 3 次。不论已溃或未溃，均可与上述方剂共同配合使用。

（二）外治

1. 早期　可用酸醋拌炒赤皮葱、回阳玉龙膏、阳和解凝膏掺黑退消、消核膏、化核膏等。

（1）回阳玉龙膏（《外科正宗》）

组成：草乌（炒）90g，生姜（煨）90g，赤芍（炒）、白芷、南星（煨）各 30g，肉桂 15g。

功用：解毒散结，消肿止痛。

适应证：用于疮疡阴证。

制用法：共研细末，按药粉 1/5，凡士林 4/5 的比例，调匀成膏。亦可热酒调敷或直接掺于膏内贴之。

方解：本方又名抑阴散。草乌辛热有毒，以毒攻毒，长于止痛；南星化痰消肿散结；白芷消肿排脓；赤芍凉血解毒，活血止痛；肉桂、生姜辛温散结，消肿止痛。诸药合用，解毒散结，消肿止痛。

（2）黑退消（《外科学》）

组成：生川乌、生草乌、生南星、生半夏、生磁石、公丁香、肉桂、制乳香、制没药各15g，制松香、硇砂各9g，冰片、麝香各6g。

功用：解毒散结，消肿止痛，敛疮生肌。

适应证：用于疮疡阴证未溃者。

制用法：除冰片、麝香外，上药备研细末后和匀，冰片、麝香细末加入和匀，用罐装，不使泄气。用时，细末撒于膏剂上敷贴患处。

方解：生川乌、生草乌辛热有毒，以毒攻毒，消肿止痛；生半夏、生南星亦有毒，攻毒消肿散结；乳香、没药、麝香、松香、硇砂活血止痛，消肿生肌；公丁香、肉桂辛温散结，消肿止痛；冰片清热解毒，消肿止痛，防腐生肌；生磁石止痛。诸药合用，解毒散结，消肿止痛，敛疮生肌。适用于疮疡未溃或已溃，毒邪未尽之期，均可用之。使用时注意孕妇忌用，本药不用于生肌收口期。

（3）消核膏（许梱方）

组成：制甘遂60g，红大戟60g，白芥子24g，麻黄12g，生南星45g，生半夏45g，僵蚕30g，藤黄30g，朴硝45g，清油（熟桐油）1 000g，黄丹适量。

功用：解毒消肿，散结止痛。

适应证：用于皮色不红、肿痛不明显的一切痰核及结核性包块。

制用法：先将甘遂、南星及半夏，入油内熬枯后去渣，再下僵蚕，三下红大戟，四下白芥子，五下藤黄，逐次熬枯，先后捞出，六下朴硝，熬至不爆，用细绢将油过滤，再下锅熬滚，徐徐加入炒黄丹（其量以膏药老嫩得中为度，夏宜稍老，冬宜稍嫩），熬成，倾入冷水中扯拔数十次以退火性。摊膏应用时，宜厚勿薄；贴患处，3～5日1换。阳证疮疡禁用。

方解：甘遂、红大戟、生南星、生半夏均有毒，以毒攻毒，消肿散结；藤黄解毒消肿；僵蚕祛风散结；朴硝清热解毒，软坚散结；赋形药物黄丹清热解毒，清油熬制后更具黏性，可以紧密地附着在皮肤上。诸药制剂外用，解毒消肿，散结止痛。适用于阴疽之痰核等。

（4）化核膏（《外科证治全生集》）

组成：连翘12g，苦参12g，白蔹12g，白芥子12g，僵蚕12g，柏子仁12g，大黄12g，荆芥12g，防风12g，木鳖子30g，藿香60g，壁虎4个，蜘蛛28个，蜗牛36个，菊花根21g，牛蒡子21g，夜交藤叶24g，苍耳子24g，丁香12g，麝香6g。

功用：解毒散结，消肿止痛，软坚散结。

适应证：用于瘰疬、结核，肿坚不消。

制用法：将连翘、藿香等十二味药浸麻油2 000g内一夜，置铁锅内加热，加入壁虎、蜘蛛、蜗牛炸黄，再放入碎断的夜交藤叶、菊花根、牛蒡子、苍耳子共炸枯。取油过滤，再按铅膏药制备法炼油、下丹、去火毒。取膏油加热熔化，水气去尽后兑入丁香、麝香细料，搅匀即成。将膏药分摊于纸或布褙上，用时再温热化开，贴于患处。

方解：连翘、苦参、白蔹、大黄、菊花根、牛蒡子、蜗牛清热解毒，消肿散结；木鳖子、蜘蛛、壁虎有毒，攻毒散结；白芥子、僵蚕化痰散结，消肿止痛；荆芥、防风、藿香、苍耳子祛风胜湿止痛；丁香、麝香、夜交藤叶散寒通络，活血止痛；柏子仁润燥养肤。诸药制剂外用，解毒散结，消肿止痛，软坚散结。适用于瘰疬、结核，肿坚不消。使用时注意孕妇忌用。

2．中期　脓成则应及时切开排脓，引流通畅。

3．后期　可用回阳熏药卷、八二丹、白大升、拔毒散、回阳生肌散等，各方见前叙述。

（1）回阳熏药卷（《中医外科心得集》）

组成：肉桂、炮姜、人参芦、川芎、当归各9g，白芥子、蕲艾各30g，白蔹、黄芪各15g。

功用：消肿止痛，托毒生肌。

适应证：用于阴疽寒证，瘘管，慢性溃疡，结核性溃疡等。

制用法：上九味药混合，共研成粗末，用草纸卷成药卷，点燃后烟熏疮口，每日1～2次，每次15～30分钟。

方解：肉桂、炮姜、川芎、当归、蕲艾温经通脉，散寒止痛；白蔹清热解毒，生肌敛疮；白芥子化痰散结；人参、黄芪托毒生肌。诸药合用，散结止痛，托毒生肌。适用于阴疽溃破，久不收口。

（2）白大升（《方外奇方》）

组成：水银、绿矾、消石、食盐、硼砂、黄丹、朱砂、胆矾、雄黄各30g。

功用：拔毒提脓，去腐生肌。

适应证：用于脓水淋漓的溃疡有提脓之效，用于深部溃疡有移深居浅之功，用于骨结核症有愈合之能。

制用法：上药共研至水银不见星为度，入阳城罐内，口上以铁油盏盖之，铁丝扎紧。铁盏周围用白棉丝条箍紧，外用盐150g、光粉（铅粉）和泥捣匀擦罐，入百眼炉内，初用文火一炷香，盏上常以微水润之，至三炷香，用武火完为度。候冷取出，盏上结成白色针状结晶的半圆形物质即是。临用研细敷布。

方解：本方水银、消石、绿矾、食盐经烧炼后，本为去腐拔毒之红升丹，现加硼砂、朱砂、雄黄及黄丹后，增其去腐作用，而且具有明显的腐蚀平胬作用。诸药制剂外用，拔毒提脓，去腐生肌。适用于疽毒不化，胬肉突起，翻花顽疮，能代刀蚀脓。用时按病灶大小适当使用，用量宜小。

（3）回阳生肌散（《赵炳南临床经验集》）

组成：人参15g，鹿茸15g，雄黄1.5g，乳香30g。

功用：解毒止痛，托毒生肌。

适应证：用于结核性溃疡、慢性顽固性溃疡及阴疮久不收口者。

制用法：研细末和匀后。薄撒于疮面上，或制药捻外用。凡属阳证脓毒未净及汞过敏者禁用。

方解：雄黄有毒，以毒攻毒，解毒作用强，兼能止痒；乳香活血止痛，消肿生肌；人参、鹿茸补气温阳，托毒生肌。诸药制剂外用，解毒止痛，托毒生肌。适用于阴证疮疡溃破久不收口。

（三）其他治疗

1. 抗结核药　联合使用，即异烟肼、利福平、吡嗪酰胺、链霉素、乙胺丁醇等抗结核一线药物选择三种，小剂量长期使用，疗程不少于12个月。早期患者可用抗结核药做关节腔内注射、冲洗。

2. 局部制动　可选择石膏绷带、外支架、皮牵引等方法固定，缓解肌肉痉挛，减轻局部疼痛，矫正关节畸形，预防或治疗病理性骨折或关节脱位。

3. 手术治疗　病情稳定，全身情况良好者，可进行病灶清除术，将脓液、干酪样坏死物质、死骨、肉芽组织及坏死的关节面软骨或椎间盘组织等彻底清除。

七、预防与调摄

1. 饮食宜清淡，富有营养，多食含蛋白质、维生素的食物，病情进展时忌食鱼腥、酒、葱、椒、大蒜等发物。

2. 宜保持心情舒畅，忌消极情绪，以提高战胜疾病的信心。

3. 节制房事，保养肾精、肾气。

4. 注意休息和加强局部保护，防止病理性骨折的发生。

瘰疬

第九节　瘰　疬

学习目标

　　通过本节的学习,了解瘰疬的定义和现代医学病名,熟悉瘰疬的病因病机及临床特点,并掌握瘰疬的诊断、鉴别诊断及内外治疗。

一、概　说

　　瘰疬是发生于颈部淋巴结的慢性化脓性疾病。因其结块成串,累累如贯珠之状,故名瘰疬。俗称"疬子颈""老鼠疮"。肿块小者如瘰,大者为疬。本病名称甚多,有以经络部位命名的,如生于项前属阳明经的名痰疬,生于颈项两侧属少阳经的名气疬;有以形态命名的,如瘰疬、重台瘰疬、马刀瘰疬,等等。病名虽多,但其性质、特点等均相仿,故统称瘰疬。其特点是多见于体弱儿童或青年,好发于颈项两侧、耳之前后及腋部,单侧或双侧发病;起病缓慢,初起时结核如豆,不红不痛,以后逐渐增大,相互融合成串,成脓时皮色转为暗红,溃后脓水清稀,夹杂败絮样物,此愈彼溃,经久难愈,形成窦道,愈后形成凹陷性瘢痕。本病相当于现代医学的颈部淋巴结结核。

> ### 知识链接
>
> **有关瘰疬的历史记载**
>
> 　　有关瘰疬的记载比较早,《灵枢·寒热》说:"寒热瘰疬在于颈腋者,皆何气使生?岐伯曰:此皆鼠瘘寒热之毒气也,留于脉而不去者也。"后世医籍记载也较多,如《外科枢要》说:"夫瘰疬之病,属三焦肝胆二经怒火、风热血燥,或肝肾二经精血亏损,虚火内动,或恚怒气逆。候多生于耳前后项腋间,结聚成核,初觉憎寒恶热,咽项强痛。"《辨证录》说:"瘰疬之症,多起于痰,而痰块之生,多起于郁,未有不郁而生痰者,未有无痰而成瘰疬者。"《外科证治全生集》:"小者为瘰,大者为疬,生于项间,初起一小核,在皮里膜外,不觉疼痛,皮色不异,渐大如桃李,旁增不一。"

二、病　因　病　机

(一)中医

　　1. 肝郁化火,伤脾生痰　由于情志不畅,肝气郁结,肝木乘脾土,脾失健运,痰湿内生,结于颈项,而成此症。病之后期,肝郁化火,下烁肾阴,阴虚火旺,热盛肉腐成脓,或脓水淋漓,耗伤气血,有时可转入虚损。

　　2. 肺肾阴亏,虚火灼津,炼液为痰　多先由肺肾阴亏,以致阴虚火旺,肺津不能输布,灼津为痰,痰火凝结而形成本病。

(二)现代医学

　　现代医学认为,本病主要为结核分枝杆菌经扁桃体、龋齿等侵入颈部淋巴结而成。

三、临床表现

（一）局部表现

1. 初期结核如指头大，一枚或数枚不等，皮色不变，按之坚实，推之能动，不热不痛。

2. 中期结核增大，皮核粘连。相邻的结核可互相融合成块，推之不动，渐感疼痛。如皮色渐转暗红，按之微热及微有波动感者为内脓已成。

3. 后期溃破后脓水清稀，夹有败絮样物。疮口呈潜行性空腔，疮面肉色灰白，疮周皮肤紫暗，往往此愈彼溃，久不收口，可形成窦道。若脓水转稠，疮口肉色鲜红者，为即将收口。

（二）全身症状

初期一般无全身不适。中期可有轻微发热，胃纳不佳等。后期日久不愈可有潮热骨蒸，咳嗽盗汗等肺肾阴亏之证；或面色少华，精神倦怠，头晕，失眠，经闭等气血两亏之证；或腹胀便溏，形瘦纳呆等脾虚失健之证。若先由肺肾阴亏所致者，初期便可见到这些全身症状。

（三）预后

本病结核如延至数年，仍按之能动，且既不破溃，亦无明显增大者，其病较轻；如初起即有累累数枚，坚肿不移，并粘连在一起的，其病较重。本病预后一般良好，但每因体虚而复发，尤以产后更为多见。此外，部分患者，结核未消，却已液化成脓或溃破，可三者同时出现。

四、辅助检查

1. 结核菌素试验呈阳性，红细胞沉降率可增快。

2. 脓液涂片检查可找到结核分枝杆菌，必要时可做活组织病理检查，有助于确诊本病。

五、类证鉴别

1. **臖核**　多为单发性，起发迅速，压之疼痛。可由头面、口腔等部的疮疖破损继发。也有迁延不消者，亦不疼痛，但很少化脓。

2. **失荣**　生于耳前后及项间，初起结核形如堆栗，顶突根收，按之坚硬，推之不移，溃破后疮面如石榴样，血水淋漓。常由口腔、喉部、鼻咽部的恶性肿瘤转移而来，故每伴有头痛、鼻衄等。多见于中老年。

六、治　疗

（一）内治

1. 气郁痰结证（初期）

证候：颈部淋巴结肿大如豆粒，数目不等，或如串珠状，皮色不变，按之坚实，推之能动，不热不痛，伴精神抑郁，胸胁胀痛，腹胀纳呆，疲乏等症状。舌质淡，苔薄白，脉弦细数。

治法：疏肝解郁，化痰散结。

方药：逍遥散合二陈汤加玄参、夏枯草、浙贝母。

口诀：逍遥散用当归芍，柴苓术草加姜薄；肝郁血虚脾气弱，调和肝脾功效卓。

二陈汤中半夏陈，益以茯苓甘草臣；利气和中燥湿痰，煎加生姜乌梅行。

方解：柴胡疏肝解郁；陈皮理气健脾；当归、白芍养血活血；白术、茯苓健脾祛湿；半夏、浙贝母化痰散结；夏枯草清热解毒，消肿散结；生姜、薄荷辛散条达，以助疏肝理气；甘草清热解毒，化痰散结,调和诸药。诸药配伍,疏肝解郁,化痰散结。

2．痰核酿脓证(成脓期)

证候:肿块逐渐增大,融合成块,与皮肤粘连,皮色微红,渐感疼痛,推之不动,按之微热有波动感,皮色转为暗红,伴有全身低热、颧红、盗汗等。舌红,苔薄黄,脉细数。

治法:滋阴清热,托毒排脓。

方药:知柏地黄丸合托里消毒散加减。

口诀:六味地黄益肝肾,茱薯丹泽地苓专;更加知柏成八味,阴虚火旺自可煎。

托里消毒助气血,补正脱腐肌易生;银花甘桔与白芷,参芪归芎芍术苓。

方解:金银花清热解毒;黄柏、知母滋阴退热,且黄柏兼能泻火解毒;熟地黄、当归、川芎滋阴养血,活血消肿;山药、白术、人参、黄芪、甘草益气健脾,且黄芪兼托毒生肌;白芷、皂角刺消肿排脓;桔梗化痰清热,散结消肿;泽泻泄湿热;牡丹皮凉血散瘀,消肿止痛。诸药配伍,滋阴清热,托毒排脓。适用于气阴两虚,疮疡已成,热毒未尽或脓成未溃者。

3．气血两虚证(溃后期)

证候:肿块溃破后,脓水清稀,夹有败絮样物质,疮口呈潜行性,周围皮肤色紫暗,溃疡呈灰白色,全身可伴有面色苍白、头晕、倦怠乏力、胃纳不香。舌质淡,苔薄白,脉细数无力。

治法:补益气血,理气化痰,散结消肿。

方药:香贝养荣汤加减。

口诀:香贝养荣用四君,四物贝桔香附陈;气血两虚宜多服,筋瘰石疽效如神。

方解:方中四君子汤益气健脾;四物汤养血活血;香附、陈皮、浙贝母行气解郁,化痰散结;桔梗化痰散结,消痈排脓,引药上行。诸药配伍,补益气血,理气化痰,散结消肿。适用于日久体虚,痰聚气郁的瘰疬、乳岩等证。

(二)外治

1．早期可用消核膏、琥珀露、化坚膏、结乳膏、绀珠膏等。

(1)琥珀露(《校注妇人良方》)

组成:琥珀30g,丁香、桂心、朱砂、木香、松香、白芷、防风、当归、木鳖子、木通各5g,麻油1 000g,黄丹240g。

功用:解毒消肿,去腐拔脓。

适应证:用于瘰疬结肿,或溃脓不绝,渐成瘘症者。

制用法:先将琥珀、丁香、桂心、朱砂、木香研为细末,其余咀嚼后,浸油内7日,入锅内文火熬至群药焦黄为度,去渣滤净,徐下黄丹,搅拌,待膏浸入水中(去水,或等待冷却),软硬得中,入上药末搅匀即成。用时取少许摊贴患处。

方解:木鳖子、朱砂有毒攻毒散结,消肿止痛;木香、木通、琥珀、当归行气活血,散结止痛;桂心、松香辛温散结,消肿止痛;白芷消肿排脓;黄丹拔毒排脓,生肌止痛。诸药合用,解毒消肿,去腐拔脓。

(2)化坚膏(《天津市固有成方统一配本》)

组成:夏枯草180g,昆布180g,海藻180g,干姜90g,鹿角90g,五灵脂90g,甘遂90g,大戟90g,牡蛎90g,白芥子90g,雄黄90g,肉桂90g,麝香9g,信石90g。

功用:攻毒散结,消坚止痛。

适应证:用于痰核、瘰疬、乳核,疮疖(红肿坚硬,疼痛不止)。

制用法:将前十味酌情予以碎断,加入麻油7 500g,置于锅内炸枯,过滤取油,按铅膏药配制法下丹,去火毒。再将雄黄、肉桂、信石、麝香分别轧为细末混匀,兑入熔化的膏内,搅匀即成。将膏药分摊于纸褙上,用时温热化开,贴于患处。

方解:甘遂、大戟、雄黄、信石均有毒,攻毒散结;昆布、海藻消痰软坚;牡蛎软坚散结;夏枯草清热解毒，消肿散结；肉桂、干姜、鹿角辛温散结，活血止痛；麝香、五灵脂活血止痛，散结消肿。诸药合用，攻毒散结，消坚止痛。适用于痈疽之红肿坚硬，疼痛不止。

（3）结乳膏（《全国中药成药处方集》）

组成：韭菜汁113g，铜绿113g，血竭113g，没药113g，乳香113g，信石68g，麝香14g，香油7 500g，铅丹2 800g。

功用：活血化瘀，消肿止痛。

适应证：用于乳痈肿痛，瘰疬结块，以及乳癌等。

制用法：先将油熬至滴水成珠，加入铅丹搅成膏油，即倾入冷水中，以去火毒。另将铜绿、血竭、乳香、没药、信石分别轧为细粉。再将麝香置于乳钵内研细，同铜绿等细末混合均匀。取膏油熔化，兑入韭菜汁，微炼，凉温，加入细料药末，搅匀即成。将膏油摊涂纸褙上，用时温热化开，贴于患处。已破勿贴。

方解：铜绿、铅丹、信石均有毒，攻毒去腐，敛疮生肌；乳香、没药、麝香活血止痛，消肿生肌；韭菜汁、香油润燥养肤。诸药配伍，解毒散结，消肿止痛。适用于痈肿疮毒，无名肿毒，肿块坚硬，按之坚实等。

（4）绀珠膏（《外科大成》）

组成：制麻油120g，制松香500g，乳香、没药各15g，明雄黄12g，血竭15g，麝香3g，轻粉6g（上药共为细末，加入膏内用）；乳香、没药、血竭各等分，阿魏、麝香各减半（五药共为末，名为魏香散，随证外掺用）。

功用：解毒消肿，散结止痛。

适应证：用于一切痈疽肿毒，流注顽臁，瘰疬痰核等。

制用法：先将麻油制成后煎滚，入制松香文火熔化，柳枝搅候化尽，离火下细药末69g，搅匀，即倾入水内，拔扯数十次，易水浸之。用于瘀血肿毒、瘰疬病等证，但未破者，再加魏香散，随患之轻重、大小，每加0.15～0.9g。患在平处，用纸摊贴，患在弯曲处，用绢帛摊贴。

方解：雄黄、轻粉均有毒，以毒攻毒，燥湿祛风；乳香、没药、松香、血竭、麝香活血消肿，散结止痛。诸药合而外用，解毒消肿，散结止痛，适用于痈疽肿毒，肿块坚硬，按之坚实。

2.中期潜行性穿刺抽脓、冲洗；或切开引流。

3.后期可用黑虎丹、瘰疬散、回阳生肌散、六和散、生肌散等。

（1）瘰疬散（《杨咏仙外科医案》）

组成：红升丹15g，铜绿15g，煅石膏45g，制炉甘石45g，冰片3g。

功用：拔脓去腐，生肌敛疮。

适应证：用于瘰疬溃后，脓水稀少，日久不敛者。

制用法：先将红升丹、铜绿研为细末，再加煅石膏粉，制甘石粉研匀，最后加入冰片研细，和匀。用时薄掺于疮面，外盖软膏，每日换药1次。

方解：红升丹、铜绿有毒，拔毒去腐，敛疮生肌；煅石膏、炉甘石收敛生肌敛疮；冰片清热解毒，消肿止痛，防腐生肌。诸药合用，拔脓去腐，生肌敛疮。用于瘰疬溃后，脓水稀少，日久不敛者。

（2）六和散（《临诊一得录》）

组成：海螵蛸9g，煅龙骨9g，象皮6g，轻粉6g，血竭6g。

功用：生肌长肉。

适应证：用于臁疮、压疮、冻疮、瘰疬等证的溃而不敛。

制用法：先将海螵蛸、血竭研细后，加入全部药物共研成细末，调匀后外撒患处。

方解：轻粉有毒，以毒攻毒，敛疮生肌；海螵蛸、煅龙骨、象皮、血竭均能敛疮生肌。诸药合而制散外用，拔毒提脓，敛疮生肌。适用于疮疡溃而不敛。

（三）其他治疗

1. 抗结核药可选异烟肼、利福平、吡嗪酰胺、链霉素、乙胺丁醇中的任意一种。

2. 手术切除适用于初起少数较大的、局限的、尚未液化且可移动的病变淋巴结，将其完整摘除后，缝合伤口，往往收效甚佳。

七、预防与调摄

1. 保持精神愉快，加强锻炼，增强体质。

2. 适当增加营养，忌食辛辣刺激性食物。

3. 积极治疗其他部位的结核病变。

（尹跃兵　万水　金武勇　蒋维晟）

？ 复习思考题

1. 疖具有哪些的临床特点？

2. 疮疡肉腐脓成后，根据不同的体质，如何使用提脓祛腐的外用药剂？

3. 外痈的临床特点是什么？

4. 简述外痈成脓期的中医治法及代表方药。

5. 简述有头疽的概念。

6. 有头疽的现代医学病因是什么？

7. 简述疔疮的概念及种类。

8. 简述红丝疔的概念。

9. 简述丹毒的概念。

10. 简述丹毒的中医病因。

11. 简述附骨疽的临床特点。

12. 简述附骨疽外治的注意事项。

13. 简述流痰的临床特点。

14. 简述瘰疬与臀核的鉴别要点。

ER-5-11

扫一扫，测一测

第六章 乳房疾病

通过本章的学习，了解女性乳房的基本生理概要，熟悉乳痈、乳癖、乳核、乳岩的病因病机，掌握乳痈、乳癖、乳核、乳岩的诊断要点及内外治疗方法。

第一节 概　述

乳房疾病是外科的常见病、多发病，妇女患者占绝大多数。早在《黄帝内经》中就有关于乳房的经络和生理、病理等方面的记载。汉代《中藏经》即载有乳癖病名，晋代《肘后备急方》《刘涓子鬼遗方》载有"乳痈""乳发"，隋代《诸病源候论》载有"乳痈""乳疽""乳漏"，宋代《妇人大全良方》载有"乳岩"，明代《外科理例》载有"乳衄"等，且对各种乳房疾病的病因、证候、治法多有论述。

一、乳 房 生 理

（一）解剖结构

乳房位于胸前的第 3 肋骨和第 6 肋骨水平之间，胸大肌的浅面，由 15～20 个乳腺腺叶及富于脂肪组织的结缔组织所构成，成半球状，而每一腺叶分成许多腺小叶，腺小叶又由许多腺泡组成。乳腺小叶间隔以结缔组织，称乳房悬韧带（Cooper 韧带），韧带外连于皮肤，内连于深筋膜。

乳腺每一腺叶有单独的腺管（乳管），呈放射状聚向乳头，并分别开口于乳头。乳头周围有色素沉着的圆形区，称为乳晕。

乳房有丰富的淋巴组织。乳房淋巴液的输出途径主要有：①乳房大部分淋巴液沿胸大肌外侧缘淋巴管流至腋下淋巴结（此处约有 20～30 个淋巴结），再到锁骨下淋巴结；但乳房上部淋巴液可不经过腋下淋巴结而直接流向锁骨下淋巴结；锁骨下淋巴结有许多淋巴管与锁骨上淋巴结相通；②乳房内侧淋巴液沿肋间隙淋巴管流至胸骨旁淋巴结（约有 2～3 个淋巴结，循着胸廓内动、静脉排列），继而流向锁骨上淋巴结；③左右两侧乳房皮淋巴网互相沟通，还可导向对侧腋窝；④乳房深部淋巴网还沿腹直肌鞘和镰状韧带通向横膈和肝脏。

乳腺生理活动受腺垂体激素、肾上腺皮质激素和性激素制约。激素影响乳房的发育、生长及乳汁分泌。在月经周期的不同阶段，乳腺生理状态在各种激素的影响下，呈现周期性变化。

（二）中医生理

《素问·上古天真论》说："女子七岁，肾气盛，齿更发长。二七而天癸至，任脉通，太冲脉盛，月事以时下，故有子……"这说明女子二七一十四岁左右肾气盛则天癸至，女子月事以时下，两乳渐丰满；七七四十九岁左右肾气衰则天癸竭，乳房也即衰萎。

女性乳房主要分泌乳汁，而乳汁是由脾胃水谷之精所化生，脾胃气壮则乳汁多而浓，反之则少而淡；同时肝主藏血、主疏泄，若肝气不舒，疏泄不利则乳汁少，还可导致乳痈的发生。冲任为气血之海，上行为乳，下行为经，妇女哺乳期则经止。

《黄帝内经》记载：足阳明胃经，行贯乳中；足太阴脾经，络胃上膈，布于胸中；足厥阴肝经上膈，布胸胁绕乳头而行；足少阴肾经，上贯肝膈而与乳联；冲任二脉起于胸中，任脉循腹里，上关元至胸中；冲脉挟脐上行，至胸中而散。后世医家认为，男子乳头属肝，乳房属肾；女子乳头属肝，乳房属胃。故乳房疾病与肝、胃二经及肾经、冲任二脉关系最为密切。

二、乳房病理

乳房疾病由于病种不同，其发病原因机制亦不完全相似。若内伤七情、外感六淫、饮食不节等引起肝肾、脾胃的经络、脏腑生理功能失调，就会发生乳房病变。具体的内容请参考相关的《中医诊断学》与《中医内科学》。

三、乳房检查

及时正确地进行乳房检查，对乳房疾病的早期发现、早期诊断、早期治疗有着重要的意义。乳房病检查的最佳时间是月经后1周。检查的体位可采用坐位或仰卧位。检查的顺序一般是先望诊再触诊，先检查健侧乳房再检查患侧。临床上常将乳房以乳头为中心划水平垂直二线，分为内上、内下、外上、外下四个象限，检查时先按象限依次检查，最后检查乳头和乳晕部。检查的方法包括望诊、触诊和一些特殊检查。

（一）望诊

患者端坐，解开上衣，将两乳完全显露，首先要观察乳房的位置、大小及外形是否对称，乳房皮肤的色泽是否改变，有无红肿、结节、凹陷、水肿或橘皮样、湿疹样改变，或有无溃疡及浅表静脉是否扩张。再检查乳头有无畸形、内陷、抬高或破损及溃糜，乳晕皮肤有无渗液结痂，乳头有无溢液或特殊分泌物，观察溢液的颜色及性质。

（二）触诊

正确的触诊手法是四指并拢，指腹平放在乳房表面轻柔按压，切忌用手指抓捏，否则会将抓到的正常乳腺组织误认为肿块。触诊主要检查乳房有无肿块，查明肿块的位置、数目和大小，肿块的形状是否规则，肿块质地的软硬度，肿块表面是否光滑还是高低不平，肿块的边界是否清楚，肿块的活动度如何，有无与皮肤粘连或与深部组织粘连，肿块有无触痛。对腋窝淋巴结检查时，应以一手托起患者的上肢使其完全松弛，另一手对腋窝区进行触诊，对锁骨上和腋后淋巴结也可站在患者背后检查。主要应检查淋巴结的大小、质地、活动度及表面情况。确定乳房肿块的性质，还应结合患者的年龄、病史及其他检查方法。

思政元素

乳房身心健康服务

近年来，受环境、不良生活方式、工作压力等多种因素的影响，乳房疾病发病率呈上升趋势，严重危害妇女的身心健康。未病先防、既病防变的"治未病"思想对于维护女性乳房健康意义深远。现实中普通民众关于乳房疾病健康知识及乳房自检知识的普及率较低。本着"全心全意为人民身心健康服务"的职业精神，应积极引导学生关注社会健康问题，带领和鼓励学生主动将自己的所学运用于实践，走进群众，进行健康科普宣教，培养学生主动服务群众的能力；在实践中引导学生不断发现自身的知识技能缺陷，促进学生思想、知识和能力的全面提升，并培养学生养成健康的职业态度和职业情感。

（三）特殊检查

目前临床常用的乳房肿块的特殊检查，有近红外冷光透照、钼钯 X 线摄片及 X 线干板照相、液晶热图像、B 超或结合彩色多普勒、CT、活组织病理检查等技术，可根据临床需要和医院条件选用。

第二节　乳　痈

一、概　说

乳痈是一种发生于女性乳房部的急性化脓性疾患。俗称"奶疮"，常为单发。本病是产后哺乳期妇女的常见病，尤其初产妇更为多见，好发于产后 3～4 周，如治疗失时或不当，则成脓破溃；重者有"传囊""内陷""成瘘"之变。中医学文献中有多种名称，如发于妇女产后哺乳期的名"外吹乳痈"；发于妇女妊娠期的名"内吹乳痈"；疾病的发生与妇女妊娠或哺乳无关的名"不乳儿乳痈"。因临床上主要以外吹乳痈为多见，故本节专述外吹乳痈。现代医学称本病为"急性乳腺炎"。

二、病 因 病 机

（一）中医

1. 肝郁气滞　乳头属足厥阴肝经，肝主疏泄，能调节乳汁的分泌。若情志内伤，肝气不舒，厥阴之气失于疏泄，使乳汁发生壅滞而结块；郁久化热，热胜肉腐则成脓。

2. 胃热壅滞　乳房属足阳明胃经，乳汁为气血所化生，产后恣食肥甘厚味而致阳明积热，胃热壅盛，导致气血凝滞，乳络阻塞而发生痈肿。

3. 乳汁瘀滞　乳头破损或凹陷，影响哺乳，致乳汁排出不畅，或乳汁多而婴儿不能吸空，造成余乳积存，致使乳络闭阻，乳汁瘀滞，日久败乳蓄积，化热而成痈肿。

（二）现代医学

现代医学认为，本病由细菌（多为金黄色葡萄球菌，少为链球菌）自乳头破碎皮肤或乳孔入侵引起感染所致。

三、临 床 表 现

依据病程变化可分为三期：

（一）初期

患侧乳房肿胀疼痛，并出现硬块（或无硬块），乳汁排出不畅；同时伴有发热、寒战、头痛骨楚、食欲不振等全身症状。经治疗后，若 2～3 日内寒热消退、肿消痛减，病将痊愈。

（二）成脓期

以上症状加重，硬块逐渐增大，继而皮肤发红灼热，疼痛呈搏动性，有压痛，患侧腋窝淋巴结肿大，并有高热不退，此为化脓的征象。若硬块中央渐软，按之有波动感者，表明脓肿已熟。但深部脓肿波动感不明显，需进行穿刺才能确定。

（三）溃脓期

自然破溃或切开排脓后，一般肿消痛减，寒热渐退，逐渐痊愈。若脓流不畅，肿热不消，疼痛不减，身热不退，可能形成袋脓，或脓液波及其他乳囊（腺叶），形成"传囊乳痈"，亦可形成败血症。若有乳汁从疮口溢出，久治不愈，则可形成乳漏。

乳房脓肿一般分为乳晕下脓肿、乳房内脓肿和乳房后脓肿三种。若发于乳房深部脓肿（乳房后脓肿，中医称"乳疽"），则病程中皮色多不变，肿块触摸不清，成脓则波动感不显，但深压痛明显，可有寒战、高热等全身症状。脓液不易向外溃破，常在乳房和胸大肌之间形成乳房后脓肿。B超和穿刺有助于深部脓肿的诊断。

四、辅 助 检 查

1. 血常规检查 白细胞计数及中性粒细胞均明显增高。
2. 穿刺检查 如获得脓性液体，即可明确诊断。
3. B超检查 对肿块及脓肿形成诊断很有价值，且具有定位作用。

五、治 疗

（一）内治
1. 气滞热壅（初期）
证候：乳汁郁积结块，皮色不变或微红，肿胀疼痛，伴有恶寒发热，头痛、周身骨节酸楚，口渴、便秘。苔薄黄，脉数。
治法：疏肝理气，清热解毒，消肿散结。
方药：瓜蒌牛蒡汤加蒲公英。
口诀：瓜蒌牛蒡胃火郁，憎寒壮热乳痈疽；青柴花粉芩翘刺，银花栀子草陈皮。
方解：蒲公英、金银花、连翘、栀子、黄芩、牛蒡子清热解毒，消肿散结；青皮、陈皮、柴胡疏肝理气，散结消肿；瓜蒌化痰宽胸；皂角刺消肿排脓；天花粉清热消肿；甘草清热解毒，调和诸药。诸药配伍，肝气舒，热毒除，痈肿消，适用于乳痈初起。

2. 热毒炽盛（成脓期）
证候：乳房肿痛，触之疼甚，皮色红，灼热，肿块变软，已有应指感或鸡啄感，伴壮热，口渴等，全身症状加重。舌红，苔黄腻，脉洪数。
治法：清热解毒，托里排脓。
方药：黄连解毒汤合透脓散加减。
口诀：见第五章第三节"痈"。
方解：见第五章第三节"痈"。

3. 气血两虚（溃后期）
证候：溃脓后，脓水清稀、淋漓不尽，或愈合缓慢或形成乳漏；疲乏无力，面白少华，或伴低热不退，纳差。舌淡，苔薄，脉弱无力。
治法：益气补血，托毒排脓。
方药：八珍汤或顾步汤加减。
口诀：气血双补八珍汤，四君四物合成方；煎加姜枣调营卫，气血亏虚服之康。
顾步汤中参归芪，银花解毒治脚疽；牛膝石斛达足趾，气血大亏经络齐。
方解：人参、黄芪、茯苓、白术、甘草益气健脾，且黄芪兼托毒生肌；熟地黄、当归、川芎、白芍养血活血，消肿止痛；石斛养胃阴；金银花清热解毒；牛膝活血祛瘀，消肿止痛；甘草兼能清热解毒，调和诸药。诸药合用，益气补血，托毒排脓。适用于疮疡溃后，气血不足之脓水清稀，久不收口。

（二）外治

1. 初期

（1）按摩法：先在患侧乳房涂上少许润滑油，患者自己或医者用五指由乳房四周轻轻向乳头方向按摩，但不宜用力挤压或旋转按压，而是沿着乳络方向施以正压，把瘀滞的乳汁逐步推出；在按摩的同时，可以轻敲乳头数次，以扩张乳头部的乳络；若在按摩前先做热敷，则疗效更好。

（2）塞入法：①用公丁香一粒研细，蘸于消毒棉球上，用纱布两层包裹成椭圆形，塞入患乳对侧鼻孔内，至肿痛消失为度。此法对早期乳汁积滞不通的乳痈，常在1～2日内消散而愈，堪称药简效捷。②生半夏半粒、白芥子7粒、葱头1个捣烂后，用两层纱布包裹，如上法塞入鼻孔，对急性乳腺炎、乳疽、乳癖有效。

方解：公丁香性温，芳香浓烈，性飞散。对于早期的乳痈能起到良好的温通作用。葱头辛温解毒散结；白芥子化痰散结；生半夏有毒，攻毒消肿。诸药合用，解毒散结，消肿止痛。

（3）乳痈洗方（《疮疡外用本草》）

组成：刘寄奴30g，蒲公英30g，红花9g。

功用：解毒散结，消肿止痛。

适应证：用于乳痈初期。

制法：用水1L煎上药开沸2～3分钟，乘热洗渍，每次20分钟，每日2次。

方解：蒲公英清热解毒，消肿散结，为治乳痈之要药；刘寄奴破血通经，敛疮消肿；红花活血通经，去瘀止痛。三药煎水外洗，解毒散结，消肿止痛。适用于乳痈初起，红肿疼痛。

（4）芒硝糊（《中医外科外治法》）

组成：芒硝适量。

功用：清热解毒，软坚散结。

适应证：用于皮下瘀血肿痛，静脉炎，乳腺炎，回乳。

制用法：根据患处面积大小，取芒硝适量（以能敷满患处、厚度约0.25cm为宜），用凉水搅拌均匀，敷于患处，外用纱布裹之。药干燥时可弹之以凉水，务使经常保持湿润。每日换药1次，一般约3日可见肿治病止。

方解：芒硝能清热解毒，软坚散结。用于乳痈初期，尤为民间所常用。

（5）远志膏（《中医外科外治法》）

组成：生远志500g。

功用：清热散结。

适应证：主治早期未化脓的乳腺炎。

制用法：远志洗尽，置脸盆内，加水约1.5L，淹过药面，小火煎熬5～6小时成糊状，用双层纱布过滤，取液，再放小火上浓缩约30分钟，至药液发黏即成。治疗时先洗净患处，取远志膏按患处大小摊在多层纱布（或内布）上，敷贴患处（露出乳头）。大多一次见效。

方解：远志苦辛微温之品，能疏通气血之壅滞而消痈散结。单研末黄酒调服，或外用调敷患处，适用于痈疽疮毒，红肿疼痛。

（6）清热消肿膏（《临诊一得录》）

组成：芙蓉叶30g，赤小豆30g，制乳香18g，制没药18g，炙穿山甲15g，全蝎6g，凡士林500g。

功用：解毒散结，消肿排脓。

适应证：用于痈肿坚硬未成脓期。

制用法：上药共研细末，调入凡士林内，外敷患处，1日1换。

方解：芙蓉叶清热解毒，消肿止痛为主；赤小豆清热解毒，消肿排脓；乳香、没药活血止痛，消肿生肌；穿山甲（多用王不留行替代）活血止痛，消肿排脓；全蝎有毒，攻毒散结。诸药制剂外用，解毒散结，消肿排脓，用于痈肿坚硬未成脓期。

2．成脓期

（1）脓肿小而浅者：①穿刺抽脓，并外敷玉露膏或太乙膏；②咬头膏或代刀散，并配合垫棉法。

（2）脓肿大而深者：常采用切开引流法。①乳晕区脓肿，乳晕边缘"弧形切口"，再加薄膜引流；②乳房内脓肿，波动感明显、压痛最明显处"放射状切口"，再加薄膜引流；③乳房后脓肿，乳房下缘"弧形切口"，再加薄膜引流。其应注意：①多房性脓肿者，分开"脓肿腔间膈"；②脓腔大者，要采用对口引流；③为了保持引流要通畅，特别是脓液黏稠者，多采用低位大切口。

3．溃后期

（1）腐肉未脱者：可用九一丹、八二丹、七三丹、五五丹；若对汞剂过敏者，可用黑虎丹或一气丹、千捶膏替代使用。

（2）腐肉已脱者：可用生肌散、生肌玉红膏外敷。

（3）对于迁延性肿块者（慢性乳腺炎常形成），明朝陈实功创制的神灯火照法有一定的疗效。现已应用红外线，热助药力，对乳腺炎迁延性肿块的消散吸收，有异曲同工的效用。

六、预防与调摄

1．孕期保健

（1）产前每日用温水清洗擦拭乳头、乳晕。

（2）乳头内陷者每日向外牵拉乳头，以矫正内陷。

2．哺乳期保健

（1）定期、正确哺乳，哺乳前后应清洁乳头。

（2）每次哺乳后乳汁过多时，应排空乳汁。

（3）乳头皲裂、乳晕破损时，暂停哺乳，清洁后外用抗生素膏剂。

第三节　乳　癖

一、概　说

乳癖是乳房内发生的形状不一、大小不等的隐匿性肿块。好发于 30～50 岁的中年妇女，约占全部乳腺疾病的 75%。部分患者发病后数月至 1～2 年后常可自行缓解。本病最明显的特点是疼痛与月经周期相关；有一定的癌变危险。相当于现代医学的"乳腺囊性增生病"。

二、病因病机

（一）中医

1．由于情志不遂，或受到精神刺激，导致肝气郁结，气机阻滞，思虑伤脾，脾失健运，痰浊内生，肝郁痰凝，气血瘀滞，阻于乳络而发。

2．因冲任失调，气滞血瘀，痰瘀互结于乳房而发病，下则经水逆乱而月经失调。

（二）现代医学

本病的发生与女性内分泌障碍，主要是体内女性激素（如雌、孕激素）代谢障碍有关。即：

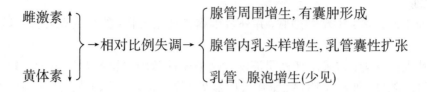

三、临床表现

（一）乳房疼痛

单侧或双侧乳房胀痛或触痛；病程为 2 个月至数年不等；大多数患者具有周期性疼痛的特点，月经前 3～4 日发生或加重，月经后减轻或消失。

（二）乳房肿块

1. 病程　病程较长、发展缓慢。

2. 随月经呈周期性变化　在月经前肿块增大，质地较硬；月经后肿块缩小，质韧而不硬。

3. 良性肿块表现　呈结节状、片状、条索状，大小不一，与周围组织界限不清，多有触痛，与皮肤和深部组织无粘连，可被推动。

（三）乳头溢液

少数患者有黄绿色、棕色或血性渗出，偶为无色浆液性。

四、辅助检查

1. B超　可显示乳腺增生部位不均匀的回声区，以及无回声的囊肿。

2. X线造影　可显示各级乳管失去正常树枝样结构，管网大小不均、紊乱和异位，大乳管有囊状扩张，但无充盈缺损。

3. 乳头溢液者取分泌物做涂片检查　可帮助排除癌变的可能。对疑为癌变的肿块应取活体组织做病理切片检查。

五、类证鉴别

1. 乳核　多见于青年妇女，肿块表面光滑，边缘清楚，质地坚韧，活动度好，常发生于单侧乳房，一般无胀痛感觉。

2. 乳岩　多发生于 40～60 岁中老年妇女，病程较短，起病快，肿块质地坚硬如石，表面凹凸不平，边缘不清，活动度差，早期无压痛和自觉痛。主要靠做活体组织病理切片进行鉴别。

六、治　疗

（一）辨证施治

1. 肝郁痰凝

证候：多见于青壮年妇女。乳房肿块随喜怒而消长，常伴胸胁胀闷，心烦易怒，口苦，善叹息。舌苔薄黄,脉弦滑。

治法:疏肝解郁,化痰散结。

方药:逍遥蒌贝散加减。

口诀:逍遥蒌贝散柴胡,归芍苓术健脾湿;瓜蒌贝母半夏星,牡蛎慈菇痰结宜。

方解:柴胡疏肝解郁;当归、白芍养血柔肝,肝得条达,气顺则痰消;白术、茯苓健脾祛湿,杜绝生痰之源;瓜蒌、贝母、半夏、南星散结化痰;牡蛎、山慈菇软坚散结。诸药配伍,疏肝理气,化痰散结。适用于肝郁脾虚,痰气互结,瘀滞而成块者。

2.冲任失调

证候:乳房肿块月经前加重,经后减轻,伴有腰酸乏力,神疲倦怠,月经失调,量少色淡,或闭经。舌淡,苔白,脉沉细。

治法:温肾补阳,滋阴降火。

方药:加味二仙汤加减。

口诀:二仙仙茅仙灵脾,巴戟当归知柏齐;冲任不调肝肾损,补肾阴阳调冲任。

方解:仙茅、淫羊藿、巴戟天温肾补阳,为主药;黄柏、知母苦寒坚阴,泻火而滋肾保阴;当归养血活血调经。诸药配伍,温肾补阳,滋阴降火。适用于肾虚之月经不调,乳房肿块。温阳药与滋阴泻火药同用,温养苦泄,配伍精当,切合冲任失调的复杂证候。

(二)成药验方

1.小金丹或小金片　前者每次1丸,1日2次;后者每次5片,1日2次,温开水送服。

2.散结灵　每次4片,1日3次。

3.远志酒　远志12g,浸泡在60度白酒中,20分钟后,加白水40ml,煮沸10~15分钟,过滤后,1次服,日服2次,1~2个月为1疗程,有些服后肿物可以消失。

4.逍遥丸或加味逍遥丸　每次4.5g,1日2次。

5.和乳汤加减　当归10g,川芎6g,青皮10g,制香附10g,浙贝母10g,甲珠1片(多用王不留行替代),桔梗10g,附子6g,全瓜蒌20g,水煎服,每日1剂,2次分服;或将上药加10倍量,共研细末,水丸,绿豆大,每次20g,1日2次。

(三)外治

1.塞入法

组成:生半夏半粒、白芥子7粒、葱头1个。

功用:解毒散结,消肿止痛。

适应证:急性乳腺炎、乳疽、乳癖。

制用法:捣烂后,用两层纱布包裹,塞入患乳对侧鼻孔内。

方解:葱头辛温解毒散结;白芥子化痰散结;生半夏有毒,攻毒消肿。诸药合用,解毒散结,消肿止痛。

2.桂麝散(《药蔹启秘》)

组成:麻黄15g,细辛15g,肉桂3g,牙皂9g,生半夏24g,丁香30g,生南星24g,麝香1.8g,冰片1.2g。

功用:解毒散结,消肿止痛。

适应证:用于疮疡阴证未溃、乳癖等证。

制用法:研极细末,掺膏药内贴之。

方解:生半夏、生南星、牙皂均有毒,以毒攻毒,消肿散结;麝香活血止痛,消肿散结;细辛、麻黄、丁香辛温,消肿散结;冰片清热解毒,消肿止痛,防腐生肌。诸药配伍,解毒散结,消肿止痛。

（四）手术治疗

治疗3个月以上无效，或肿块突然迅速增大、变硬而有恶变可疑时，应予手术切除。

知识链接

运用中医理论结合现代医学研究指导乳癖治疗

现代医学认为：乳腺增生病发生是由于卵巢功能失调，内分泌功能紊乱或乳腺组织对雌激素敏感性增加所致。现代药理研究：①温阳药中的鹿茸、仙茅、淫羊藿、巴戟天、肉苁蓉等具有雄激素样作用，可调整内分泌，拮抗雌激素，促进黄体水平。②海藻、昆布：内含丰富的碘，可刺激垂体产生黄体生成素，使卵巢滤泡囊肿黄体化，雌激素降低，恢复卵巢功能，同时有消痰软坚散结作用。③生麦芽、生山楂、鸡血藤：有调理黄体功能、拮抗雌激素和泌乳素的作用。④疏肝理气、活血化瘀药物可改善全身和乳房局部的血液循环，促进雌激素在肝脏的灭活和改善局部充血水肿状况，并可抑制组织内单胺氧化酶活力，抑制胶原纤维合成，从而促使乳腺内肿块及纤维吸收，终止或逆转本病的病理变化。

七、预防与调摄

1. 保持心情舒畅，情绪稳定。
2. 要适时婚育。
3. 避免使用含有雌激素的面霜和药物。
4. 提倡母乳喂养。
5. 一旦发现有短期内迅速生长或质地变硬的肿块，应高度怀疑其癌变可能，必要时行活检或患乳单纯切除，术中冰冻切片查到癌细胞者，应按乳癌处理。

第四节 乳 核

一、概 说

乳核是指乳房部发生的良性肿块。以其乳中结核如丸卵而得名。常见于20～30岁的青年女性。相当于现代医学的"乳房纤维腺瘤"。

二、病 因 病 机

（一）中医
1. 由于恼怒伤肝，忧思伤脾，导致肝脾两伤，气机阻滞，水湿失运，痰浊内生。
2. 因冲任失调，痰瘀互结于乳房而成。

（二）现代医学
本病的发生与雌激素的刺激有关。

三、临床表现

（一）局部表现

1. 肿块多发生在乳房的外上象限。
2. 常为单个发病。
3. 多呈圆形或椭圆形。
4. 多数为樱桃大小，偶有巨大的。
5. 肿块的大小、形状等与月经无关。
6. 表面光滑，边界清楚，质地紧韧，活动良好，无疼痛和触痛，生长缓慢。

（二）全身表现

一般无全身表现。

四、辅助检查

1. **钼钯乳房摄片**　可见圆形或卵圆形致密肿块阴影，边缘清楚，有时肿块周围可见一薄层透亮晕，偶见规整粗大的钙化点。
2. **B超**　显示肿块均为实质性，边界清楚。

五、类证鉴别

1. **乳岩**　多见于40～60岁的妇女，乳房肿块质地坚硬如石，表面高低不平，边缘不整齐，活动度差，常与皮肤粘连，患侧腋窝淋巴结肿大。
2. **乳癖**　多为双侧乳房内发生多个大小不等的条索状、块片状或颗粒状肿块，与皮肤及深部组织无粘连，边界不清，质硬不坚，多伴有乳房胀痛，常与月经周期有关。

六、治　疗

（一）内治

证候：多见于青年妇女。乳房肿块，常伴胸胁胀闷，心烦易怒，口苦，善叹息。舌苔薄黄，脉弦滑。

治法：疏肝解郁，化痰散结。

方药：逍遥蒌贝散加减。

口诀：见本章第三节"乳癖"。

方解：见本章第三节"乳癖"。

（二）外治

1. 硇砂散（《杨咏仙外科医案》）

组成：硇砂适量。

功用：破瘀消积，软坚散结。

适应证：用于久不消散的痰核、瘰疬、乳核等。

制用法：直接将硇砂块用刀刮于布膏药上，折进膏药内贴患处，5日1换。

方解：硇砂具有破瘀消积，软坚散结作用。常用于治疗癥瘕积聚、鼻生息肉、喉痹目翳、痈肿瘰疬、恶疮赘疣。

2. 化坚膏（见第五章第九节"瘰疬"）、消核散（见第五章第七节"附骨疽"）等。

（三）手术治疗

1. 适应证　若治疗 3 个月以上肿块仍不见缩小或有增大现象，应立即改为手术治疗。

2. 手术方式　在局部浸润麻醉下，切开乳房皮肤，暴露浅表的肿瘤组织，在直视下观察肿瘤的形态，确认是否是良性肿瘤；若是乳核，用丝线从肿瘤中间穿过，提起肿瘤组织，右手示指上用纱布缠绕，钝性剥离出肿瘤组织，将肿瘤连同其包膜整块摘除。彻底止血，缝合伤口。

七、预防与调摄

1. 宜保持心情舒畅，忌抑郁愤怒。
2. 胸罩佩戴不宜过紧。
3. 术后可选择继续服用中药治疗 1～3 个月，防止复发。

第五节　乳　岩

一、概　说

乳岩是指乳房部发生的恶性肿块。为女性最常见的恶性肿瘤之一，在我国占全身各种恶性肿瘤的 7%～10%，在女性仅次于子宫颈癌，且近年有超过子宫颈癌的倾向。发病年龄一般在40～60 岁之间，绝经期的妇女发病较高，约占全部患者的 75%，60 岁以后又稍有下降。男子也有发生，但较少见，约占女性乳癌的 1%～2%。多见于乳房的外上象限，其次是乳头、乳晕和内上象限。本病相当于现代医学的"乳腺癌"。

乳癌的恶性程度虽高，但其发病部位在浅表，检查方法也较简单，只要提高警惕，就容易发现肿块。如能早期诊断、及时治疗，可获得比较好的疗效。所以广泛宣传防癌知识，开展普查等，对于早期发现与治疗，起着十分重要的作用。

二、病因病机

（一）中医

1. 外因　风寒之气外袭，气血凝结于乳络。

2. 内因　①七情所伤，气郁则血凝；脾运失常，痰湿内生；痰瘀互结于乳房而发病。②冲任失调，月经不调，气血运行不畅，脏腑及乳腺的生理功能紊乱，气滞、痰凝、血瘀互结而发。

（二）现代医学

1. 病因

（1）外因：①地区：以北美、北欧多见。②饮食：高脂、肥胖者多见，尤其是绝经后肥胖者多见。③其他因素：放射线、致癌物质等易引起。

（2）内因：①遗传：母女得过乳岩者，患病概率比一般女性高 10 倍；姐妹得过乳岩者，患病概率比一般女性高 2～3 倍。②性激素变化：初潮过早、未婚、35 岁以上未生育、未哺乳、更年期闭经过迟等均易引起乳岩。③癌先期病变：乳腺囊性增生、一侧乳房曾患乳癌、卵巢癌、子宫原位癌等易引起乳岩。

2. 病理　绝大多数发源于"乳腺导管上皮细胞"；极少数发源于"腺泡"。

三、临 床 表 现

（一）局部表现

1. 早期　患侧乳房出现无痛性单发的小肿块,质硬,表面不光滑,与周围组织分界不清,在乳房内不易被推动。一般由患者无意中发现。

2. 中期　随着肿块逐渐生长和增大,肿块表面皮肤出现凹陷,乳头内缩或抬高,皮肤呈"橘皮样"改变,这些都是乳癌的重要体征。随着肿块的逐渐生长和增大,压迫周围组织,产生不同程度的疼痛。若侵犯 Cooper 韧带,可产生乳头歪斜或凹陷或"酒窝征"。5% 左右乳岩者,乳头溢出血性液体。

3. 晚期　乳癌发展至晚期,肿块固定于胸壁,不易推动,皮面出现多个坚硬的小结或小索,甚至彼此融合,弥漫成片;若伸延至背部和对侧胸壁,则可紧缩胸壁,限制呼吸,称铠甲状癌。腋淋巴受阻,淋巴液逆流,形成病变周围出现散在的小肿块,即"卫星结节"。有时皮肤可破溃形成溃疡,中央凹陷似弹坑,有时外翻似菜花,时流紫红血水,恶臭难闻。

（二）全身表现

乳癌淋巴转移最初多见于腋窝,肿大淋巴结先为散在,数目少,质硬,无痛,可被推动,以后数目渐多,粘连成团。晚期可发生广泛淋巴结转移(锁骨上或对侧腋窝),常伴有远处转移。若癌细胞堵住腋窝主要淋巴管,可引起该侧上肢淋巴水肿。癌细胞远处转移至肺及胸膜时,常引起咳嗽、胸痛和呼吸困难。转移至椎骨则发生背痛,肝转移可引起肝肿大和黄疸。

四、辅 助 检 查

1. 自我检查　先检查健侧乳腺,再查患侧,双侧对比,有无变化。如发现肿块,应进一步确诊,及早诊治。

2. X 线检查　通常有胶片法和干板照相,目前普遍采用后者。该项检查的诊断率可达 90% 左右。

3. 乳腺导管造影检查　方法简单,几乎无禁忌证。对了解导管内病变,尤其是乳头溢液而分泌物细胞学检查阴性、X 线平片无阳性发现者是一个有意义的诊断手段。

4. 特殊穿刺针取活组织检查　将各种不同的穿刺针的远端另开斜面侧孔,利用顺进逆出切钩组织,可获得小块组织,进行病理检查,不但阳性率高,且能进行组织分型是其优点。但尽可能减少此项诊断性活检。

5. 切取活检和切除活检　通过各种方法均未取得诊断结果,仍诊断不清者可使用。

五、类 证 鉴 别

1. 乳癖　好发于 30～40 岁。月经期乳房疼痛、胀大。有大小不等的圆形包块,边界不清,或可触及条索状颗粒样多数小碎粒,往往双侧发生,质韧,和皮肤不粘连。病程长,发展慢。药物对症处理可见病情好转。

2. 乳核　多见于 20～30 岁妇女。肿块形似丸卵,常发生于一侧,一般小者如樱桃,大者如杏,表面坚实,边界清楚,能活动,可推移。病程进展缓慢,较长时间变化不大。在诊断不清时,可做活检以确诊(表6-1)。

3. 乳痨(乳房结核)　好发于 20～40 岁,肿块可一个或数个,质坚实,边界不清,可和皮肤粘连,成脓时变软。部分患者有结核病史。成脓溃破后形成瘘管,经久不愈。

表6-1　乳岩、乳核、乳癖的区别

类别	乳岩（乳腺癌）	乳核（乳房纤维腺瘤）	乳癖（乳腺囊性增生病）
年龄性别	40～60 岁女性	20～30 岁女性	30～40 岁女性
病因病机	情志不畅,肝脾两伤,经络受阻,气血失和,痰火交凝,结毒不散	情志内伤,肝郁痰凝	冲任不调,肝郁痰凝
乳房痛	早期无,晚期有肩及手臂放射痛	无	有,尤以经前加剧
乳房溢出	多无	无	可有,或伴有绿棕色液体
肿物性质	坚硬,表面不平,移动性差或固定	圆形、光滑、活动度大,界清,单侧多见	大小不等,能移动,结节形状不一,双侧多见
皮肤改变	晚期有典型橘皮样改变	无	无
乳头改变	晚期内缩或抬高	无	无
腋淋巴结肿大	有,坚硬或粘连固定	无	无
病理检查	见癌细胞组织	腺泡及纤维组织	大小不等之囊肿
病程及预后	病程短,预后差	病程长,预后佳	病程长,预后佳

六、治　疗

（一）辨证施治

1. 肝气郁结

证候：乳房肿块,胀痛,精神抑郁,心烦口苦。舌苔薄白,脉弦。

治法：疏肝解郁,行气止痛。

方药：柴胡疏肝散加减。

口诀：柴胡疏肝芍川芎,枳壳陈皮草香附;疏肝行气兼活血,胁肋疼痛皆能除。

方解：柴胡疏肝解郁,条达肝气,为君药。香附疏肝解郁,理气止痛,助柴胡疏肝解郁;川芎行气活血而止痛,共为臣药。陈皮、枳壳理气行滞;芍药、甘草养血柔肝,缓急止痛,又兼调诸药,共为佐使药。诸药合用,疏肝解郁,行气止痛,适用于乳房肿块,胀痛。

2. 冲任失调

证候：乳房肿块,月经前胀痛,腰膝酸软。舌苔薄黄,脉弦细。

治法：疏肝解郁,健脾养血。

方药：逍遥散加减。

口诀：逍遥散用当归芍,柴苓术草加姜薄;肝郁血虚脾气弱,调和肝脾功效卓。

方解：柴胡疏肝解郁,为君药。当归、白芍养血柔肝,共为臣药。白术、茯苓益气健脾;少许薄荷、生姜疏散条达,共为佐药。甘草益气健脾,合白芍缓急止痛,兼调诸药。诸药配伍,疏肝解郁,健脾养血。

3. 痰毒蕴结

证候：乳房肿块,质硬疼痛,溃烂恶臭。舌质红,脉数有力。

治法：消肿散结,清热解毒。

方药：五味消毒饮加减。

口诀：见第五章第五节"疔疮"。

方解：见第五章第五节"疔疮"。

4．气血亏虚

证候：乳腺溃烂，久则气血衰败，正气大亏而见面色苍白、消瘦乏力，口干。舌质暗红，舌苔黄白，脉滑数。

治法：益气补血，扶正祛邪。

方药：八珍汤或十全大补汤加减。

口诀：见第五章第七节"附骨疽"。

方解：见第五章第七节"附骨疽"。

（二）成药验方

1．西黄丸 每次1丸，1日2次，黄酒适量或温开水送服。

2．醒消丸 每次1丸，1日2次，黄酒适量送服。

3．小金丹 每次1～2丸，口服2次，黄酒适量送服。

以上各类药物，早、中、晚期均可选用。

（三）外治

1．早期 可用结乳膏、消岩膏等。

消岩膏（《中医外科心得集》）

组成：山慈菇、土贝母、五倍子（瓦上炙透）、独活、生香附各30g，生南星、生半夏各15g，醋膏适量。

功用：化痰消肿，软坚散结。

适应证：用于乳岩、石疽、瘰疬等阴证。

制用法：先制醋膏。用上好米醋，陈久者佳，不拘多少，文火熬至1/4为度，冬季可凝结不散，夏天可略加白蜡少许。膏成，乘热倾入冷水中，以去火毒。上药共研细末，用醋膏调和如厚糊状，摊贴患处，应敷贴稳固，1日1易，至全消为止，忌时时揭开。

方解：山慈菇清热解毒，消肿散结；生南星、生半夏有毒，攻毒消肿；土贝母化痰散结；五倍子收湿敛疮；独活辛温散寒，消肿止痛；生香附调畅气血而止痛。诸药配伍外用，化痰消肿，软坚散结。用于乳岩、石疽、瘰疬等阴证。

2．后期 可用绛珠膏、冰螺等。

（1）绛珠膏（《外科大成》）：

组成：麻油300g，鸡子黄10个，血余15g，天麻肉81粒，白蜡90g，朱砂6g，黄丹（水飞）60g，乳香、没药、轻粉、珍珠、血竭、儿茶各9g，冰片3g，麝香1.5g，乳岩加银珠30g。

功用：攻毒散结，拔毒去腐，敛疮生肌。

适应证：用于溃疡诸毒。

制用法：先将麻油煎血余至焦枯；加麻子肉、鸡子黄，再枯去渣；入蜡候化，离火少时，入黄丹搅匀，再加细药末和匀，收用摊贴。

方解：轻粉、朱砂、黄丹均有毒，攻毒散结，拔毒敛疮；乳香、没药、血竭活血止痛，消肿生肌；麝香活血止痛，消肿散结；珍珠、血余敛疮生肌；天麻祛风通络止痛；麻油、鸡子黄、白蜡渗药润肤。诸药合用，攻毒散结，拔毒去腐，敛疮生肌。

（2）冰螺（《医宗金鉴》）

组成：硇砂0.6g，大田螺（去壳、晒干）5枚，冰片0.3g，白砒（面裹煨热，去面用砒）3.6g。

功用：拔毒去腐，软坚散结。

适应证：用于乳癌及瘰疬、痰核。

制用法：将螺肉切开，同白砒研末，再加硇砂、冰片同研细，以稠糊搓成阴干，瓷罐收贮。用时将插入针孔，外盖膏剂，贴核上勿动，10日后揭去，其核自落。

方解：硇砂破瘀消积，软坚散结；冰片清热解毒，消肿止痛，防腐生肌；砒石有毒，以毒攻毒，蚀疮去腐；大田螺清解热毒。诸药制剂外用，拔毒去腐，软坚散结。适用于乳癌或瘰疬、痰核。

（四）手术治疗

1．一二期　改良根治术：①切除乳房、深筋膜、胸大肌、胸小肌；②清扫同侧腋窝和锁骨下脂肪组织及淋巴结。

2．三期　扩大根治术：①切除乳房、深筋膜、胸大肌、胸小肌及 2、3、4 肋软骨；②清扫同侧腋窝和锁骨下脂肪组织及淋巴结，并清扫胸骨旁淋巴结。

3．四期　单纯乳房切除术：单纯切除患侧乳房组织，改善生存质量。

七、预防与调摄

1. 普及防癌知识，定期自我检查，以期早期发现、早期治疗；40 岁以上健康女性宜每年 1 次体检，以免漏诊。

2. 优生优育，提倡母乳喂养婴儿。

3. 患者宜保持心情舒畅，避免精神刺激。

4. 乳癖患者一旦肿块突然增大，应立即做特殊检查。

（王　兴）

ER-6-3
扫一扫，测一测

？ 复习思考题

1. 简述进行乳房检查的顺序。
2. 简述乳癖的分型论治。
3. 简述乳核与乳癖的鉴别。
4. 简述乳岩初期的临床表现。

第七章 皮 肤 病

知识导览

概述

第一节 概 述

学习目标

通过本节的学习，了解人体皮肤的基本解剖生理概要，熟悉引起皮肤病的病因病机，掌握常见皮疹的辨证及预防调护。

皮肤病是发生于人体皮肤、黏膜及皮肤附属器的疾病。皮肤病通常分为病毒性皮肤病，如热疮、蛇串疮、疣；细菌性（含真菌性）皮肤病，如黄水疮、癣；过敏性（变应性）皮肤病，如瘾疹、湿疮、药疹、漆疮；神经功能障碍性皮肤病，如摄领疮、风瘙痒；虫毒性皮肤病，如疥疮；红斑鳞屑性皮肤病，如白疕；色素障碍性皮肤病，如黄褐斑、白癜风；结缔组织病，如红蝴蝶疮；皮肤附属器疾病，如痤疮、油风等。

一、解剖生理概要

（一）皮肤结构

成人皮肤面积约为 $1.2 \sim 2.0m^2$，新生儿约 $0.21m^2$，平均厚度为 $0.5 \sim 4.0mm$；皮肤的重量占人体总量的 16%；儿童皮肤较成人薄，四肢及躯干伸侧皮肤比较厚，枕后、项、掌、跖等处的皮肤最厚，眼睑、外阴、乳房等部位皮肤最薄。

皮肤由表皮、真皮和皮下组织三部分组成。表皮由里向外共有五层，即基底层、棘层、颗粒层、透明层、角质层。基底层又名生发层，表皮各层均由此生发而成，表皮破损而未伤及此层，则创面修复后，皮肤恢复原状；反之，则形成瘢痕。基底层含有黑色素细胞，与皮肤的颜色有关，黑色素细胞功能障碍，即可发生色素障碍性皮肤病；角质层有抗磨损作用。真皮层浅层为乳头层，具有丰富的毛细血管、毛细淋巴管、游离神经末梢、触觉小体；深层为网状层，含有较大血管、淋巴管、神经、肌肉和附属器。皮下组织由脂肪组织、疏松结缔组织（血管、神经、淋巴管、毛囊、汗腺）组成。

（二）皮肤作用

皮肤柔软而富有弹性，具有屏障的作用、调节体温的作用、感觉作用、吸收作用、分泌和排泄的作用、代谢作用等，对人体健康十分重要，是一道"天然屏障"。

1.保护作用 皮肤对机体起保护作用的主要是表皮，特别是以坚韧而致密的角质层作为屏障。既能保护机体内部的器官和组织免受外界环境中有害因子的损伤，又可防止体内水分、电解质和各种营养物质的丢失。

2.感觉作用 皮肤有丰富的神经末梢和特殊感受器，分别传导冷觉、温觉、痛觉、触觉、压觉和痒觉等六种基本感觉，还可以鉴别粗糙、细腻、光滑、坚硬、柔软、干燥、湿润、震颤、轻重及质地等。

3．分泌和排泄作用　皮肤有分泌、排泄汗液与皮脂的作用。

4．调节体温作用　皮肤是散热的主要部位，通过调节皮肤血管的舒张和收缩，改变体表的血流量，进而改变皮肤温度而达到散热目的。

5．吸收作用　皮肤的吸收作用是皮肤外用药的主要依据。

　知识链接

角质形成细胞

　　角质形成细胞的分化成熟表现为从基底层向角质层的逐渐移行。新生的基底细胞进入棘细胞层，然后上移到颗粒层的最上层，约需 14 日；再通过角质层而脱落下来又需 14 日，共 28 日，称表皮细胞通过时间。了解角质形成细胞的细胞动力学特性对理解某些皮肤疾病（如银屑病）的发病机制十分重要。

二、皮肤与脏腑、气血、津液关系

（一）与脏腑的关系

　　人体是一个有机的整体。皮肤与脏腑之间有着密切的联系，脏腑功能正常，气血津液充足，则皮肤红润光泽；反之，脏腑功能失调，则易导致皮肤病的产生。

　　如肺主皮毛、主燥，肺经阴伤血燥，则皮毛粗糙，发生诸如某些皮肤病。肺开窍于鼻，肺经血热，则生酒渣鼻、肺风粉刺；同时，某些皮肤病也反映了相应脏腑的功能失调，甚至损伤。如《素问·至真要大论》记载"诸寒收引，皆属于肾"；"诸湿肿满，皆属于脾"；"诸痛痒疮，皆属于心"。

（二）与气血的关系

　　气血在人体无所不至，内则五脏六腑，外则皮肤肌肤，各种功能活动，全赖于此。气血之间，血的生化及运行有赖于气的推动，气也有赖于血的滋养，气血相互依存，一旦气血失常，则易导致疾病的产生，气血失常有气滞血瘀、气不摄血、气血不和、血热、血瘀、血燥。

（三）与津液的关系

　　人体的津液具有滋润和濡养作用，津液布散于肌表，滋养肌肤毛发。若津液亏损，则见皮肤干燥、瘙痒、鳞屑、毛发枯槁、舌光红无苔或少苔；若津液的输布排泄障碍，则易致痰饮凝聚肌表而形成皮肤囊肿等病；水液潴留，则易导致水邪泛溢肌肤，出现头面、眼睑、四肢、腹脐等部位浮肿。

三、病 因 病 机

（一）中医

　　皮肤病的病因有内因、外因之分。外因包括风、寒、暑、湿、燥、火、虫、毒；内因包括七情内伤、饮食劳倦及脏腑损伤。其病机主要为气血不和，脏腑失调，而生风、生湿、化燥、致虚、致瘀。

（二）现代医学

1．外因　常分为物理性、化学性、生物性、社会等几大类别。

2．内因　先天性（梅毒）、遗传（寻常性鱼鳞病）、免疫（过敏性皮炎）、代谢障碍（维生素 A 缺乏症）、内分泌紊乱（皮肤淀粉样变）、疾病（肝肾疾病所致的皮肤瘙痒）、精神心理（银屑病、神经性皮炎）等因素。

四、辨皮肤病的常见症状

（一）自觉症状

自觉症状，又称主观症状，即患者主观的感觉。最常见的有瘙痒、疼痛、麻木、灼热等。

1. 瘙痒 为多数皮肤病所常有的主观症状之一。多由风、湿、热、虫客于肌肤所致，也可因血虚所引起。

（1）风痒：发病急，游走性强，变化快，遍身作痒，时作时休。

（2）湿痒：皮损为水疱、糜烂、渗出，浸淫四窜，缠绵难愈。

（3）热痒：皮肤潮红肿胀，灼热，遇热痒更甚。

（4）虫痒：痒若虫行，多数部位固定，遇热更甚。

（5）血虚致痒：泛发全身，皮肤干燥、脱屑、粗糙或呈苔藓样变。

2. 疼痛 疼痛发生的病机在于邪客经络，阻塞不通，气血凝滞。

（1）寒客经络：寒邪所致的疼痛，为皮色苍白，得热则缓，遇冷加剧。

（2）热邪郁阻：热邪引起的疼痛，为皮色焮红，灼热，得冷则轻，遇热更甚。

（3）气滞：气滞可伴有肿胀，胀痛难忍，且常随喜怒而改变。

（4）血瘀：血瘀的疼痛，固定不移，皮损多呈结节或肿块，初起隐痛、色红，继则皮色转青紫而刺痛。

3. 麻木 麻为血不运，木为气不通。故气虚则木，血虚则麻。

（1）毒邪炽盛：由于毒邪炽盛，气血壅塞所致。多有麻木而肿胀。

（2）血虚风燥：由于血虚风燥，肌肤失养所致。有知觉减退而非麻木不知痛痒。

（3）疠风：感受疠风所致，如麻风病的皮肤麻木不仁，全然不知痒痛。

4. 灼热 皮损处有灼热感，提示病属热毒或火毒，多属于急性疾患。

（二）他觉症状

他觉症状，又称客观症状，为皮肤病的客观体征。一般称为皮损或皮疹。由皮肤病理变化直接产生的皮损称为原发性皮损，如斑疹、丘疹、水疱、脓疱、风团、结节等。由原发性皮损转化而来或由于治疗或机械性损伤引起的称继发性皮损，如鳞屑、溃疡、抓痕、苔藓样变、瘢痕、萎缩等。

1. 原发性皮损 指皮肤病在其病变过程中直接发生及初次出现的皮损。

（1）斑疹：为皮肤颜色的改变，不突出表面，亦不凹陷。一般直径 1～2cm，直径＞2cm 者称"斑片"。斑疹常分为红斑、紫斑、白斑及黑斑等。

红斑大多为热邪所引起，若红斑压之退色为血热或血瘀，红而带紫为热毒炽盛，红斑稀疏为热轻，密集为热重；白斑多因气滞或气血失和而引起；黑斑则由肝气郁结，血液瘀滞或脾阴不足，气血不能润泽，或肾水不足，水亏火旺所致。

（2）丘疹：为局限性、直径一般小于 0.5cm、坚实隆起的皮肤损害。斑疹、丘疹同时并见称斑丘疹。急性者其色红，多属风热或血热；慢性者呈正常皮色或深暗色，为气滞或血瘀。

（3）结节：为大小不一、境界清楚的坚实团块，质较硬，深在皮下或高出皮面。色紫红，按之疼痛者属气血凝滞；若皮色不变，质地柔软者为气滞、寒凝或痰核结聚。

（4）风团：为暂时性、水肿性、局限性隆起，由风邪所致。色红为风热，色白为风寒。

（5）疱疹：疱疹包括水疱、大疱、脓疱及血疱。水疱为局限性高出皮面有腔的皮损，内容澄清，直径小于 0.5cm。若大于 0.5cm 者，则称大疱。若疱内混浊，有脓液者，则称脓疱，疱内含有血样液体者称血疱。水疱为水湿为患，若水疱周围有红晕或呈大疱则为湿热相搏；脓疱为热毒炽盛；深在性水疱多系脾虚湿盛或寒湿所致；血疱多为血热所引起。

（6）囊肿：为局限性、含有液体或半固体物质的闭合腔或囊。

（7）肿瘤：为皮肤上的新生物。

2. 继发性损害   由原发性损害演变而来或因机械性损伤而引起的皮损。

（1）鳞屑：为表皮角质层的脱落，大小、厚薄不一，小的呈糠秕状，大的为数厘米或更大的片状。脱落的表皮角质层细胞，常混有皮脂、汗液、细胞和尘埃。急性病后见之，多为余热未清；慢性病见之，多由血虚生风化燥，或肝肾不足，皮肤失养所致。

（2）糜烂：为局限性的皮表缺损。系由疱疹、脓疱破裂，痂皮脱落等露出的红色湿润面。多为湿热所致。糜烂因损害较浅，愈合较快，故不留瘢痕。

（3）溃疡：为真皮或皮下组织破坏后所致的组织缺损。溃疡边缘色红，疮面深陷，脓汁稠厚者为热毒；溃疡边缘苍白，疮面浅平，脓汁稀薄者为寒湿；若溃疡经久不敛，肉色灰暗则属气血两虚。溃疡易出血，愈后常留有瘢痕。

（4）结痂：为浆液、脓液、血液、脱落组织等干燥后的凝结物。血痂为血热，脓痂为热毒未清，浆痂为湿热所致。

（5）皲裂：为皮肤弹性减低或消失后，外力作用而产生的皮肤断裂。常发生于手掌、足跟、口角及肛门周围等处。多由血虚风燥引起，常见于秋冬季节的手足癣、慢性湿疮。

（6）抓痕（表皮剥脱）：为搔抓所引起的线状或点状损害，可发生于有损害（如丘疹、苔藓样变）或正常的皮肤上，表面附有血痂，消失后一般不留痕迹，如抓痕深，则愈后可遗留瘢痕。抓痕多由痒引起，其成因由风盛血热或血虚风燥所致。如瘾疹、湿疮等病。

（7）苔藓化（苔藓样变）：为皮肤增厚、粗糙，皮纹加宽增深，干燥，局限性边界清楚的大片或小片皮革样的损害。常为某些慢性瘙痒性皮肤病的主要表现，如牛皮癣、慢性湿疮，多由血虚风燥所致。

（8）色素沉着：属于斑疹，大多发生于慢性皮肤病之后，多呈褐色，由气血不和所致。有的也属于原发性损害，如雀斑，黑色素沉着症等，多因肝火，肾虚引起。

（9）瘢痕：瘢痕是由溃疡愈后新生的结缔组织修复所形成。瘢痕表面光滑，缺乏皮纹，组织内无汗腺、皮脂腺及毛发。可分为两类，一类为增殖性较硬的隆起，高出皮肤表面，新生的呈红色，陈旧的颜色变淡；一类为萎缩性的，表面光薄柔软，较正常皮肤略低，呈白色。均为局部气血凝滞不散所致。常见于黄癣、盘状红斑狼疮等病。

五、预防与调摄

（一）全身宜忌

1. 情志   凡与情志有关的皮肤病，如蛇串疮、摄领疮、黧黑斑、红蝴蝶疮等，均宜保持心情舒畅，忌抑郁、愤怒和烦恼。

2. 房室   凡全身衰竭性皮肤病，或与肾虚有关的皮肤病，如红蝴蝶疮、黧黑斑等，宜保养肾精、肾气，忌房劳过度。

3. 饮食   凡由脾胃湿热内蕴引起，或与饮食有关的皮肤病，如湿疮、风疹块、痤疮及某些瘙痒性皮肤病等，饮食宜清淡。

4. 药物   凡因药物进入体内而引起的皮肤病，如药疮等，宜改用他药，忌致敏药物复用。

5. 起居   某些与日晒或寒冷关系密切的皮肤病，如日晒疮、红蝴蝶疮、黧黑斑等宜避免日晒。

（二）局部宜忌

1. 药物   药物引起的皮肤病，忌用致病药物；过敏性皮肤病，宜用性质温和的药物，忌用刺激性药物。

2. 局部   多数瘙痒性皮肤病，均不宜用热水或热肥皂水烫洗，也不宜用手及其他物品强力搔抓。

第二节 癣

　　通过本节的学习，了解癣的中西医概念，熟悉癣的病因病机和鉴别要点，掌握头癣、手足癣、体癣的诊断要点和治疗，特别是外治法及周期时间。

一、概　说

　　癣有广义、狭义之分。广义者是指皮肤增厚，伴有鳞屑或有渗液的皮肤病，如牛皮癣、奶癣等。本节所叙为狭义之癣，系指发生在表皮、毛发、指（趾）甲的浅部真菌病。本病因其发生部位的不同，而名称各异。如：发于头部的白秃疮、肥疮，发于手部的鹅掌风，发于足部的脚湿气、臭田螺，发于躯体的圆癣、铜钱癣、荷叶癣，发于多汗部位及四肢近心端的紫白癜风、汗斑等。癣病具有长期性、广泛性、传染性的特征，它一直是皮肤病防治工作的重点。

二、病 因 病 机

　　1. 中医　由于生活、起居不慎，外感湿、热、虫、毒，或相互接触传染，诸邪相合，郁于腠理，淫于皮肤所致。发于上部者，多兼风邪，而发为白秃疮、肥疮、鹅掌风等；发于下部者，多为湿盛，而发为脚湿气等。风热偏盛者，则多表现为发落起疹、瘙痒脱屑；湿热盛者，则多渗液流滋、瘙痒结痂；郁热化燥，气血失和，肌肤失养，则皮肤肥厚、燥裂、瘙痒。

　　2. 现代医学　现代医学认为，本病是由浅部真菌侵犯表皮、指（趾）甲、头发而致病。真菌寄生于皮肤的角质层、毛发和甲板中，通过直接接触或间接接触而自身传染或传染给他人。由于浅部真菌喜湿恶燥，多于湿热环境中致病，本类疾病好发于长江两岸、江南、沿海等温暖潮湿之地，以及梅雨湿热之季。

三、临 床 表 现

（一）头癣

头癣有白癣、黄癣、黑点癣三种，但在我国仅有白癣、黄癣两种。

　　1. 白癣　多见于儿童，尤以男孩为多。病变初起，头皮覆盖有圆形或不规则形的灰白色鳞屑的斑片，小者如豆，大者如钱，日久蔓延，扩大成片。毛发干枯，容易折断，易于拔脱，而不疼痛，多数在离头皮 0.2～0.8cm 处；头发自行折断，长短参差不齐。在接近头皮的毛发干外围，常有灰白色菌鞘围绕。自觉瘙痒。发病部位以头顶、枕部居多，但发缘处一般不被累及。青春期可自愈，新发再生，不留瘢痕。

　　2. 黄癣　多见于农村，好发于儿童，流行地区成人亦可发生。其特征是黄癣痂堆积。癣痂呈蜡黄色，肥厚，富黏性，外观呈蝶形，边缘翘起，中央微凹，中间有一头发穿过，有特殊的鼠尿臭。除去黄癣痂，其下为鲜红湿润糜烂面。头发干燥，失去光泽，散在脱落，日久痊愈后，留下萎缩性瘢痕。自觉瘙痒，病程慢性，多从儿童期开始，持续到成人，终以萎缩性瘢痕而愈。少数糜烂化脓，常致附近出现臀核肿痛。

（二）手癣

手癣多因搔抓足癣而继发感染。男女老幼均可染病，以成年人多见。多数单侧发病，也可染及双手，常轻重不一。以掌心或指缝水疱或掌部皮肤角化脱屑、水疱为皮损特点。水疱散在或簇集，不断蔓延，瘙痒难忍。水疱破后干枯，叠起白皮，中心向愈，四周继发疱疹。并可延及手背、腕部，若反复发作，可致手掌皮肤肥厚，枯槁干裂，疼痛，屈伸不利，宛如鹅掌。病情迁延，反复发作，每于夏天起水疱，病情加剧，在冬天则枯裂疼痛加重。其临床分型不如足癣明显。

（三）足癣

足癣好发于成年人，尤以城镇居民为多见，我国南方温暖潮湿地带发病率较高，患病部位为趾间多见。按皮损的形态不同，一般可分为水疱型、浸渍糜烂型和鳞屑角化型。

1. 水疱型   皮疹好发于趾间、足跖及其侧缘。初起为针头大小的丘疱疹或水疱，散在或成群，有不同程度的炎性反应和瘙痒；数日后水疱干涸，疱顶表皮脱落。鳞屑不断脱落，同时水疱又不断发生。新的皮损陆续出现，互相融合，形成多环状，边缘较清楚。成群的小水疱破裂后可有蜂窝样外观，或相互融合成片，形成大块脱皮斑片。自觉瘙痒，易继发脓疱或红丝疗，继发脓疱后则疼痛。

2. 浸渍糜烂型   因为3～4趾间紧密，隙缝极小，所以初起多发于第3～4趾间，继则相传至其他趾间。表现为初起趾间皮肤潮湿发白、松软，易于剥脱；剥脱后露出红色糜烂面或蜂窝状基底，并有特殊的臭味；自觉瘙痒剧烈；常易继发感染而并发下肢丹毒或红丝疗。

3. 鳞屑角化型   本型多见于年龄较大之人，多由水疱型发展而来。多见于足跟、足跖及其侧缘。表现为皮肤肥厚、粗糙、干燥、脱屑，入冬则易于掌跖侧面发生皲裂，自觉症状不显，皲裂时可产生疼痛。

（四）体癣

多有手足癣史。夏季多发，入冬减轻或隐退。初为针头至粟粒大小的红色丘疹、水疱或丘疱疹，逐渐扩大，形成圆形或钱币形红斑，边界清楚；手指盖至铜钱大小；数目不定；中间有自愈倾向，周边稍隆起，而成环形或多环形；环周为针头大小的丘疹、水疱、结痂或鳞屑；有时可相互融合，形成"同心环形"。自觉瘙痒，易反复发作。

（五）股癣

多见于肥胖男性或出汗较多者。属于中医学"阴癣"范畴。股癣的临床表现与体癣近似，但外形表现的圆形没有体癣那么明显。因为此部位较为潮湿，自觉瘙痒更加剧烈。常因搔抓引起反复发作，或继发湿疹或苔藓样改变。

（六）甲癣

甲癣俗称"灰指（趾）甲"，中医称"鹅爪风"。以成人为多，绝大多数伴有脚湿气和鹅掌风。初起甲旁发痒、红肿，继则指（趾）甲出现高低不平，逐渐增厚或蛀空而残缺不全；最后指（趾）甲变形，失去光泽而呈灰白色。可有三种不同表现。增厚型者，甲缘增厚渐至整个指（趾）甲肥厚，高低不平；萎缩型者，甲板萎缩色白，甲板翘起，其下蛀空；破损型者，甲板部分增厚，边缘破损，略带草绿色，少数甲沟红肿，甲板高低不平。轻者只有1～2个指（趾）甲受损，重者所有的指（趾）甲皆受传染，一般无痛痒感，但指（趾）甲过厚，也可有疼痛现象。本病治疗时间较长，一般需连续治疗两三个月，方能治愈。

四、类证鉴别

1. 白疕   系仅发于头皮部的银屑病，具有边界较为清楚的红斑，上覆以较明显的干燥白屑，头发较短时小片皮疹上的毛发多呈束状，且无折断、无脱落、无菌鞘，无传染源，真菌检查阴性，易与头癣鉴别。

2. 手足皲裂症 部分老年人或某些职业的职工可发生手足皲裂,与鳞屑角化型手足癣皲裂皮疹相近,但老年人手足皲裂症在气候转温时多明显减轻或痊愈,夏季无水疱或鳞屑等皮疹;与职业有关的手足皲裂症有明显的特殊职业可询。

3. 手掌部湿疮 与手癣(鹅掌风)相近,但手部湿疮多对称发生,多无潜在性水疱,症情与季节变化不显,且不一定伴有(或先有)多年的足癣。

<h2 style="text-align:center">五、治 疗</h2>

(一)治疗原则

1. 因内服药不良反应多较大,故多单用外用药物治疗即可。

2. 宜坚持"坚持擦药(擦足疗程),彻底消毒,同时治疗同居(同体)的同病患者"的原则。

3. 强调以预防为主。

(二)内治

1. 湿热蕴结证

证候:皮疹以水疱、丘疱疹、糜烂为主,局部鲜红肿痛。舌红,苔黄腻,脉滑数。

治法:清热利湿,解毒消肿。

方药:当归拈痛汤加减。

口诀:当归拈痛羌防升,猪泽茵陈芩葛人;二术苦参知母草,疮疡湿热服皆应。

方解:羌活祛风胜湿;茵陈清热利湿,二药合用,外散内清,清热祛湿,共为君药。猪苓、泽泻利水渗湿;黄芩、苦参清热燥湿,以助君药清热祛湿,共为臣药;白术、苍术健脾燥湿;葛根、升麻、防风升阳祛风散湿;人参、当归益气养血,扶正祛邪,防疏散渗利太过伤及气血;知母清热润燥,制方中渗利苦燥伤阴,共为佐药。炙甘草清热解毒,益气和中,调和诸药,诸药合用,清热利湿,解毒消肿。

2. 血虚风燥证

证候:皮疹以角质层肥厚、干燥、脱屑、皲裂为主,自觉疼痛。舌淡红,苔薄白,脉细。

治法:清热凉血,养血活血,祛风止痒。

方药:消风四物汤或当归饮子加减。

口诀:消风四物荆芥防,乌蛇全蝎白蚕僵;当芍川芎生地黄,养血祛风能止痒。

当归饮子治血燥,病因皆是血虚耗;四物荆防与芪草,首乌蒺藜最重要。

方解:消风四物汤中荆芥、防风、全蝎、白僵蚕、乌梢蛇祛风止痒;当归、生地黄、赤芍、川芎凉血滋阴,养血活血,润肤止痒。并寓"治风先治血,血行风自灭"之意。诸药合用,祛风、凉血、养血、活血,使风邪得散,血中热清,血脉调和,则疹消痒止。为治血虚风燥之良方。

当归饮子中以当归补血活血为君药。配伍黄芪,益气以生血;何首乌养血而通便解毒;白芍养血;川芎活血祛风;生地黄凉血养阴,共奏凉血滋阴,养血活血,润肤止痒之效,共为臣药。荆芥、防风均为风药中之润剂,且入血分,善祛血中之风;合白蒺藜以祛风、解表、止痒,共为佐药。炙甘草调和诸药,为使药。故全方养血以润燥,祛风以止痒。主治血虚风燥,皮肤干燥作痒等证。

(三)外治

1. 鹅掌风洗方(《中医外科诊疗学》)

组成:防风5g,土槿皮9g,生川乌4.5g,生草乌4.5g,羌活4.5g,独活4.5g,豨莶草9g,白鲜皮9g,浮萍4.5g,牡丹皮9g,僵蚕6g,猪牙皂4.5g。

功用:解毒杀虫,祛风止痒。

适应证:用于手足癣。

制用法：上药用醋 1 000g，清水 2 碗，先浸一夜，瓦罐内煎浓熏洗，每日早晚 2 次，最好在暑伏天连续熏洗。

方解：生川乌、生草乌、土荆皮、猪牙皂有毒，攻毒杀虫止痒；防风、羌活、独活、浮萍、僵蚕祛风止痒；豨莶草、白鲜皮、牡丹皮凉血清热，除湿止痒。诸药合用，解毒杀虫，祛风止痒。适用于手足癣皮肤瘙痒。

2. 脚癣洗药（经验方）

组成：苏木、蒲公英、钩藤各 30g，防风、防己、花椒、黄芩、白矾各 5g。

功用：清热除湿，祛风止痒。

适应证：治湿烂型脚癣。

制用法：将上药置盆中，加水 2.5L，煮沸后待温，浸洗患足。每日 1 剂，早晚各浸洗 1 次，每次浸洗 30～60 分钟，浸洗后擦干即可。浸洗 3 日为 1 疗程。

方解：蒲公英、黄芩清热祛湿止痒；钩藤、防风、防己、花椒祛风止痒；白矾解毒杀虫，燥湿止痒；苏木辛温行血，祛风止痒。诸药合而外用，清热除湿，祛风止痒。

3. 复方苦参醋浸药（经验方）

组成：苦参、大枫子、蛇床子、地肤子、防风各 30g，枯矾、花椒、川芎各 20g，红花 5g。

功用：祛风燥湿，杀虫止痒。

适应证：主治脚癣。

制用法：将上药放入盆内，倒入市售食醋 1 500g 左右（以能淹没患脚为度），加盖密闭浸泡 24 小时后，滤出药渣即可使用。置患脚于药液内浸泡，每日 1～2 次，每次约 30 分钟。

方解：枯矾、苦参解毒杀虫，燥湿止痒；蛇床子、地肤子祛风杀虫止痒；防风、花椒祛风止痒；川芎、红花活血散瘀；大枫子祛风润燥，攻毒杀虫。诸药合而外用，祛风燥湿，杀虫止痒。

4. 加味滑冰散（经验方）

组成：滑石 70g，冰片 5g，炉甘石 15g，密陀僧 10g。

功用：收湿，除臭，止痒。

适应证：治狐臭、脚癣等。

制用法：上药研极细末，拌匀，装密闭瓶内备用。有臭者，浴后擦干腋窝部，随即将药粉擦上。脚癣患者，在尚未溃烂时，将脚洗净，以药粉擦患处。均为每日 1～3 次。

方解：滑石、炉甘石祛湿敛疮；冰片清热解毒，消肿止痛，防腐生肌；密陀僧解毒杀虫。诸药制成药粉外用，解毒敛疮，祛湿止痒。

5. 粉色干燥药粉（《赵炳南临床经验集》）

组成：樟丹 180g，五倍子 180g，枯矾 130g，上官粉 120g，轻粉 120g。

功用：祛湿收敛，固皮止痒。

适应证：用于慢性湿疹，神经性皮炎，头癣。

制用法：研细末混匀后，用香油调成糊状外涂擦，常用量为 5～20g。

方解：樟丹、轻粉有毒，以毒攻毒，敛疮生肌；枯矾解毒杀虫，燥湿止痒；五倍子、上官粉收湿敛疮。诸药制剂外涂，解毒杀虫，敛疮生肌。适用于湿疹瘙痒等。

6. 拔膏三种（《赵炳南临床经验集》）

组成：鲜羊蹄根梗叶（土大黄）、大枫子、百部、皂角刺各 60g，鲜凤仙花、羊踯躅花、透骨草、马钱子、杏仁、白果、蜂房、苦参各 30g，穿山甲、川乌、草乌、全蝎、斑蝥各 15g，金头蜈蚣 15 条，以上为群药类；白及面 30g，藤黄面、轻粉各 15g，硇砂面 9g，以上为药面类。

功用：解毒敛疮，杀虫止痒，散结止痛。

适应证：主要用于皮肤湿热类（如缠腰火丹、发际疮等）及皮肤增生病变类（如寻常疣、鹅掌风、胼胝、甲癣等）疾患。

制用法：先用香油 4 000g，生桐油 1 000g 倾入铁锅内，浸泡群药后，文火炸成深黄色，离火后过滤；再将药油置武火熬炼至滴水成珠，然后下丹。

黑色拔膏棍：每斤药油加樟丹十两，药面三两，松香二两。

脱色拔膏棍：每斤药油加上官粉十四两，樟丹二两，药面二两，松香二两。

稀释拔膏：每斤药油加樟丹一两，上官粉七两，药面一两，松香二两。

方解：轻粉、蜂房、马钱子、川乌、草乌、全蝎、斑蝥、蜈蚣有毒，以毒攻毒，敛疮生肌；羊蹄根解毒疗癣；大枫子、百部、皂角刺、白果、苦参、凤仙花、透骨草、杏仁解毒杀虫止痒；硇砂破瘀消积，软坚散结；穿山甲（多用王不留行替代）活血散结；白及消肿生肌。诸药制剂外用，解毒敛疮，杀虫止痒，散结止痛。

知识链接

赵炳南三种名膏

现代中医外科大家赵炳南先生创制和改良的三种特别有效的独特疗法中，拔膏疗法为其中之一，即上述所介绍的拔膏三种。此法有改善局部血液循环，促进炎症的吸收，并可密闭皮损，软化角质皮层使之剥脱，促进皮肤的代谢过程等作用，特别是对某些皮肤病有良好疗效，值得推广使用。

（四）特殊治疗

发疱法

（1）适应证：小儿头癣。

（2）方式

1）大蒜泥发疱法：将大蒜 30g 捣成泥，分作 4 份，用纱布包蒜泥 1 份，在小儿头发长癣部位轻揉 20 多下，即将另 1 份蒜泥敷上。外绕绷带，2 小时后将纱布解开，如无疱也无红肿，再敷第 3 份蒜泥。隔 2 小时再看，如已红肿并有发疱情形，将纱布取下，涂上黄柏膏（黄柏 6g，凡士林 30g）。

2）斑蝥油发疱法：斑蝥 3g，黄柏 1.5g，蓖麻油 60g。将前 2 药研细末，以油调匀存放瓶中，2 小时后用。以纱布包 3cm×2cm 大小的一块药物，轻轻揉擦头癣处 20 多下，即将药渣放在患处，2 小时后查看，如发癣处起疱发肿，即不再擦，如未发疱，再依法施用。待起疱，即将药渣轻轻取下，并涂上黄柏膏。

第二法较第一法效佳，但斑蝥有毒，可引起血尿，应注意掌握用量。

（3）方法

1）剪发、剃头：治疗前用剪刀将病灶区的头发剪平（切忌刀剃），剪至毛根部为宜，余部剃除全部毛发，每周 1 次，连续 8 次。

2）洗头：每日擦药前选用 10% 明矾水或温肥皂水洗头，每日 1 次，连续 2 个月。

3）擦药：常选用 10% 硫黄软膏、雄黄软膏、2%～5% 碘酊、复方苯甲酸软膏、2% 达克宁霜中的一种涂擦，每日早晚各 1 次，至真菌检查阴性为止。

4）拔除：对于小片的病灶，可用人工将病发全部连根拔除。

六、预防与调摄

1. 必须让病员明确，癣是一种传染性皮肤病，应及时医治。

2. 保持足部的清洁干燥，夏天不穿胶鞋。

3. 注意个人、家庭卫生，尽量不穿公共拖鞋，不共用洗脚用具。

4．患者穿过的鞋、袜，最好用开水烫洗，或阳光下暴晒。

5．治疗需有耐心，一般需 3～6 个月（特别是甲癣）。

ER-7-4

疥疮

第三节　疥　　疮

　　通过本节的学习，了解疥疮的病因病机，熟悉疥疮的主要临床表现及基本的辅助检查手段，掌握其诊断要点及常用的外治疗法。

一、概　　说

　　疥疮是由疥螨寄生在人体皮肤所引起的一种接触传染性皮肤病。本病多见于皮肤嫩薄的部位，如指缝、腕部屈侧、乳晕、女性乳房下、脐周、下腹部、股内侧、外生殖器等；不侵犯头部及面部，但婴幼儿例外。多由接触传染所致，其传染性很强，在一家人或集体宿舍中往往相互传染，集体发病。中医对本病已早有认识，如早在春秋时期的《五十二病方》中即提出了用雄黄、水银等含汞的药物治疗疥疮的方法。《诸病源候论》在世界上首次提出了疥疮由疥螨引起的病因学说。《外台秘要》记载的晋代葛洪用硫黄等含硫药物治疗疥疮，至今仍广泛用于临床。本病现代医学也叫疥疮。

二、病　因　病　机

　　1．中医　多因湿热内蕴，虫毒侵袭，郁于皮肤所致。

　　2．现代医学　发病多因与疥疮患者密切接触而直接传染，但也可通过接触患者使用过的日常生活用品（主要为未经消毒的衣服、床被）而间接传染。

　　疥螨生活在皮肤上，受精雌虫钻入皮肤的角质层内，边钻行边排卵；受精雌虫每日排卵 2～3 个，可达 2 个月之久，最后死在隧道的尽端。虫卵孵化为幼虫后，爬到皮肤表面，藏到毛囊口内，吸取毛囊附近的分泌物，经过 7～20 日蜕皮数次而变为成虫。疥螨离开了人体后尚能生存 2～3 日，因而传染性很强。

知识链接

寻找疥螨方法

　　疥螨也叫疥虫，生长发育有四个时期，虫卵、幼虫、稚虫、成虫。成虫呈白色或灰白色，半透明，背隆起，体表有横纹、短棘、三角刺，腹部扁平有四对足，寄生于表皮层的隧道内，喜欢侵犯柔嫩的皮肤。检查方法有针挑法、刀刮法、剪取法。

三、临床表现

　　初起为淡红色或肤色，针尖至黄豆大小丘疹或丘疱疹，可有炎性红晕，散在或密集成群。手指间及腕关节屈面多有隧道，灰白色或浅黑色隧道，稍弯曲，微隆起，长约 3～50mm，末端可有丘疹和小水疱，疥螨常埋藏在隧道的一端。用墨水涂擦，可显示清晰的隧道轨迹。奇痒，遇热或夜间更甚，常影响睡眠，是本病的一个特征。阴囊、阴茎、阴唇、股内侧等处可发生豆大的淡红色结节，经久不消，称"疥疮结节"。若不及时治疗，迁延日久，则全身遍布抓痕、结痂、黑色斑点，甚至引起脓疱；时间过长，可引起苔藓样改变。

四、辅 助 检 查

1. 刮取患处丘疹、水疱等的皮屑，在显微镜下发现疥螨或虫卵。

2. 如果发现隧道，可用针尖挑破直达闭端，挑取肉眼可看到的针头大灰白色小点，显微镜下可发现疥螨。

五、类 证 鉴 别

1. 痒疹 儿童与成人均可发病，但以儿童为多，好发于四肢伸侧及躯干部，皮损主要为风团样丘疹，如豆样坚实，瘙痒无度，病程缓慢，无传染性。

2. 湿疹 任何年龄均可发病，无一定好发部位，皮损呈多形性，可有潮红、肿胀、红斑、丘疹、丘疱疹、水疱、大疱、糜烂、渗出、结痂等，无传染性。

3. 虱病 主要发于躯干，皮损为继发性损害，如抓痕、血痂，指缝无皮损，在衣缝中可找到虱及虱卵。

六、治 疗

（一）内治

1. 辨证施治 一般不需内服，若染毒风湿热蕴积者，宜疏风清热利湿，用黄连解毒汤合五味消毒饮加减。

湿热毒聚型

证候：皮肤水疱较多，丘疱疹泛发，壁薄液多，破流脂水，浸淫湿烂，或脓疱叠起。舌红，苔黄腻，脉滑数。

治法：清热化湿解毒。

方药：黄连解毒汤合五味消毒饮加减。

口诀：见第五章第五节"疔疮"。

方解：见第五章第五节"疔疮"。

2. 成药验方

（1）防风通圣散：10g，每日2次。

（2）牛黄解毒片：4片，每日3次。

（二）外治

1. 硫黄膏

组成：硫黄5～20g，乙醇溶液适量，凡士林加至100g。

功用：杀虫、止痒、去脂。

适应证：用于疥疮、脓疱疮、癣病等。

制用法：硫黄研末，调乙醇溶液如糊状，再搅入凡士林。即成膏。①沐浴：用温肥皂水或中药（花椒9g，地肤子30g）洗涤全身，晾干半小时；②擦药：先擦好发部位，再从颈以下遍擦全身，每日早晚各1次，连用3～5日，擦药期间，不洗澡换衣；③更衣、消毒：3～5日后，用温水或肥皂洗涤全身，浴后换用消毒衣被，并将换下的衣被床单进行煮沸或暴晒消毒处理。

方解：硫黄酸温有毒，长于以毒攻毒，杀虫止痒，尤善疗疥疮，为皮肤外用之良药；乙醇解毒；凡士林生肌润肤。三者制剂外用，适用于疥疮瘙痒等。据近代报道，硫黄有抑杀细菌、霉菌、疥螨的作用。疡科外用硫黄，取其杀疥灭虫之功，《疡科纲要》取硫黄入铁锅文火熔化，倾入盐卤中，再熔再淬数十次，等待硫色深紫为度，为提炼硫黄之法。取此一味，用鸡子黄熬油调敷，用治疥疮、湿疮，其效甚捷，此方用凡士林作为赋形剂调敷，为治疥癣常用膏剂。但也有使用硫黄膏引起皮炎的可能，应予注意。

2．疥疮熏药（《串雅外编》）

组成：熟蕲艾90g，木鳖子9g，雄黄5g，硫黄3g。

功用：解毒杀虫止痒。

适应证：用于疥疮。

制用法：后三味药共为细末，揉入艾绒中，分作四条，每条安阴阳瓦（即瓦片一仰放一俯放，两片合在一起）中间，点燃，置被裹熏。

方解：雄黄、硫黄、木鳖子均有毒，以毒攻毒，杀虫止痒；蕲艾祛风止痒。诸药合而外用，解毒杀虫止痒。

3．疥疮一扫光（《疡科选粹》）

组成：信石1.5g，胡桃仁24g，水银3g，大枫子肉30g。

功用：解毒杀虫，祛湿止痒。

适应证：用于疥疮引起瘙痒浸淫，流水溃破。

制用法：取信石（即砒石）细粉置乳钵内，依次兑入水银、大枫子肉、胡桃仁泥，研细搅匀，制丸。每次用1丸，每日1次，用布包裹在火上烤热，在胸口前轻轻擦之，擦5日隔1日；第7日再加前法擦之，待前胸口处起小米粒状疮则愈。每次用药后须洗手，切勿入口。

方解：信石、水银有毒，以毒攻毒，蚀疮去腐；大枫子肉祛风燥湿，解毒杀虫；胡桃仁润肤生肌。诸药制剂外用，解毒杀虫，祛湿止痒。适用于疥疮引起的瘙痒浸淫，流水溃破。

4．疥疮搓涂药（《中医外科诊疗学》）

组成：大枫子、蓖麻子、花椒、樟脑、雄黄、白芷、黄连、蛇床子、铜绿各12g，巴豆、蜈蚣、血竭、山柰各6g，水银3g，全蝎12g，硫黄15g。

功用：攻毒杀虫，祛风止痒。

适应证：主治疥疮。

制用法：共打细粉，合生猪油，捣烂如泥，做丸重3g。用时将药置手掌心中，两手合而搓之，发热为度，先以鼻闻之，后以两手搓疥疮处，早晚各1次；有脓疱处不搓，剪破后拭净脓汁，以麻油调药擦之。

方解：樟脑、雄黄、蜈蚣、水银、硫黄、全蝎、铜绿均有毒，攻毒杀虫，祛风止痒；巴豆蚀疮排脓；大枫子、花椒、山柰、蛇床子祛风杀虫止痒；血竭祛瘀定痛，止血生肌；白芷消肿排脓；黄连清热解毒。诸药制剂外用，攻毒杀虫，祛风止痒。

5．秦艽丸（《医宗金鉴》）

组成：秦艽、苦参、大黄、黄芪各60g，防风、漏芦、黄连各45g，乌蛇肉15g。

功用：清热燥湿，祛风止痒。

适应证：脓疥。形如豆粒，脓清淡白，痒痛相兼。

制用法：上药为末，炼蜜为丸，如梧桐子大，每服30丸，食后温酒送下。

方解：脓疥多因湿热为患，《外科证治全书》认为"清其湿热则虫不驱自灭"。方中秦艽清热燥湿；苦参、黄连、大黄、漏芦清热解毒，祛湿止痒；乌蛇肉、防风祛风止痒；黄芪益气固表以助祛风。诸药配伍，清热燥湿，祛风止痒。

七、预防与调摄

1. 注意个人卫生，做好"四勤"。
2. 接触疥疮患者后，用肥皂水洗手。
3. 患者所有的衣服、被褥、毛巾等均需煮沸消毒或暴晒。
4. 注意隔离原则。
5. 对公共浴室、旅馆、车船的衣被用物均应定期消毒，并加强卫生宣传。

第四节 蛇 串 疮

ER-7-5

蛇串疮

学习目标

通过本节的学习，了解蛇串疮的中西医概念，熟悉蛇串疮的病因病机及鉴别诊断，掌握蛇串疮的诊断方法及内、外治疗要点。

一、概 说

蛇串疮是一种皮肤上出现成簇水疱，呈带状分布，痛如火燎的急性疱疹性皮肤病。因皮损状如蛇行，故名蛇串疮；因每多缠腰而发，故又称缠腰火丹；本病又称之为火带疮、蛇丹、蜘蛛疮等。以成簇水疱，沿一侧周围神经作带状分布，伴刺痛为临床特征。任何年龄都可发生，以中老年人多见，好发于春秋季节。相当于现代医学的"带状疱疹"。多发于肋间神经、颈部神经、三叉神经、腰骶神经支配区。

二、病 因 病 机

（一）中医

1. 情志内伤，肝郁气滞，久而化火，肝经火毒，外溢肌肤而发。
2. 饮食不节，脾失健运，湿邪内生，蕴而化热，湿热内蕴，外溢肌肤而生。
3. 感染毒邪，与湿热火毒蕴积肌肤而成。
4. 年老体弱者，常因血虚肝旺，湿热毒盛，气血凝滞推动无力则疹去而疼痛持续，以致疼痛剧烈，病程迁延。

（二）现代医学

1. **侵入**　人是水痘 - 带状疱疹病毒的唯一宿主和传染源；病毒经呼吸道侵入，首先在呼吸道黏膜细胞中繁殖，然后小量进入血液和淋巴液，在单核、巨噬细胞系统内再次增殖后释放入血液，病毒相继侵入皮肤和内脏，引起水痘，或为隐性感染。

2. **发展**　此后，此病毒进入皮肤的感觉神经末梢，且沿脊髓后根或三叉神经节的神经纤维向中心移动，持久地潜伏于脊髓后根神经节的神经细胞中，在某种诱发因素的作用下，使病毒再活动，生长繁殖，使受侵犯的神经节发炎或坏死，产生神经痛；同时，再活动的病毒可沿周围神经纤维移动到皮肤，在皮肤上产生带状疱疹所特有的节段性水疱。

三、临 床 表 现

儿童及青年人，一般2～3周；老年人约3～4周。愈后很少复发。

（一）典型表现

1. 前驱期（1～4日）　皮损好发于腰肋、胸部、头面、颈部，亦可见于四肢、阴部及眼、鼻、口等处。一般先有轻度发热、倦怠、食欲不振，以及患部皮肤浅表性刺痛、烧灼样痛或神经痛等前驱症状，但亦有无前驱症状即发疹者。

2. 早期　经1～3日后，患部发生不规则的红斑，继而出现多数和成簇的粟粒至绿豆大小的丘疱疹，迅速变为水疱，疱壁紧张光亮，疱液多透明澄清，聚集一处或数处，排列成带状，水疱往往成批发生，簇间隔以正常皮肤。皮疹多发生于身体一侧，不超过正中线；但有时在患部对侧，亦可出现少数皮疹。一般有发热、乏力、不适、食欲不佳等表现。

3. 后期　5～7日后转为浑浊，疱壁变厚不易破溃；或部分破溃、糜烂和渗液，最后干燥结痂。再经数日，痂皮脱落而愈，一般不留瘢痕。若发生在眼部，可有角膜水疱、溃疡，愈后可因瘢痕而影响视力，严重者可引起失明、脑炎、甚至死亡。若发生在耳部，可有外耳道或鼓膜疱疹、患侧面瘫及轻重不等的耳鸣、耳聋等症状。此外，少数患者还可有运动麻痹、脑炎等，发热、乏力、不适、食欲不佳等表现更加明显。

（二）特殊类型

少数患者，不发出典型水疱，仅仅出现红斑、丘疹，或大疱，或血疱，或坏死；年老体弱者可在局部发疹后数日内，全身发生类似于水痘样皮疹，常伴高热，可并发肺、脑损害，病情严重，可致死亡。

（三）疼痛

为本病的特征之一，疼痛的程度可因年龄、发病部位、损害轻重不同而有所差异，一般儿童患者没有疼痛或疼痛轻微，年龄愈大疼痛愈重；头面部较其他部位疼痛剧烈；皮疹为出血或坏死者，往往疼痛严重。部分老年患者在皮疹完全消退后，仍遗留神经疼痛，持续数月之久。

四、辅 助 检 查

1. 疱疹刮片　早期可发现多核巨细胞及核内包涵体。

2. 病毒分离　早期疱液可分离到水痘－带状疱疹病毒。

3. 抗体检测　急性期和恢复期对比，如后者呈4倍以上增长，为该病毒感染。

五、类 证 鉴 别

1. 热疮　多发生于皮肤黏膜交界处，皮疹为针尖至绿豆大小的水疱，常为一群，1周左右痊愈，但易复发。

2. 漆疮、膏药风　发病前有明确的接触史，皮疹发生在接触部位，与神经分布无关。无疼痛，自觉灼热、瘙痒。

六、治 　 疗

（一）内治

1. 辨证施治

（1）肝经湿热型

证候：皮损鲜红，灼热刺痛，疱壁紧张，口苦咽干，烦躁易怒，大便干或小便黄。舌红、苔黄、脉滑数。

治法：清肝泻火，利湿解毒。

方药：龙胆泻肝汤加紫草、板蓝根。

口诀：龙胆泻肝栀芩柴，生地车前泽泻偕；木通甘草当归合，肝经湿热力能排。

方解：龙胆清肝泻火，除下焦湿热，为君药。黄芩、栀子苦寒泻火，协助主药以清泻肝胆湿热，共为臣药。以泽泻、木通、车前子清利湿热，引火从小便而出；当归、生地黄补血养阴，防苦燥渗利伤阴；柴胡疏肝解郁，共为佐药。甘草清热解毒，调和诸药，为使药。加入紫草、板蓝根凉血解毒。诸药配伍，肝火泻，湿热清，则诸证解。

（2）脾虚湿蕴型

证候：皮损颜色较淡，疱壁松弛口不渴，食少腹胀，大便时溏。舌淡，苔白或白腻，脉沉缓或滑。

治法：健脾祛湿。

方药：除湿胃苓汤加减。

口诀：除湿胃苓汤胃苓，桂苓易肉赤茯苓；木通防滑栀灯心，蛇串疮及湿疮病。

方解：厚朴、苍术、白术苦温燥湿，健运脾胃；泽泻、木通、猪苓、赤茯苓、滑石利水渗湿，使湿邪自小便而出；栀子清泄三焦之湿热；陈皮理气健脾；防风祛风胜湿；肉桂温阳化气祛湿；甘草和中，调和诸药。诸药合用，健脾祛湿。适用于脾虚湿蕴之证。

（3）气滞血瘀型

证候：皮损消退后局部疼痛不止，或伴心烦，夜寐不安。舌暗，脉细涩。

治法：破血行气，重镇安神。

方药：桃红四物汤加制香附、延胡索、莪术、磁石等。

口诀：四物地芍与归芎，血虚血滞此方通；桃红四物增桃红，养血活血调经用。

方解：桃仁、红花、川芎、延胡索、莪术破血祛瘀；熟地黄、当归、白芍补血活血；香附行气止痛；磁石重镇安神。诸药合用，气机畅，瘀血祛，新血生。

2．成药验方

（1）症状轻微者，用龙胆泻肝丸，每次4.5g，1日2次吞服；或苦胆草片，每次4片，1日3次吞服；亦可用板蓝根或大青叶30g煎汤代茶。

（2）当归研成细末，每次5g，儿童减半，4～6小时吞服1次，服药后能止痛，3～4日后可结痂。或用当归浸膏片（成药），每次4～5片，1日3次吞服。可活血止痛。

（二）外治

1．早期

（1）清热消肿膏（《临诊一得录》）

组成：芙蓉叶30g，赤小豆30g，制乳香18g，制没药18g，炙穿山甲15g，全蝎6g，凡士林500g。

功用：活血化痰，清热消肿。

适应证：用于痈肿坚硬未成脓期。

制用法：共研细末，调入凡士林内，外敷患处，1日1换。

方解：见第六章第二节"乳痈"。

（2）黄连膏（《医宗金鉴》）

组成：黄连9g，当归15g，黄柏9g，生地黄30g，姜黄9g，麻油360g，黄蜡120g。

功用：清热解毒，润燥止痛。

适应证：用于疮疡阳证者。

制用法：见第五章第六节"丹毒"。

方解：见第五章第六节"丹毒"。

（3）解毒软膏（《中医外科外治法》）

组成：绿豆粉240g，雄黄15g，紫花地丁150g，败酱草150g，紫草90g，冰片9g，生石膏120g，赤芍75g，黄连75g，马齿苋60g，黄柏150g，大黄150g。

功用：清热解毒，消肿止痛。

适应证：用于阳证红肿热痛，不论已溃、未溃均可。

制用法：上药共为细末，用麻油1 500g，锅内煮沸后，以微火下黄蜡500g熔化，再入药面搅匀成膏。用时外敷患处，1日1换。

方解：绿豆粉、紫花地丁、败酱草、冰片、生石膏、黄连、马齿苋、黄柏、大黄清热解毒，消肿散结；雄黄有毒，以毒攻毒，解毒作用强，兼能止痒；赤芍、紫草凉血解毒，活血止痛。诸药合用主治目赤肿痛；痈肿疮疡。

（4）雄黄酊（《中医皮肤病学简编》）

组成：雄黄粉50g，冰片0.5g，75%乙醇100ml。

功用：解毒消肿，燥湿止痒。

适应证：用于带状疱疹，单纯疱疹。

制用法：将上药浸于乙醇溶液内，7日后过滤外涂。

方解：雄黄有毒，以毒攻毒，解毒作用强，兼能止痒；冰片清热解毒，消肿止痛，防腐生肌；乙醇解毒。诸药制剂外用，解毒消肿，燥湿止痒。外用之后，常于1～2日后痛减，水疱萎缩，以后炎症渐退，直至脱屑而愈。

2. 中期

（1）三黄洗剂（《中医外科学》）

组成：大黄、黄柏、黄芩、苦参各等分。

功用：清热解毒，祛湿止痒。

适应证：用于急性皮肤病、疖病等有红肿痒渗液病。

制用法：共研细末。上药末10～15g加入蒸馏水100ml。临时摇匀，以棉花蘸药汁擦患处，每日4～5次。

方解：见第五章第二节"疖"。

（2）二味拔毒散（《医宗金鉴》）

组成：明雄黄、白矾等分。

功用：解毒杀虫，消肿止痛。

适应证：用于由湿毒引起的疮疡及湿疡。

制用法：上药共为末，用青茶调化，鹅翎蘸扫患处。

方解：雄黄有毒，以毒攻毒，解毒作用强，兼能止痒；白矾解毒杀虫，燥湿止痒。二者配伍外用，解毒杀虫，消肿止痛。解毒杀虫，消肿止痛。

（3）半夏合剂（《中医外科外治法》）

组成：生半夏9g，生南星12g，雄黄6g，半边莲12g，白芷12g，冰片3g。

功用：解毒散结，消肿止痛。

适应证：治带状疱疹。

制用法：上药分别研细过筛，充分混合均匀，装瓶备用。患者局部出现红痛，有小疱者或未溃破流水者，可用白酒将药粉调成稀糊状，用鹅毛或鸡毛蘸涂患处；若出现破溃者，则一般用菜油调涂。每日用药3～4次，一般1日后症状减轻，3日后症状大减，逐渐痊愈。

方解：生半夏、生南星、雄黄均有毒，攻毒散结；半边莲、冰片清热消肿解毒；白芷消肿散结。诸药合用，解毒散结，消肿止痛。

3.后期(干燥近愈)

(1)白玉膏(《外科学》)

组成：熟石膏9份，制炉甘石1份。

功用：润肤，生肌，收敛。

适应证：用于溃疡腐肉已尽，疮口不敛者。

制用法：熟石膏研粉末，加入制甘石粉和匀，以麻油少许调成膏，再加入凡士林，使成30%软膏。用时将膏少许均匀涂在纱布上外敷，并可掺其他生肌药末于药膏上，效果更佳。

方解：熟石膏、制炉甘均能收湿敛疮，二者配伍外用，适用疮口久溃不敛者。

(2)黑色拔膏棍(《赵炳南临床经验集》)

组成：鲜羊蹄根梗叶(土大黄)、大枫子、百部、皂角刺各60g，鲜凤仙花、羊踯躅花、透骨草、马钱子、杏仁、白果、蜂房、苦参各30g，穿山甲、川乌、草乌、全蝎、斑蝥各15g，金头蜈蚣15条，以上为群药类；白及面30g，藤黄面、轻粉各15g，硇砂面9g，以上为药面类。

功用：杀虫除湿，止痒，拔毒提脓，通经止痛，破瘀散坚。

适应证：主要用于皮肤病湿热类(如缠腰火丹、发际疮等)及皮肤增生病变类(如寻常疣、鹅掌风、胼胝、甲癣等)疾患。

制用法：先用香油4 000g，生桐油1 000g倾入铁锅内，浸泡群药后，文火炸成深黄色，离火后过滤；再将药油置武火熬炼至滴水成珠，然后下丹。每斤药油加樟丹300g，药面90g，松香60g而成。

方解：百部、大枫子、马钱子、硇砂、轻粉以毒攻毒，杀虫止痒；凤仙花、透骨草、马钱子、川乌、草乌善于通络止痛；土大黄、蜂房、羊踯躅花；穿山甲(多用王不留行替代)、皂角刺合用，善于透脓提腐；苦参清热燥湿；白及善于生肌长肉；杏仁、白果善散痰结；藤黄是祛腐敛疮的主药。诸药合用，起到杀虫、解毒、通络、透脓、敛疮的多种作用。

🌐 　　　　　　　　　　　　　　知识链接

棉花灸治疗带状疱疹

　　令患者将患部充分暴露，取微薄一层医用脱脂棉，越薄越好(不要人为地将厚棉压成薄片，薄棉片中切勿有洞眼和空隙)，薄棉片按病损区大小，覆盖在患者疱疹上，待一切就绪，令患者闭目，用火柴点燃棉片一端，薄棉片一过性燃完，患者感觉有轻微烧灼痛。次日症状减半，大部分疱疹变黑或变暗，部分平塌，按上法再灸一次，症状一般有较大改善。

七、预防与调摄

1.患病后宜畅情志，忌愤怒和抑郁，以免助益肝火。

2.饮食宜清淡，忌恣食厚味醇酒，以保养脾胃，免助湿热。

3.宜多休息，避免劳累。

4.老年后遗神经痛宜适当增加营养。

第五节　疣

学习目标

　　通过本节的学习，了解疣的病因病机、不同部位的命名，熟悉疣的概念、鉴别诊断和内治，掌握寻常疣、扁平疣和传染性软疣的诊断和外治法。

一、概　说

　　疣是一种由人乳头瘤病毒引起的，发生在皮肤浅表的良性赘生物。多发于儿童及青年。因其皮损形态及部位不同而名称各异。如发于手指、手背、头皮等处者，称千日疮、疣目、枯筋箭或瘊子；发于颜面、手背、前臂等处者，称扁瘊；发于胸背，皮损中央有脐窝的赘疣，称鼠乳；发于足跖部者，称跖疣；发于颈及眼睑，呈细软丝状突起者，称丝状疣或线瘊。本病现代医学亦称疣，一般分为寻常疣、扁平疣、传染性软疣、掌跖疣等。

二、病　因　病　机

（一）中医
1. 多由风热毒邪搏于肌肤而生。
2. 怒动肝火，肝旺血燥，筋气不荣，肌肤不润所致。
3. 跖疣多由局部气血凝滞而成，外伤、摩擦常为其诱因。

（二）现代医学
　　本病是因人乳头瘤病毒（HPV）感染所引起。人是人乳头瘤病毒的唯一宿主，宿主细胞是皮肤、黏膜。可直接接触传染，或经污染物间接传染，也可自身接种扩散。传染性软疣是由痘病毒中的传染性软疣病毒所致，有自身接种性。

三、临　床　表　现

（一）寻常疣（即疣目）
　　可发于任何年龄，但以儿童和青少年多见。好发于手足背部、手指、足缘、甲郭等处。
　　初起为一个针尖至绿豆大的疣状赘生物，呈半球形或多角形，突出表面，色呈灰白或污黄，表面粗糙呈乳头状，边界清楚，粗糙而坚硬。以后体积渐次增大，发展成乳头状赘生物，此为原发性损害，称母疣。此后由于自身接种，数目增多。一般为两三个，多则十余个至数十个不等，有时可呈群集状。生于指甲边缘者，可向甲下蔓延，增大时可将指甲顶起或损坏指甲，引起疼痛或染毒成沿爪疗；生于头皮、手指或足趾间的疣如指状突起，称指状疣。病程慢性，可自然消退，一般无自觉症状，常因搔抓、碰撞、摩擦破伤而易出血。

（二）扁平疣（即扁瘊）
　　本病对称，好发于面部、手背、前臂及肩胛等处。多发于青年妇女，故又称"青年扁平疣"。皮损为突然出现肤色、淡红色、浅褐色芝麻至黄豆大小的圆形、椭圆形、多角形的扁平丘疹，表面光滑，边界清楚，质硬；皮疹数目较多，散在或密集性分布。可因搔抓使皮损呈线状排列。一般无自觉症状,偶有瘙痒感,病程慢性,可持续数年,有时可自行消退,愈后不留瘢痕。

（三）传染性软疣（即鼠乳）

多见于儿童和青年。好发于颜面、躯干、四肢、阴囊、肩胛及眼睑等处。皮损初起为米粒大的半球状丘疹,渐增至豌豆大,中央呈脐窝状凹陷,表面有蜡样光泽。早期质地坚韧,后渐变软。呈灰色或珍珠色。顶端挑破后,可挤出白色乳酪样物质（软疣小体）。数目不定,数个至数十个不等,常呈散在分布,也可簇集成群,但不融合。自觉微痒,病程徐缓,有自限性,持续数月可自愈。一般通过接触传染,也可自体接种。

（四）跖疣

青壮年多见,好发于足底、趾间及易受外伤的部位,足部多汗者易患本病。

初起为一细小、发亮的丘疹。逐渐增大,表面粗糙角化,呈灰黄或污灰色,圆形,质硬,边界清楚,中央稍凹,周围绕以增厚的稍高角质环。随着发展,周围常有散在的针头大小的"卫星疣";有时互相融合形成一角质片块,称"镶嵌疣"。若用刀片将疣表面角质削去,中央就会露出疏松的白色乳状角质物,即"角质软芯",软芯周围往往有散在小的、紫黑色出血点,即"小黑点",数目从几个至几十个不等。有明显的压痛,用手挤压则疼痛加剧。病程慢性。可自行消退,儿童较成人易于消退。

四、类 证 鉴 别

1．鸡眼　与跖疣相鉴别。鸡眼好发于足底、足缘及趾受压部位,为表面角质层过厚所构成的圆锥形角质栓,尖端伸入皮内,底呈圆锥形露于皮外,如鸡眼状,压痛明显,步履疼痛。

2．胼胝　与跖疣相鉴别。胼胝也发于跖部受压处,为表皮角质层成片增厚,中心部最厚,愈向边缘愈薄,无明显压痛,表面光滑,皮纹清晰。

五、治　疗

（一）内治

1．辨证施治

（1）风热血燥型

证候:皮肤结节如豆,坚硬粗糙,色黄或红。舌红苔薄,脉弦数。

治法:疏风清热,养血活血。

方药:治瘊方加减。

药物:熟地黄 10g,何首乌 10g,杜仲 10g,牛膝 10g,白芍 10g,赤芍 10g,桃仁 10g,红花 5g,穿山甲 8g,赤小豆 5g。

方解:牛膝、赤芍、桃仁、红花、穿山甲（多用王不留行替代）活血祛瘀,消肿散结;熟地黄、白芍、何首乌滋阴补血;赤小豆清热解毒;杜仲、牛膝补肝肾。诸药配伍,活血祛瘀,滋阴养血。

（2）热毒蕴结型

证候:皮疹淡红,数目较多,伴口干不欲饮,身热,大便不畅,尿黄。舌红,苔白或腻,脉滑数。

治法:清热解毒。

方药:马齿苋合剂加板蓝根,去桃仁、红花。

药物:马齿苋 60g,大青叶 15g,蒲公英 15g。

方解:马齿苋、大青叶、蒲公英均能清热解毒,适用于热毒蕴结之扁平疣。

（3）热蕴血瘀型

证候:病程较长,皮疹黄褐或暗红,可有烦热、舌暗红、苔薄白、脉沉缓。

治法：凉血解毒，活血化瘀。

方药：桃红四物汤加减（将熟地黄改为生地黄，白芍改为赤芍）。

口诀：四物地芍与归芎，血虚血滞此方通；桃红四物增桃红，养血活血调经用。

方解：桃仁、红花、当归、川芎活血祛瘀，且当归兼能养血；生地黄、赤芍清热凉血解毒，且赤芍兼能活血祛瘀。诸药合用，热毒清，瘀血祛，新血生，适用于热蕴血瘀之扁平疣。

2．成药验方

（1）治寻常疣方：①熟地黄 12g，赤芍 9g，川牛膝 9g，何首乌 6g，桃仁 9g，红花 9g，白术 9g，杜仲 6g，赤小豆 9g，穿山甲片（多用王不留行替代）6g，牡丹皮 9g；②熟地黄、当归、赤芍、白芍、川芎、桃仁、红花、莪术、白术、香附各 6g，制首乌、夏枯草、板蓝根各 12g，生牡蛎、龙骨各 30g；③马齿苋 30g，大青叶 15g，紫草 10g，败酱草 10g，桃仁 10g，红花 10g，赤芍 10g。

（2）治扁平疣方：①灵磁石、代赭石、紫贝齿各 30g，生石决明 12g（或生牡蛎 30g），以上先煎半小时，生白芍 6g，紫草 9～30g，皮损上部多者加桑叶或升麻 9g；②珍珠母 60g，生赭石 30g，灵磁石 30g，以上先煎 30 分钟，桑叶 12g，菊花 12g，紫草 9g，黄芩 9g；③马齿苋 60g，大青叶 15g，紫草 10g，败酱草 10g；④桑叶 6g，野菊花 6g，蒲公英 30g，大青叶 30g，马齿苋 15g，土茯苓 30g，赤芍 9g，红花 9g，生牡蛎 30g（先煎），灵磁石 30g（先煎），制大黄 9g；⑤生薏苡仁，成人每日 60g，小儿 30g，煮粥或水煎服，连续服 2～3 周，直至脱落；或板蓝根 30g 或泽漆 30g 或紫草 15g，生薏苡仁 15g，煎汤代茶，每日 1 帖，连服 1 个月。

（二）外治

1．寻常疣洗剂（《中医外科外治法》）

组成：木贼草 30g，香附 30g。

功用：祛风消疣。

适应证：主治寻常疣。

制用法：加水 500ml 左右，水煎，每日洗 2～3 次，1 剂药可洗 3 日，一般 2～3 剂见效。

方解：木贼草祛风止痒；生香附杀虫止痒。二药配伍，祛风消疣。适用于寻常疣。

2．疣洗方（《朱仁康临床经验集》）

组成：马齿苋 60g，蜂房 9g，陈皮 15g，苍术 15g，细辛 9g，蛇床子 9g，白芷 9g，苦参 15g。

功用：解毒散结，祛风止痒。

适应证：用于扁平疣。

制用法：煎液半盆，半温时用小毛巾反复擦洗 15 分钟，每日 4～5 次，洗时加温。

方解：蜂房有毒，攻毒杀虫；细辛有毒攻毒，祛风止痒；马齿苋清热解毒；蛇床子、苦参杀虫止痒；白芷消肿排脓；陈皮、苍术燥湿止痒。诸药配伍外用，解毒散结，祛风止痒。

3．鸦胆子液（《中医外科外治法》）

组成：鸦胆子 40g。

功用：腐蚀赘疣。

适应证：主治传染性软疣。

制用法：将鸦胆子连壳打碎，装烧瓶加水 80ml，置酒精灯上煮沸，5～10 分钟冲后去渣，取煎液约 40ml，即成 100% 的鸦胆子煎液。上有浮油，用时摇匀。以棉签蘸药液点涂软疣，日 2 次。涂药后，红晕加重，但无痛感，3 日后软疣萎缩，逐个脱落，不留瘢痕，但有色素沉着。

方解：鸦胆子有毒，外用能腐蚀赘疣，用于赘疣。外用时用胶布保护好周围正常皮肤，以防止对正常皮肤的刺激。

4．去疣膏（《外科学》）

组成：鸦胆子 0.6g，生石灰 15g，糯米粉 10g，灰碱 40g，甲酚皂溶液 40ml。

功用：腐蚀赘疣。

适应证：用于跖疣。

制用法：粉碎后油调匀外敷。

方解：鸦胆子有毒，外用能腐蚀赘疣；生石灰、甲酚皂溶液蚀疮去腐；灰碱软坚消积；糯米黏腻性很大，既可赋形，又能缓和刺激。诸药粉碎，油调匀外敷，腐蚀赘疣。

5．硇砂膏（《证治准绳》）

组成：硇砂（生用）73g，石矿灰（炒黄色）30g，白丁香（炒黄色）6g，黄丹250g，小苏打500g。

功用：腐蚀恶疮。

适应证：用于痈疽肿毒、瘰疬、去疣点痣等。

制用法：将小苏打用水5碗，煎作1碗，待冷，以前4味药细末加入，和匀，外点之。

方解：硇砂破瘀消积，软坚散结；白丁香解毒消肿；黄丹有毒，清热拔毒，祛瘀生肌。三药合而外用，腐蚀恶疮。

6．水晶膏（《医宗金鉴》）

组成：矿子石灰15g，浓碱水100ml，糯米50粒。

功用：腐蚀。

适应证：用于鸡眼、疣。

制用法：将石灰混入碱水内，待沉淀后，撒糯米50粒于其上，浸1日，取其液体及糯米捣成糊状。用胶布剪鸡眼大小的洞粘上，再涂药膏，盖一层胶布，3日1换。此膏勿涂于正常皮肤上。

方解：本方又称为灰米膏。方中浓碱水具极强的腐蚀性，配伍石灰有消肿毒、蚀恶肉的效用，二者合用有较强的腐蚀性。糯米黏腻性很大，既可赋形，又能缓和刺激。在临床上用氢氧化钠溶液代石灰碱水浸白米的效果亦相同，但宜掌握其浓度。对角质较薄的皮损，如痣，一般用25%氢氧化钠溶液即可；对角质较厚者，如胼胝，则宜用50%的溶液浸米。待过厚的角质层软化变薄后，再改用低浓度的药液浸米换药，可减轻对皮肤的损害。

六、预防与调摄

1．疣体避免搔抓，以防继发感染、自体传染。

2．跖疣应避免挤压。

3．寻常疣避免摩擦和撞击，以防止出血。

4．传染性疣应保持局部清洁，避免继发感染。

5．勤换衣服，最好煮沸消毒。

第六节 漆 疮

漆疮

学 习 目 标

通过本节的学习，了解漆疮的现代医学名称及预防，熟悉漆疮的概念、病因病机，掌握漆疮的诊断要点、辨证论治和治愈的关键。

一、概 说

漆疮是指皮肤或黏膜接触某些外界致病物质后所引起的皮肤急性炎症反应。可发生于任何年龄。初发多在暴露部位，以颜面、颈项、手、前臂为多；毒重或因搔抓，可延及身体其他部位，但手掌发病者较少。发病前有明显的接触史及有一定的潜伏期，皮损限于接触部位。病程自限性，除去病因后可在1～2周内自愈。由于接触物的不同又有"膏药风""马桶癣"等不同名称。现代医学称本病为"接触性皮炎"。

二、病 因 病 机

（一）中医

禀性不耐，皮毛腠理不密；外因接触某种物质（如漆、药物、塑料、染料、花草等）后，邪毒乘虚侵入皮肤，郁而化热，与气血相搏而成。

（二）现代医学

1. 病因　①原发性刺激物：毛虫、强酸、强碱等（任何人接触后都可发生）；②致敏物：生漆、香料、磺胺类、清凉油等。

2. 病机　①原发性刺激物：刺激物直接损害人体皮肤细胞，无潜伏期，病情轻重、发展快慢与所接触刺激物的强弱浓度、时间长短等有密切关系。②致敏物：接触物基本无刺激性，一般人在接触致敏物经4～5日发生接触性皮炎。

三、临 床 表 现

发病前有明确的接触史。除强酸、强碱、毛虫等一些强烈的刺激物，立即引起皮损而无潜伏期外，大多需经过一定的潜伏期才发病。第一次接触某种物质，潜伏期在4～5日以上，再次接触发病时间则缩短，一般起病较急。皮损主要表现为红斑、丘疹、丘疱疹、水疱，甚至大疱，破后糜烂、渗液，严重者则可有表皮松解，甚至坏死、溃疡。发生于口唇、眼睑、包皮、阴囊等皮肤组织疏松部位者，皮肤肿胀明显，呈局限性水肿而无明显边缘，皮肤光亮，皮纹消失。皮损的形态、范围、严重程度取决于接触物质种类、性质、浓度、接触时间的久暂，接触部位和面积大小，以及机体对刺激物的反应程度。皮损边界清楚，形状与接触物大抵一致，一般仅局限于刺激物接触部位。亦可因搔抓或其他原因，将接触物带至身体其他部位使皮损播散，甚至泛发全身。

自觉灼热、瘙痒，严重者感觉灼痒疼痛，少数患者伴畏寒、发热、恶心呕吐、头晕头痛。

病程有自限性，一般去除病因后，处理得当，1～2周内痊愈。若反复接触刺激物或处理不当，病情迁延而转变为亚急性或慢性，表现为轻度红斑、丘疹、境界不清，或为皮肤轻度增厚及苔藓样变。

四、类 证 鉴 别

1. 颜面丹毒　无漆的接触史。全身症状严重，寒战、高热、恶心、头痛等。局部红肿，境界明显，往往先由一侧的鼻部或耳部开始，蔓延及同侧的颊部，迅速跨越鼻部而达另一侧，自觉疼痛而无瘙痒。血白细胞计数及中性粒细胞均增高。

2. 急性湿疮　无漆的接触史。虽急性发作，但非突然、呈进行性加剧。皮损形态呈多形性，部位不定，边界不清楚。有趋向于慢性或再发的倾向。

五、治 　 疗

治疗的关键在于明确致敏物质，并迅速脱离，不再接触，经适当内、外治疗，即可在短时间内痊愈。慢性阶段一般无须内治。外治法中,用药宜简单、温和,避免应用刺激性药物。

(一)内治

1.风热壅盛

证候:多见于上部,皮肤红斑或肿胀、丘疹,水疱较少,糜烂、渗出不多,皮肤瘙痒。舌红,苔薄黄,脉数。

治法:疏风清热。

方药:清风散加减。

口诀:清风散用羌活薄,归芎红柴桔梗壳;陈皮甘草主上焦,祛风散热把血活。

方解:羌活祛风除湿;柴胡、薄荷疏散风热;枳壳、陈皮、川芎、红花、当归尾行气活血,体现"治风先治血,血行风自灭";甘草清热解毒,调和诸药。诸药合用,疏风清热,活血止痒。

2.热毒夹湿

证候:肌肤焮红成片,肿胀,水疱、糜烂渗出,瘙痒无度,伴口渴、便秘、尿黄。舌红,苔黄腻,脉滑数。

治法:清热解毒,祛湿止痒。

方药:化斑解毒汤加减。

口诀:化斑解毒清心火,玄参知母石膏翘;牛蒡升麻人中黄,大黄竹叶发斑佼。

方解:生石膏、知母清热泻火;连翘清热解毒;黄连清热燥湿;淡竹叶清心利尿;玄参清热凉血,养阴生津;牛蒡子、升麻清热解毒,祛风止痒;甘草、人中黄益气和中,制石膏、黄连等寒凉伤胃,清热解毒,调和诸药。诸药配伍,清热解毒,祛湿止痒。

(二)外治

1.急性期

(1)祛湿散(《赵炳南临床经验集》)

组成:川黄连24g,川黄柏24g,黄芩140g,槟榔66g。

功用:清热解毒,祛湿止痒。

适应证:用于急性湿疹、漆疮、脓疱疮、婴儿湿疹等。

制用法:共研细末,直接撒扑,或用植物油调敷或配制软膏用。阴疮禁用。

方解:黄连、黄柏、黄芩清热解毒,祛湿止痒;槟榔杀虫止痒。诸药制剂外用,清热解毒,除湿止痒。

(2)楂黄汤(《中医外科外治法》)

组成:生山楂40g,生大黄30g。红肿热甚者加芒硝20g,有水疱或糜烂渗液者加明矾15g,有化脓感染者加蒲公英30g。

功用:清热解毒,杀虫止痒。

适应证:接触性皮炎(漆疮)。

制用法:水煎,湿敷或外洗患处,每日1剂,1剂洗2~3次,每次约15分钟。轻者1剂可愈,重者需2~3剂。

方解:生大黄清热解毒;生山楂活血散瘀;或加芒硝增强大黄清热解毒;或明矾解毒杀虫,燥湿止痒。诸药合用,清热解毒,杀虫止痒。

(3)止痒洗剂Ⅲ号(《中医外科外治法》)

组成:马齿苋120g,蒲公英20g,白矾12g,黄柏60g,白鲜皮15g,地肤子30g。

功用:清热解毒,除湿止痒。

适应证:治脓疱疮(黄水疮)、多发性疖肿、急性湿疹、接触性皮炎等。

制用法:共为粗末,装纱布袋内;加水2 500g,煮沸即可。用消毒纱布蘸药濈洗患处,或反复淋洗，每次洗 30 分钟左右，1 日 2～3 次。

方解：方中马齿苋、蒲公英、黄柏能清热解毒，消肿散结；地肤子、白鲜皮、白矾均能解毒杀虫，燥湿止痒。诸药制剂外用，清热解毒，除湿止痒。现代研究表明，马齿苋能提高细胞的免疫功能；蒲公英对金色葡萄球菌、表皮葡萄球菌、溶血性链球菌、奈瑟卡他球菌均有显著的抑制作用；黄柏在体外对金黄色葡萄球菌、白色葡萄球菌、甲型链球菌、乙型链球菌、变形杆菌均有明显的抑菌作用；地肤子中所含三萜皂苷成分为主要活性成分，具有消炎、抗过敏和抗瘙痒等作用。

（4）马齿苋洗方（《赵炳南临床经验集》）

组成：马齿苋 60g（鲜者 250g）。

功用：清热解毒，祛湿止痒。

适应证：用于急性湿疹、过敏性皮炎、接触性皮炎、丹毒、脓疱疮（黄水疮）。

制用法：洗净后用水 2 000g 煎煮 20 分钟（鲜药煮 10 分钟），取药液用纱布 6～7 层蘸之湿敷患处。每日 2～3 次，每次 20～40 分钟。

方解：马齿苋为酸寒之品，清热解毒，祛湿止痒。

2．亚急性期

三白散（《外科正宗》）

组成：铅粉 30g，轻粉 15g，石膏（煅）9g。

功用：解毒敛疮。

适应证：用于漆疮。

制用法：共研细末，用韭菜汁调敷，纸盖。若无韭菜汁，凉水调敷。

方解：铅粉、轻粉均有毒，以毒攻毒，敛疮生肌；煅石膏收湿敛疮。诸药合用，解毒敛疮。

3．慢性期

祛湿药油（《赵炳南临床经验集》）

组成：苦参 12g，薄荷 9g，白芷 9g，防风 6g，荆芥穗 12g，连翘 12g，白鲜皮 15g，鹤虱草 9g，大黄 9g，苍术 9g，威灵仙 12g，大枫子（碎）30g，五倍子（碎）15g，香油 1 000g。

功用：祛风除湿，杀虫止痒。

适应证：用于急性湿疹、接触性皮炎。

制用法：将群药放香油内浸一昼夜后，文火炸焦黄，过滤。取药油再加青黛面 1.5g。用时可调药粉外敷，或涂油后外撒药粉，可作清洁剂。慎勿入目、入口。

方解：荆芥、防风、大枫子、薄荷、威灵仙、苍术、白芷祛风除湿止痒；连翘、大黄、苦参、白鲜皮清热燥湿，祛风止痒；鹤虱草杀虫止痒；五倍子收湿敛疮；香油养肤润燥。诸药制成剂型只能外用。

六、预防与调摄

1．皮损处不宜用热水或肥皂水洗涤，避免摩擦、搔抓等刺激，禁用刺激性较强的外用药物。

2．饮食宜清淡，忌食辛辣、烟酒等刺激之物。

3．与职业有关者，应加强防护措施。

湿疮

第七节 湿 疮

学习目标

通过本节的学习,了解湿疮的病因病机及现代医学病名,熟悉湿疮的概念、分类和外治法,并掌握湿疮的诊断、鉴别诊断和分证论治。

一、概　说

湿疮是一种由多种内外因素引起的过敏性炎症性皮肤病。中医学又称"浸淫疮""血风疮",发于耳部的称"旋耳疮",发于手部的称病疮,发于乳头的称"乳头风",发于脐部的称"脐疮",发于阴囊部的称"肾囊风"等。以多形性皮损,对称分布,易于渗出,自觉瘙痒,反复发作和慢性化为临床主要特征。本病男女老幼皆可患病,而以先天禀赋不耐者为多。任何部位均可发生,多发生在人体的屈侧、折缝部,亦可泛发于全身。本病相当于现代医学的湿疹。一般可分为急性、亚急性、慢性三类。

二、病 因 病 机

(一)中医
总因禀赋不耐,风、湿、热阻于肌肤所致。或因饮食不节,过食辛辣鱼腥动风之品,或嗜酒,伤及脾胃,脾失健运,致湿热内生,又外感风湿热邪,内外合邪,两相搏结,浸淫肌肤发为本病;或因素体虚弱,脾为湿困,肌肤失养或因湿热蕴久,耗伤阴血,化燥生风而致血虚风燥,肌肤甲错,发为本病。

(二)现代医学
1.病因　①外因:常见的有环境、气候、冷热、干燥、香脂、食物等;②内因:常见的有胃肠道疾病、精神紧张、劳累、感染、内分泌失调等。

2.病机　以上各种病因,导致"迟发性变态反应"发生。

三、临 床 表 现

(一)急性湿疮
起病较快,常对称发生。初起皮肤潮红、肿胀、瘙痒,继而在红斑的基础上,出现丘疹、丘疱疹、水疱,基底潮红,中心重,周围轻,边界不清;皮损群集或密集成片,形态大小不一;皮损逐渐向周围蔓延,外周散在红斑、丘疹、丘疱疹,边界不清;疱破后形成点状渗出与糜烂面;渗液干燥后则结痂。常因搔抓而水疱破裂,形成糜烂、流滋、结痂。自觉瘙痒,轻者微痒,重者剧烈瘙痒呈间歇性或阵发性发作,常在夜间增剧,影响睡眠。皮损广泛者,可有发热,大便秘结,小便短赤等全身症状。病程2~3周,易复发。如不转化成慢性,1~2月后脱痂皮可自愈。

(二)亚急性湿疮
常由于急性湿疹未能及时治疗或治疗不当,使病程迁延所致。皮损较急性湿疹轻,红肿、水疱减轻,流滋减少,以丘疹、结痂、鳞屑为主,仅有少量丘疱疹,或小水疱及糜烂,可有轻度浸润;

仍觉瘙痒，或轻或重，一般无全身不适。病程一般为 3 周至 2 个月。

（三）慢性湿疮

多由急性、亚急性湿疮反复发作而来，也可起病即为慢性湿疮。常局限于某一部位，如小腿、手足、肘窝、外阴、肛门等处。其表现为患部皮肤增厚，表面粗糙，皮纹显著或有苔藓样变，常附有糠皮样鳞屑，触之较硬，暗红或紫褐色，常伴有少量抓痕、血痂、鳞屑及色素沉着，间有糜烂、流滋。自觉瘙痒剧烈，尤以夜间、情绪紧张、食辛辣鱼腥动风之品时为甚。若发生在掌跖、关节部的易发生皲裂，引起疼痛。病程较长，数月至数年不等，常伴有头昏乏力、腰酸肢软等全身症状。病程一般在 2 个月以上，时轻时重，稍受刺激易复发，可延续数月或数年。

（四）婴儿湿疮

多发于头面部，尤常见于面部。在面部者，初为簇集性或散在的红斑或丘疹。在头皮或眉部者，多有油腻性的鳞屑和黄色痂皮。轻者，仅有淡红色斑片，伴有少量鳞屑，重者出现红斑、水疱、糜烂，浸淫成片，不断蔓延扩大。自觉瘙痒剧烈，患儿常有睡眠不安，食欲不振，一般 1～2 岁之后可以痊愈，若 2 岁后反复发作，长期不愈，且有家族史、过敏史者称为"四弯风"。

四、类证鉴别

急性湿疮与接触性皮炎鉴别（表 7-1）；慢性湿疮与牛皮癣鉴别（表 7-2）。

表 7-1　急性湿疮与接触性皮炎鉴别表

	急性湿疮	接触性皮炎
病因	复杂，不易查清	易找到致敏物
部位	多对称性泛发，屈侧为多	局限在接触部位
皮疹	多形性，边界弥漫不清	单一形态的皮疹。边界清楚，可有明显的肿胀和大水疱
形态	不定	有时与接触物表面形态一致
病程	较长。去除刺激后不易很快好转	较短。去除原因后多易治愈
复发	易于复发	不再接触致敏物质，一般不复发

表 7-2　慢性湿疮与牛皮癣鉴别表

	慢性湿疮	牛皮癣
病史	常由急性、亚急性转变而来	多先感瘙痒而后发疹
部位	多在头面，四肢屈侧及外阴部	发在人体易受摩擦部位，如颈、尾骶及四肢伸侧
皮损	浸润肥厚，色素沉着，边界仍可有丘疹、丘疱疹等	苔藓样变化明显，或有色素减退。四周散在扁平有光泽的丘疹
敏感	对多种物质过敏；受刺激后易引起急性发作	可耐受多种药物
病程	反复发作，有渗液病史	慢性
季节	常冬季加重	夏季易复发

五、治　疗

（一）内治

1. 辨证施治

（1）湿热浸淫型

证候：发病急，皮损潮红灼热，瘙痒，糜烂，渗液，结痂，浸淫成片，伴身热，心烦，口渴，大便干，尿短赤。舌质红，苔薄黄，脉滑或数。

治法：清热利湿。

方药：龙胆泻肝汤合萆薢渗湿汤加减。

口诀：龙胆泻肝栀芩柴，生地车前泽泻偕；木通甘草当归合，肝经湿热力能排。

萆薢渗湿湿作怪，赤苓薏米水气败；丹皮滑石川黄柏，泽泻通草渗透快。

方解：龙胆、黄芩、黄柏、栀子苦寒泻火，燥湿清热；赤茯苓、薏苡仁、木通、泽泻、车前子、通草、滑石渗湿泄热，导湿热从小便而出；当归、生地黄养血滋阴，使邪去而阴血不伤；柴胡舒畅肝胆之气；甘草益胃和中，调和诸药。诸药配伍，使火降热清，湿浊得利，则诸症可除。

（2）脾虚湿蕴型

证候：发病较缓，皮疹潮红，瘙痒，抓之糜烂、渗出、结痂，可见鳞屑，伴纳少神疲，腹胀便溏。舌淡胖，苔白或腻，脉弦缓。

治法：健脾利湿。

方药：除湿胃苓汤或参苓白术散加减。

口诀：参苓白术扁豆陈，山药甘莲砂薏仁；桔梗上浮兼保肺，枣汤调服益脾神。

除湿胃苓汤胃苓，桂苓易肉赤茯苓；木通防滑栀灯心，蛇串疮及湿疮病。

方解：参苓白术散中人参补脾胃之气；白术、茯苓益气健脾又有燥湿渗湿之功；山药益气补脾；莲子肉补脾涩肠；白扁豆补脾化湿；薏苡仁健脾渗湿；砂仁醒脾和胃，行气化湿；桔梗宣肺利气，通调水道；甘草健脾和中，调和诸药。

除湿胃苓汤中厚朴、苍术、白术健脾燥湿；泽泻、木通、猪苓、赤茯苓、滑石清热利水，令湿邪自小便而出；栀子清泄三焦之湿热；陈皮理气健脾；防风祛风胜湿；肉桂温阳化气；甘草益气和中，清热解毒，调和诸药。诸药配伍，健脾祛湿。适用于脾虚湿盛之湿疮。

（3）血虚风燥型

证候：皮疹色暗红或色素沉着，粗糙肥厚，苔藓样变，痒甚，脱屑，口干不欲饮，纳差腹胀。舌淡，苔白，脉细弦。

治法：养血润肤，祛风止痒。

方药：消风四物汤或当归饮子加丹参、鸡血藤。

口诀：消风四物荆芥防，乌蛇全蝎白蚕僵；当芍川芎生地黄，养血祛风能止痒。

当归饮子治血燥，病因皆是血虚耗；四物荆防与芪草，首乌蒺藜最重要。

方解：消风四物汤中荆芥、防风、全蝎、白僵蚕、乌梢蛇祛风止痒；当归、生地黄、赤芍、川芎凉血滋阴，养血活血，润肤止痒。并寓"治风先治血，血行风自灭"之意。诸药合用，祛风、凉血、养血、活血，使风邪得散，血中热清，血脉调和，则疹消痒止。为治血虚风燥之良方。

当归饮子中以当归补血活血，配伍黄芪，益气以生血；何首乌养血而通便解毒；白芍养血；川芎合丹参、鸡血藤活血；生地黄凉血养阴，共奏凉血滋阴，养血活血，润肤止痒之效；荆芥、防风均为风药中之润剂，且入血分，善祛血中之风；合白蒺藜以祛风、解表、止痒；炙甘草调和诸药。故全方养血以润燥，祛风以止痒。主治血虚风燥，皮肤干燥作痒等证。

2．成药验方

（1）急性湿疮：①清解片，每次5片，1日2次；地龙片，每次5片，1日2次。②二妙丸、三妙丸、龙胆泻肝丸、防风通圣丸，当归龙荟丸，任选一二种，每次4.5g，1日2次吞服。③苦参合剂（治阴部湿疮），苦参片60g，黄柏30g，蛇床子15g，金银花30g。取黄柏、蛇床子研末，同苦参片、金银花微火煎2～3次后，再将先后药液混合，候冷后装瓶备用。服时摇匀，每次服20～40ml，1日3次饭前服。④二黄合剂，一枝黄花15g，黄柏9g，蛇床子15g，苦参片30g，石菖蒲30g，虎杖15g，煎汤头汁内服，二汁洗患处。⑤硫黄丸，硫黄和生甘草以2∶1的比例，加水同煮30分钟，取出硫黄，晒干研成细末，分装胶囊，每粒胶囊装 0.6g 硫黄末。每次服 2 粒，1 日 2 次吞服，治慢性湿疮。⑥鲜车前草 100g，捣汁口服。⑦徐长卿 30g，生甘草 3g，煎汤内服。

（2）慢性湿疮：可用当归片 5 片，1 日 2 次；加乌梢蛇片或地龙片，每次选一种，用 5 片，每日 2 次吞服。

（二）外治

1. 急性湿疮

（1）止痒洗剂Ⅰ号（《中医外科外治法》）

组成：苦参 120g，蛇床子 60g，百部 120g，威灵仙 60g，花椒 30g，紫苏叶 60g。

功用：祛风除湿，杀虫止痒。

适应证：治皮肤瘙痒症，阴囊湿疹（绣球风），荨麻疹（瘾疹），湿性湿疹等。

制用法：上药共为粗末，装纱布袋内，用水 2 500～3 000g，煮沸即可。用时先熏后洗；待湿后软毛巾溻洗。每剂药可反复用 3～4 日。

方解：苦参清热燥湿，杀虫止痒；蛇床子祛风杀虫止痒；花椒、百部杀虫止痒；威灵仙、紫苏叶祛风止痒。诸药外用，祛风除湿，杀虫止痒。

（2）青黛散（《赵炳南临床经验集》）

组成：青黛 60g，石膏 120g，滑石 120g，黄柏 60g。

功用：解毒敛疮，祛湿止痒。

适应证：治一般皮肤病，焮肿痒痛出水者。

制用法：上药各研细末，和匀。干掺；或麻油调敷患处。

方解：青黛解毒敛疮；石膏收敛生肌；滑石祛湿敛疮；黄柏清热燥湿。诸药配伍外用，解毒敛疮，祛湿止痒。

（3）祛湿散（《赵炳南临床经验集》）

组成：川黄连 24g，川黄柏 24g，黄芩 140g，槟榔 66g。

功用：清热解毒，除湿止痒。

适应证：急性湿疹，接触性皮炎，脓疱疮，婴儿湿疹等。

制用法：见本章第六节"漆疮"。

方解：见本章第六节"漆疮"。

（4）发际散（《朱仁康临床经验集》）

组成：五倍子末 310g，雄黄末 30g，枯矾末 30g。

功用：灭菌止痒，收湿化毒。

适应证：用于毛囊炎，脓疱疮，湿疹感染者。

制用法：先将雄黄、枯矾研细末后，加入五倍子末研和。毛囊炎用醋调，脓疱疮或湿疹感染者，与湿疹粉等量混合，香油调擦。

方解：雄黄有毒，以毒攻毒，解毒作用强，兼能止痒；枯矾解毒杀虫，燥湿止痒；五倍子收湿敛疮。三药合而外用，解毒敛疮，杀虫止痒。适用于湿疹感染者。

（5）皮温膏（《朱仁康临床经验集》）

组成：地榆末 620g，煅石膏 620g，枯矾 30g，凡士林 1 270g。

功用：解毒敛疮，杀虫止痒。

适应证：用于急性、亚急性湿疹。

制用法：将前三味药研细末后，调入凡士林内，外擦患处。此为皮温一号膏，皮温二号膏为上方去煅石膏，加密陀僧，用量为地榆末的一倍，随天气冷热加凡士林配成 50%～60% 油膏应用。

方解：地榆解毒敛疮；煅石膏收敛生肌；枯矾解毒杀虫，燥湿止痒；凡士林养肤生肌。诸药配伍外用,解毒敛疮,杀虫止痒。

2. 亚急性湿疮

(1)青哈散(《中医皮肤病学简编》)

组成:熟石膏62g,煅蛤粉31g,黄柏15g,青黛9g,轻粉3g。

功用:清热解毒,祛湿止痒。

适应证:用于湿疹、烧伤等。

制用法:共研细末,麻油调敷。

方解:轻粉有毒,以毒攻毒,敛疮生肌;熟石膏收敛生肌;黄柏清热解毒,燥湿止痒;青黛解毒敛疮;煅蛤粉收湿敛疮。诸药合而外用,解毒敛疮,祛湿止痒。适用于湿疹等。

(2)冰片鸡蛋油(《赵炳南临床经验集》)

组成:鸡蛋黄油30g,冰片1.5～3g。

功用:解毒消肿,润肤生肌。

适应证:用于慢性溃疡,烫伤疮面及各部位之瘘管。

制用法:将冰片细末兑入鸡蛋黄油内,溶尽后外擦皮损疮面或滴入瘘管内。化脓性疮面及有腐败组织疮面勿用。

方解:鸡蛋黄油润肤生肌;冰片清热解毒,消肿止痛,防腐生肌。诸药合而外用,解毒消肿,润肤生肌。

3. 慢性湿疮

(1)湿毒药(《朱仁康临床经验集》)

组成:密陀僧末500g,冰片1.5g。

功用:收湿止痒。

适应证:用于脓疱疮,尿布皮炎,慢性湿疹。

制用法:同研细末后,用麻油咸菜油调敷,渗水多时直接掺上。

方解:密陀僧有毒,攻毒杀虫,燥湿敛疮;冰片清热解毒,消肿止痛,防腐生肌。二药合而外用,解毒消肿,敛疮生肌。

(2)三黄一椒膏(《中医外科外治法》)

组成:大黄9g,雄黄9g,硫黄9g,胡椒12g。

功用:清热解毒,杀虫止痒。

适应证:用于慢性湿疹、牛皮癣及其他干癣,剧痒难忍者。有急性炎症者忌用。

制用法:以上药共为细末,凡士林120g,调成油膏备用。用时薄擦患处,1日2～3次。

方解:雄黄、硫黄均有毒,以毒攻毒,杀虫止痒;大黄清热解毒;胡椒杀虫解毒。诸药合用,清热解毒,杀虫止痒。

4. 婴儿湿疮

(1)参黄散(《文琢之中医外科经验论集》)

组成:苦参、黄柏各50g。

功用:清热燥湿,杀虫止痒。

适应证:用于婴儿湿疹。

制用法:共研细末,以蜂蜜水调擦。其水特多者用干粉撒布患处。进口内亦无碍,故对婴儿湿疹较好而安全。

方解:苦参、黄柏均为苦寒之品,长于清热燥湿,杀虫止痒。适用于湿疹瘙痒。

(2)复方黄连霜(《中医外科外治法》)

组成:黄连粉15g,青黛10g,枯矾10g,冰片3.5g,泼尼松150mg。

功用:清热祛湿,杀虫止痒。

适应证：用于婴儿湿疹。

制用法：将上药共研细末，加冷霜或市售雪花膏搅匀制成 100g 备用。用时将膏药薄涂于患部，1 日 1 次。

方解：黄连苦寒之品，祛湿热，泻火毒；青黛解毒敛疮；枯矾解毒杀虫，燥湿止痒；冰片清热解毒，消肿止痛，防腐生肌。诸药合用，清热祛湿，杀虫止痒。配伍泼尼松，中西药合用，效果更佳。

5.特殊疗法——热烘疗法

（1）定义：热烘疗法是在病变部位涂药后，再加热烘的疗法。它能使腠理开疏，药力渗入，从而达到治疗目的。

（2）适应证：适用于鹅掌风、皲裂疮、慢性湿疹、牛皮癣、瘢痕疙瘩等皮肤干燥、皲裂、瘙痒之证。

（3）用法：依据病情，先将适量的药膏涂于患部，须极薄而均匀，然后用电吹风烘或火烘患部，每日 1 次，每次约 20 分钟，视皮肤病变部位大小，可适当增减时间，烘后即可将所涂药物擦去。

（4）注意事项：操作时防止皮肤灼伤，禁用于一切急性皮肤病；坚持治疗较长时间方能获救。

六、预防与调摄

1. 避免外界刺激与致敏物，如热水、肥皂、鱼虾等。
2. 保持皮损清洁，避免搔抓与摩擦。
3. 发作期间，应暂缓预防接种和接种牛痘。

第八节 瘾 疹

学习目标

通过本节的学习，了解瘾疹的概念、鉴别诊断，熟悉瘾疹的病因病机，掌握瘾疹的辨证论治和常见的外治法。

一、概 说

瘾疹是一种皮肤出现红色或苍白风团，时隐时现的瘙痒性、过敏性皮肤病。本病以皮肤上出现瘙痒性风团，发无定处，骤起骤退，消退后不留任何痕迹为临床特征。一年四季均可发病，老幼都可患，有 15%～20% 的人一生中发生过本病。临床上可分为急性和慢性，急性者骤发速愈，慢性者可反复发作。中医古代文献因其小则如麻如豆，大则成片成块，多遇风而发，故俗称风疹块、风疹等。本病相当于现代医学的"荨麻疹"。

二、病 因 病 机

（一）中医

本病总因禀赋不耐，人体对某些物质过敏所致。可因卫外不固，风寒、风热之邪客于肌表；

或因肠胃湿热郁于肌肤；或因气血不足，虚风内生；或因情志内伤，冲任不调，肝肾不足，而致风邪搏结于肌肤而发病。

（二）现代医学

本病是一种变态反应（过敏）性疾病，主要是由各种因素引起组胺释放，使毛细血管扩张和血清渗出所致。荨麻疹的致病因素甚多，有食物类、药物类、吸入物类、感染因素、物理因素、精神因素、全身性疾病等，但慢性荨麻疹多难以找到确切致病因素。

三、临 床 表 现

（一）急性瘾疹

皮肤上突然出现风团，色白或红或正常肤色；大小不等，形态不一；局部出现，或泛发全身，或稀疏散在，或密集成片；发无定时，但以傍晚为多。风团成批出现，时隐时现，持续时间长短不一，但一般不超过 24 小时，消退后不留任何痕迹，部分患者一日反复发作多次。自觉剧痒、烧灼或刺痛。部分患者，搔抓后随手起条索状风团，或因搔抓刺激，风团逐渐蔓延，并融合成片；少数患者，在急性发作期，出现气促、胸闷、呼吸困难、恶心呕吐、腹痛腹泻、心慌心悸。急性者，发病急来势猛，风团骤然而起，迅速消退，瘙痒随之而止。发于咽喉者，可引起喉头水肿，形成"窒息感"。部分患者可有怕冷、发热等全身表现。

（二）慢性瘾疹

风团时多时少，反复发生，病期多在 1～2 个月以上，常达数月或数年之久；常晨起或临睡前加重。

四、类 证 鉴 别

1. 丘疹性荨麻疹 多见于小儿，为散在的丘疹性风团，或风团上有水疱，瘙痒剧烈，数日后才消退。

2. 色素性荨麻疹 风团消失后留有黄褐或棕色的色素斑，经搔抓或其他机械刺激后，可再发风团样损害。

五、治 疗

（一）内治

1. 辨证施治

（1）风热犯表型

证候：风团鲜红，灼热剧痒，遇热加重，得冷则减，多夏季发病，伴发热恶寒，咽喉肿痛。苔薄黄，脉浮数。

治法：疏风清热。

方药：消风散加减。

口诀：消风散内有荆防，蝉蜕胡麻苦参苍；知膏蒡通归地草，风疹湿疹服之康。

方解：荆芥、防风、牛蒡子、蝉蜕疏风止痒，共为君药。苍术祛风燥湿；苦参清热燥湿；木通清热利湿；石膏、知母清热泻火，共为臣药。当归、生地黄、麻仁养血活血，滋阴润燥，体现了"治风先治血，血行风自灭"，共为佐药。甘草清热解毒，调和诸药。诸药配伍疏风养血，清热除湿。使风邪去，湿热除，血脉和，则瘙痒自止。

（2）风寒束表型

证候：皮疹色白，遇风寒加重，得暖则减，口不渴，多冬季发病。舌淡，苔薄白，脉浮紧。

治法：疏风散寒。

方药：桂枝汤或荆防败毒散加减。

口诀：桂枝汤治太阳风，芍药甘草姜枣同；解肌发表调营卫，表虚有汗此为功。

荆防败毒草苓芎，羌独柴前枳桔同；外感身痛头项重，散寒祛湿并祛风。

方解：桂枝汤中桂枝散风邪，助卫阳，为君药。白芍益营阴，敛汗出，与桂枝配伍，调和营卫，为臣药。生姜助桂枝散邪，兼温胃止呕；大枣益气补中，助白芍养血和营，共为佐药。甘草助桂枝、生姜辛甘化阳实卫；助白芍、大枣酸甘化阴和营，兼调和诸药，为使药。诸药合用，发中有补，散中有收；邪正兼顾，阴阳并调。适用于外感风寒，营卫不和之瘾疹。

荆防败毒散中荆芥、防风祛风解表；羌活、独活祛风除湿，散寒止痛；柴胡疏散退热，以助解表；前胡、枳壳、茯苓、桔梗宣肺气，祛痰湿，止咳嗽；人参扶正祛邪，使之散中有补，祛邪不伤正；葱、生姜、薄荷祛邪解表；甘草益气和中，调和诸药。诸药配伍，散寒祛湿，兼能益气解表，适用于正气不足，外感风寒湿邪之瘾疹。

（3）血虚风燥证（慢性荨麻疹）

证候：皮疹色白，遇风寒加重，得暖则减，口不渴，多冬季发病。舌淡，苔薄白，脉浮紧。

治法：滋阴养血，祛风止痒。

方药：滋阴熄风汤加减。

口诀：滋阴息风菊独麻，熟地枸杞归豨巴；姜枣和胃菟丝长，肾风头晕心悬佳。

方解：菊花能疏散风热，最善利气血，明肝目；独活气味雄烈，善祛风止痉止痛；天麻俗称定风草，善祛风通络，息风止痉；当归补血活血；熟地黄、枸杞子、豨莶草、菟丝子补肝肾，强筋骨；姜枣能调和脾胃，增强后天之本。诸药配伍，阴中求阳，养血祛风。适用血虚风燥之瘾疹。

2. 成药验方

（1）生麻黄 3g，乌梅肉 6g，生甘草 9g，水煎服，每日 1 剂。

（2）痒症丸（《文琢之中医外科经验集》）

组成：生地黄、赤芍、制首乌、金银花、连翘、地肤子、白鲜皮、地龙各 12g，当归、白芷、刺猬皮、僵蚕、蝉蜕、苍耳子、天麻、防风各 9g，蜈蚣 2 条，川芎、红花、全蝎、乌梢蛇各 9g。

功用：养血息风，止痒除湿。

适应证：一切痒疹、风疹、斑疹均可使用。

制用法：上药共为细末，炼蜜为丸，每丸重 3g，备用。每服 2～3 丸，1 日 3 次，白开水送下。

方解：白芷、防风、天麻、僵蚕祛风；蝉蜕、地肤子、白鲜皮、苍耳子合用善祛风止痒；红花、当归、赤芍、川芎活血；地龙善于通络；金银花、连翘清热解毒；蜈蚣、全蝎、乌梢蛇善祛风止痒，清热解毒；生地黄能生精凉血；何首乌能补精生血，解毒止痒。诸药配伍，能生精补血，凉血通络，祛风止痒。

（二）外治

1. 洗剂

（1）百部洗方（《赵炳南临床经验集》）

组成：百部 120g，苦参 120g，蛇床子 60g，雄黄 15g，狼毒 75g。

功用：解毒杀虫，祛风止痒。

适应证：皮肤瘙痒症，荨麻疹，神经性皮炎等。

制用法：上药共碾粗末，装纱布袋内用水 3L，煮沸 30 分钟。以软毛巾溻洗，或溻洗后再加热水浸浴。有表面破损之抓痕及糜烂疮面的皮炎不宜用，谨防狼毒有吸收中毒之虞。

方解：百部杀虫止痒；苦参清热燥湿，祛风杀虫止痒；蛇床子祛风杀虫止痒；雄黄有毒，以毒攻毒，解毒作用强，兼能止痒。诸药制剂外用，解毒杀虫，祛风止痒。

（2）止痒洗剂Ⅰ号（《中医外科外治法》）

组成：苦参120g，蛇床子60g，百部120g，威灵仙60g，花椒30g，紫苏叶60g。

功用：祛风杀虫止痒。

适应证：治皮肤瘙痒症，阴囊湿疹（绣球风），荨麻疹（瘾疹），湿性湿疹等。

制用法：上药共为粗末，装纱布袋内，用水2 500～3 000g，煮沸即可。用时先熏后洗；待湿后软毛巾溻洗。每剂药可反复用3～4日。

方解：苦参、蛇床子、百部、花椒均能杀虫止痒，且苦参兼能清热燥湿；威灵仙、紫苏叶祛风止痒。诸药合而外用，祛风杀虫止痒。

（3）荨麻疹外洗液（《最新皮肤病外用药制剂汇总》）

组成：蛇床子2g，明矾12g，花椒6g，土茯苓30g，白鲜皮15g，苦参30g，荆芥12g，食盐20g。

功用：解毒杀虫，祛风止痒。

适应证：婴幼儿荨麻疹。

制用法：取上诸药加水2L，煎成1L去渣存液。将药液倾入盆内加适量温水，再将小儿抱入盆内浸浴，用毛巾边擦边洗，至药水渐凉为止。每日1次，每剂可煎用2～3次。

方解：蛇床子、花椒、白鲜皮、苦参均能杀虫止痒，且白鲜皮、苦参兼能清热燥湿；土茯苓解毒除湿；明矾解毒杀虫，燥湿止痒；荆芥祛风止痒；食盐解毒杀虫止痒。诸药制剂外用，解毒杀虫，祛风止痒。

（4）夜交藤煎液（《最新皮肤病外用药制剂汇总》）

组成：夜交藤200g，水1L。

功用：祛风止痒。

适应证：瘙痒症，丘疹性荨麻疹。

制用法：取夜交藤加水浓煎药液。每日分2次外洗，每次洗浴15分钟左右，3～5日可愈。10岁以下儿童，只用夜交藤100g，加水700ml，用法同上。

方解：夜交藤即首乌藤，长于祛风止痒，煎水外用，适用于各种瘾疹导致的皮肤瘙痒。

（5）地肤子洗剂（《中医皮肤病学简编》）

组成：地肤子12g，防风、独活、荆芥、白芷、赤芍、花椒、桑白皮、苦参各10g。

功用：解毒杀虫，祛风除湿。

适应证：皮肤瘙痒症、荨麻疹。

制用法：上药加水1.5L，煎沸20分钟左右，过滤去渣取汁，洗涤、浸浴患处。

方解：地肤子清热利湿，祛风止痒；防风、独活、荆芥、白芷祛风止痒；花椒祛风杀虫止痒；苦参清热燥湿，祛风杀虫止痒；赤芍清热凉血解毒；桑白皮清热祛湿。诸药配伍外用，解毒杀虫，祛风除湿。

2. 散剂

（1）二味拔毒散（《医宗金鉴》）

组成：明雄黄、白矾等分。

功用：解毒消肿，杀虫止痒。

适应证：用于由湿毒引起的疮疡及湿疡。

制用法：上药共为末，用青茶调化，鹅翎蘸扫患处。

方解：见本章第四节"蛇串疮"。

（2）二妙散（《丹溪心法》）

组成：苍术500g，黄柏500g。

功用：清热燥湿。

适应证：急性湿疹、接触性皮炎、脂溢性湿疹、脓疱疮、丘疹样荨麻疹。

制用法：研细末，过 100 目筛。直接干撒或植物油调上。

方解：苍术、黄柏苦寒清热燥湿，杀虫止痒。适用于湿疹、湿疮等所致的皮肤瘙痒。

（3）三妙散（《医宗金鉴》）

组成：苍术 500g，黄柏 50g，槟榔 500g。

功用：清热燥湿，杀虫止痒。

适应证：急性湿疹、接触性皮炎、脂溢性湿疹、脓疱疮、丘疹性荨麻疹。

制用法：研细末，过 100 目筛。直接干撒、鲜芦荟蘸药或用植物油调上。

方解：苍术、黄柏苦寒清热燥湿，杀虫止痒；槟榔杀虫止痒。三药配伍，清热燥湿，杀虫止痒。

3. 特殊疗法

（1）蚕沙熨方：蚕沙、盐各不拘多少，加热外熨；适用于风肿及荨麻疹（《证治准绳》）。

（2）针灸：①发于上半身者：曲池、内关，用泻法，每次 15～20 分钟；②发于下半身者：血海、足三里、三阴交，用法同上；③发于全身者：配风市、风池、大椎、大肠俞，用法同上。

六、预防与调摄

1. 避免接触致敏物品，积极治疗某些肠道寄生虫。

2. 避免搔抓与摩擦，保持皮损清洁。

3. 急性湿疹忌用热水烫洗和肥皂等刺激物洗涂患处。

4. 饮食宜清淡，忌食辛辣、酒、牛奶、鱼虾、海味等发物。

5. 注意气温变化，自我调摄寒温，加强体育锻炼。

6. 可用"止痒香包"等进行预防。

ER-7-10

药疮

第九节　药　　疮

学 习 目 标

通过本节的学习，了解药疮的定义、现代医学名称，熟悉药疮的病因病机、临床类型和类证鉴别，掌握药疮的诊断要点和内外治疗方法及要点。

一、概　　说

药疮是指药物通过口服、注射、皮肤黏膜用药等途径进入人体所引起的皮肤黏膜的急性炎症反应。中医文献把药物引起的内脏或皮肤反应，统称为"中药毒"。男女老幼均可发病，尤以禀赋不耐者为多见。本病随着药物的广泛应用，日趋增多，目前已占皮肤科初诊病例的 3%，且有不断升高趋势。本病相当于现代医学的"药物性皮炎"，又称"药疹"，属变态反应（过敏）性疾病。本病轻重不一，轻者仅引起皮肤损害，重者可危及生命。

二、病 因 病 机

（一）中医

总由禀赋不耐，药毒内侵所致。或风热之邪侵袭腠理，或湿热蕴蒸，郁于肌肤；或外邪郁久化火,血热妄行,溢于肌肤;或火毒炽盛,燔灼营血,外发于皮肤,内攻于脏腑。久而导致阴液耗竭,阳无所附,浮越于外,病重而危险。

(二)现代医学

引起本病的药物,随着新药不断增加,种类不断增多,任何一种药物在一定条件下,都有引起本病的可能,但临床上常见的有,①抗生素类:以青霉素、链霉素最多,其次为氨苄西林、氯霉素、土霉素等;②磺胺类:如磺胺噻唑、长效磺胺等;③解热镇痛类:其成分大多是阿司匹林、氨基比林和非那西丁等,其中以吡唑酮类和水杨酸类的发病率最高;④催眠药、镇静药与抗癫痫药:如苯巴比妥、甲丙氨酯、氯普噻吨、苯妥英钠等,以苯巴比妥引起者最多;⑤异种血清制剂及疫苗等:如破伤风抗毒素、抗蛇毒血清、狂犬病疫苗等;⑥中草药:文献中报告的单味药物有葛根、天花粉、板蓝根、大青叶、穿心莲、丹参、毛冬青、益母草、槐花、紫草、青蒿、防风、白蒺藜、大黄等;⑦中成药中有六神丸、云南白药、安宫牛黄丸、牛黄解毒片、银翘解毒片等。

其病机主要为产生变态反应,变态反应性药疹规律如下:①发病率不超过 20%~30%。②有一定的潜伏期。在第 1 次用药后,需经过 4~20 日,平均为 7~8 日的诱发阶段。③是一种抗原-抗体反应,与药物的药理作用、剂量无相关性。④应用与致敏药物结构式接近药物,可引起交叉过敏。⑤用致敏药物作皮试,不宜随便采用。⑥有与细胞结合的抗体,被动转移试验阳性。⑦少数病例可用致药物脱敏产生耐药性,但有产生即刻型反应的危险性。⑧抗过敏药物,特别是类固醇皮质激素治疗有效。也可产生非免疫性反应。①免疫效应途径的非免疫性活化:如阿司匹林、鸦片类药物、多黏菌素等。②药物的积聚:用药过久、剂量过大、排泄较慢等均可造成诱发药疹。③药物的过量反应:用药剂量过大引起的药疹称为"中毒性药疹";有些药物的治疗量与中毒量十分接近,容易发生中毒性反应。还有药物的光敏反应,①光变态反应:药物在光的影响下转变为抗原性物质,引起变应性药疹;②光毒性反应:内服药或局部用药,接触光感物后,吸收中波及长波紫外线较多,达到一定能量时,产生对细胞的损伤。

三、临 床 表 现

本病症状多样,表现复杂,但基本上都具有以下特点:①发病前有用药史,原因除去易于治愈;②有一定的潜伏期,再次发病多在用药后 4~20 日内,重复用药常在 24 小时内发生,短者甚至在用药后瞬间或数分钟内发生;③发病突然,自觉灼热瘙痒,重者伴有发热,倦怠,全身不适,纳差,大便干,小便黄赤等全身症状;④皮损分布除固定性药疹外,多呈全身性,对称性,且有由面颈部迅速向躯干四肢发展的趋势,皮损形态多样。临床上常见以下类型:

(一)荨麻疹样型

较常见,多由青霉素、血清制品、呋喃唑酮、磺胺类及水杨酸类等引起。表现与荨麻疹相似,风团大小形态不一,色红,刺痒,散在分布于躯干、四肢;严重者出现 38~39℃发热,面部血管性、包皮水肿,可有大片水肿性红斑或水疱,关节疼痛,淋巴结肿大,蛋白尿等,持续时间长,甚至发生喉头水肿。

(二)麻疹样或猩红热样型

较常见,多由解热镇痛药、巴比妥类、青霉素、链霉素及磺胺类等引起。发病多突然,常伴有畏寒、发热等全身症状。麻疹样型的皮损为散在或密集、红色、针头至米粒大的斑疹或斑丘疹,对称分布,泛发全身,以躯干为多,严重者可伴发小出血点。猩红热样型的皮损初起为小片红斑,从面颈、上肢、躯干向下发展,2~3 日内可遍布全身,并相互融合,致全身遍布红斑,面部、四肢肿胀,酷似猩红热的皮损。本型患者的皮损多鲜明,但全身症状较麻疹及猩红热稍轻,无麻疹或猩红热的其他症状,白细胞计数升高,少数患者肝功能可有一过性异常。停药后 1~2 周病情好转,体温也逐渐下降,皮损颜色变淡,继之以糠状或大片脱屑,病程一般较短。

(三)固定性药疹型

为最常见类型,常由磺胺类、解热镇痛药或巴比妥类药物引起。皮损为类圆形或椭圆形的水肿性紫红色斑,直径约2~3cm,常为一个,偶可数个,边界清楚,严重者其上有水疱。停药后约1周余红斑消退,留下黑色色素沉着斑,经久不退,如再服该药或同类药物,常于数分钟或数小时后,在原发皮损处发痒,继则出现同样皮损,并向周围扩大,以致中央色深,边缘潮红,也可出现水疱。复发时,他处也可以出现新的皮损,随着复发次数增多,皮损数目也可增多。皮损可发生在任何部位,但以口唇、口角、龟头、肛门等皮肤黏膜交界处为多。手足背及躯干也常发生。发于皱襞黏膜处,容易糜烂,产生痛感。一般7~10日可消退,若已溃烂则愈合较缓。重者可伴有发热,全身不适等症状。

(四)多形性红斑型

常由磺胺类、巴比妥类及解热镇痛药等药物引起。临床表现与多形性红斑相似,皮损为豌豆至蚕豆大小圆形或椭圆形水肿性红斑、丘疹,中心呈紫红色,或有小水疱,境界清楚,多对称分布于四肢伸侧、躯干、口腔及口唇,有痒感,重者可在口腔、鼻孔、眼部、肛门、外生殖器及全身泛发大疱及糜烂,疼痛剧烈,可伴高热、肝肾功能障碍及肺炎等,病情险恶。

(五)湿疹皮炎样型

大多先由外用磺胺类药物或抗生素软膏引起接触性皮炎,使皮肤敏感性增高,以后再服用同样的或类似的药物而引发。皮损为粟粒大小的丘疹及丘疱疹,常融合成片,泛发全身,可有糜烂、渗液,类似于湿疹,自觉瘙痒,或伴有发热等全身症状。

(六)剥脱性皮炎型

为严重的类型,多由巴比妥类、磺胺类、苯妥英钠、保泰松、对氨基水杨酸钠、青霉素、链霉素等药物引起。多数病例是在长期用药后发生。起病急,常伴高热、寒战。皮损初起呈麻疹样或猩红热样。在发展过程中逐渐融合成片,终至全身弥漫性红肿,可有糜烂、丘疱疹或小疱,破裂后渗液结痂。至2周左右,全身皮肤脱屑,呈鳞片状或落叶状,手足部则呈手套或袜套剥脱,以后头发、指(趾)甲也可脱落。口唇黏膜潮红、肿胀,或发生水疱、糜烂,影响进食。眼结膜充血、水肿、畏光、分泌物增多,重者发生角膜溃疡。全身淋巴结肿大,可伴有支气管肺炎、中毒性肝炎,白细胞计数显著增高或降低,甚至粒细胞缺乏。病程常超过1个月,重者因全身衰竭或继发感染而死亡。

(七)大疱性表皮松解型

为严重类型,常由服用磺胺类、解热镇痛药、抗生素、巴比妥类等药物引起。起病急骤,全身中毒症状较重,有高热、疲乏、咽痛、呕吐腹泻等症状,皮损为弥漫性紫红色或暗红色斑片,常起始于腋部或腹股沟,迅速遍及全身,触痛显著,旋即于红斑处起大小不等的松弛性水疱。稍一搓拉即成糜烂面,或形成大面积的表皮坏死松解,尼科利斯基征阳性,呈灰红色覆于糜烂面上的坏死表皮,留下疼痛的剥露面,口腔、颊黏膜、眼黏膜、呼吸道、胃肠道黏膜也可糜烂、溃疡。部分病例开始时似多形性红斑或固定性药疹,很快泛发全身。严重者常因继发感染,肝肾功能障碍,电解质紊乱或内脏出血及蛋白尿,甚至氮质血症而死亡。

除上述类型外,本病还可出现紫癜型,皮损类似于紫癜;痤疮样型,皮损类似于痤疮,系统性红斑狼疮样反应;天疱疮样皮损及假性淋巴瘤综合征等。

四、辅 助 检 查

大部分血白细胞计数略有增高;部分嗜酸性粒细胞有不同程度的增高;而大疱性表皮松解型中嗜酸性粒细胞绝对计数极低或为零。

五、类 证 鉴 别

1. 麻疹 应与麻疹样型药疹相鉴别。麻疹呈流行性发病,多发于冬春季,在儿童中流行,有接触传染史;全身症状较明显,常先有上呼吸道症状及怕冷、发热等;2~3 日后颊黏膜上出现麻疹黏膜斑,随后成批出疹;皮疹自耳后开始,约 3 日遍及全身。出疹 5~7 日后体温下降,皮疹自然消退。有的可在发病过程中并发肺炎而出现高热等。

2. 猩红热 应与猩红热样型药疹相鉴别。猩红热无服药史,瘙痒轻微,先有咽痛,全身症状明显,如发热、头痛、恶心、呕吐,并有杨梅舌、口周苍白圈等典型症状。

六、治　疗

(一)内治
1. 风热证
证候:皮损主要为丘疹、红斑、风团,来势快,多在上半身,分布散在或密集,红热作痒;伴有发热、头痛鼻塞、咳嗽。苔薄黄、脉浮数。

治法:疏风养血,清热除湿。

方药:消风散加减。

口诀:见本章第八节"瘾疹"。

方解:见本章第八节"瘾疹"。

2. 湿热证
证候:皮损处呈红斑、水疱,甚则糜烂渗液,表皮剥脱,伴剧痒,烦躁,口干,大便燥结,小便黄赤,或有发热。舌质红,苔薄白或黄,脉滑或数。

治法:清热利湿解毒。

方药:萆薢渗湿汤加黄连、黄芩、金银花、连翘等。

口诀:萆薢渗湿湿作怪,赤苓薏米水汽败;丹皮滑石川黄柏,泽泻通草渗透快。

方解:萆薢能利水祛湿,分清化浊;黄柏清热利湿,解毒疗疮;泽泻渗湿泄热;薏苡仁性缓,利水渗湿;赤茯苓分利湿热;滑石利水通泄;牡丹皮活血化瘀,清血中热结;通草清热滑窍,通利小便,使湿热随小便而出。诸药合用,共奏导湿下行,利水清热之功。

3. 血热证
证候:皮肤或黏膜发红斑,颜色鲜红,甚至血疱、水疱,口腔、阴部黏膜糜烂;或伴有口干、便结、小便黄。舌红,苔薄白,脉弦细数。

治法:清热解毒,凉血散瘀。

方药:犀角地黄汤合黄连解毒汤加减。

口诀:犀角地黄芍药丹,血热妄行吐衄斑;蓄血发狂舌质绛,凉血散瘀病可痊。

黄连解毒汤四味,黄芩黄柏栀子备;躁狂大热呕不眠,吐衄斑黄均可为。

方解:犀角(常用水牛角或石膏、牡丹皮、紫草替代)、生地黄、赤芍、牡丹皮均能清热凉血解毒,且赤芍、牡丹皮兼具活血散瘀之功;黄芩、黄连、黄柏、栀子苦寒清热燥湿,泻火解毒。诸药配伍,清热解毒,凉血散瘀。适用于热入血分,瘀热互结证。

4. 火毒证
证候:皮疹鲜红或紫红,泛发全身,甚则出现紫斑、血疱,高热神昏,口唇焦躁,口渴不欲饮,大便干,小便短赤。舌绛,苔少或镜面舌,脉洪数。

治法:清营解毒。

方药:清营汤加减。

口诀:清营汤治热传营,脉数舌绛辨分明;犀地丹玄麦凉血,银翘连竹气亦清。

方解:犀角(常用水牛角或石膏、牡丹皮、紫草替代)清营凉血解毒,为君药。生地黄、麦冬、玄参凉血解毒,养阴生津,共为臣药。金银花、连翘清热解毒以透邪热;黄连、淡竹叶清心泻火,共为佐药。丹参清心安神,活血散瘀,引药入心。诸药合用,清营解毒,透热养阴。

5. 气阴两虚证

证候:皮疹消退,低热口渴,气短乏力,便干尿黄,舌红少苔,脉细数。

治法:益气养阴清热。

方药:增液汤合益胃汤加减。

口诀:增液汤乃玄地冬,增水行舟大便通;增液承气添硝黄,热结阴亏尤常用。

益胃沙参冰糖进,麦冬生地玉竹存;甘寒生津复胃液,口渴舌红中焦证。

方解:生地黄、麦冬、玄参凉血解毒,养阴生津;沙参、玉竹养阴清热,且沙参兼补气之功;白冰糖和脾缓肝。诸药配伍,益气养阴清热。

(二)外治

1. 洗剂(渗出液多者)

(1)药疹含嗽液(《皮肤病偏方》)

组成:金银花 12g,连翘 15g,鱼腥草 20g,蒲公英 20g。

功用:清热解毒。

适应证:药物过敏性口腔溃疡。

制用法:加冷水 1L,煎煮成 500ml 滤液,待凉备用。将药液分次嗽入口中,10 分钟后再吐出,反复 3～4 次。再用生蜂蜜适量调锡类散涂敷溃疡,涂后不要急于吐唾液,保留 20 分钟。每日 6～8 次,不用其他任何药物,一般 5～7 日可愈合。

方解:金银花、连翘、鱼腥草、蒲公英均能清热解毒,煎水嗽入口中,能清热解毒,消肿止痛。适用于口腔溃疡的辅助治疗。

(2)金黄液(《最新皮肤病外用药制剂汇总》)

组成:金银花、黄柏、紫花地丁、连翘各 500g,生甘草 200g,牛蒡子 60g。

功用:清热解毒。

适应证:固定性药疹。

制法:上药加水 8L,煎煮成 3L 左右,去渣存汁待用。

用法:将无菌干纱布条浸渍本药液后,敷盖皮表面。对皮损面积过大者或有小水疱者,应先将小水疱剪破放出液体,然后用喷壶将药液喷洒在皮损面上,每隔 5～10 分钟喷洒 1 次。

方解:金银花、黄柏、紫花地丁、连翘、生甘草、牛蒡子均能清热解毒,制剂外用,能清热解,杀虫止痒。适用于固定性药疹皮肤色红,瘙痒等。

(3)药疹湿敷水(《最新皮肤病外用药制剂汇总》)

组成:蛇床子 20g,黄柏 15g,苦参 30g,荆芥 12g,生苍术 12g,蒲公英 30g,紫花地丁 15g,枯矾 6g,花椒 12g。

功用:祛风除湿,杀虫止痒,清热解毒。

适应证:固定性药疹糜烂处(龟头包皮炎、口腔糜烂等)。

制法:上药加水 500ml,煎煮 10 分钟后,滤渣存汁,备用。

用法:龟头处先洗后敷,每日多次,口腔内外擦,唇围冷敷,至糜烂渗液停止,疮面平复为止。

方解:黄柏、蒲公英、紫花地丁清热解毒;荆芥祛风止痒;苍术祛风除湿止痒;蛇床子、花椒祛风杀虫止痒;苦参清热燥湿,祛风杀虫止痒;枯矾解毒杀虫,燥湿止痒。诸药配伍,解毒杀虫,祛风止痒。

(4) 花椒三黄洗泡液(《最新皮肤病外用药制剂汇总》)

组成:花椒15～30g,黄连、黄柏、生大黄各10g,桂枝、苍耳子、枯矾各10～15g,苦参、何首乌、当归、乌梢蛇各30g。

功用:清热燥湿,祛风杀虫。

适应证:湿疹,银屑病,手足癣,脓疱疮,鱼鳞病,药疹,接触性皮炎等。

制法:共为粗末,放在砂罐内,加水6L,浸泡1小时,煮沸30～40分钟,待用。

用法:测药水水温为38℃左右时应用,用干净毛巾浸透药液,湿敷患处,30分钟;手足部可浸泡在药水中,每次1～2小时,可反复加热,早晚各1次。1剂可敷泡5日,15日为1疗程。

方解:黄连、黄柏、生大黄、苦参苦寒清热燥湿,杀虫止痒;花椒杀虫止痒;桂枝、苍耳子、乌梢蛇祛风止痒;何首乌、当归养血活血,润燥养肤。诸药合而外用,清热燥湿,祛风杀虫。

2.霜剂、膏剂、油剂(渗液不多者)

(1) 复方紫草油膏(《精选皮肤外用制剂手册》)

组成:紫草65g,金银花65g,白芷65g,冰片10g,蜂蜡30g,植物油1L。

功用:清热解毒,消肿生肌。

适应证:用于湿疹、皮炎、药疹、烫伤、溃疡等。

制法:药物入油,煎煮至药枯、去存油,再加入蜂蜡搅拌烊化,至冷搅匀即成。用法:外擦,外包,油纱布条换药多种用法。

方解:金银花、冰片清热解毒;紫草凉血活血透疹;白芷祛风止痒,消肿散结;蜂蜡收敛生肌,消肿止痛;植物油润肤生肌。诸药合而外用,清热解毒,消肿生肌。

(2) 地榆炭油剂(《最新皮肤病外用药制剂汇总》)

组成:地榆炭粉70g,依沙吖啶粉0.1g,冰片0.25g,植物油100ml。

功用:解毒敛疮,消肿止痛。

适应证:大疱性表皮松解型药疹,恶性大疱型多形性红斑,中毒性表皮坏死性松解症,寻常型天疱疮,Ⅱ度烧伤等。

制法:将干生地榆切碎,放锅内炒成炭,碾碎过120目筛极细末留作待用;另取植物油放砂锅内,加热烧开,慢慢地加入地榆炭细末,边加边搅,使成糊状,取下待凉,再加入依沙吖啶与冰片,搅匀后放在消毒缸内,备用。

用法:糜烂面上的脓性分泌物先行洗净,再涂上一层较稠的油剂,每日2～3次。

方解:地榆解毒敛疮;冰片、依沙吖啶粉清热解毒,消肿止痛;植物油润肤生肌。诸药制剂外用,解毒敛疮,消肿止痛。

七、预防与调摄

1.合理用药,严格掌握用药指征、药量及使用时限,用药前详细询问有无药物过敏史。

2.对青霉素、链霉素、抗毒血清制品等,用药前要做过敏试验。

3.用药过程中,要严密观察用药反应,遇到皮肤瘙痒、出疹、发热等反应,应立即停止可疑药物,争取早期诊断、早期治疗。

4.皮损禁忌用水清洗或搔抓。

5.出现药疹性皮炎后,嘱患者多饮开水。

6.出现药物性皮炎后,禁忌食用辛辣发物。

7.剥脱性皮炎型,按危重患者进行护理。

ER-7-11

白疕

第十节　白　疕

学习目标

　　通过本节的学习，了解白疕的概念、宜忌，熟悉白疕的病因病机，掌握白疕的皮损特点、辨证论治和分期外治方法。

一、概　说

　　白疕是一种红色丘疹或斑块之上有多层银白色干燥鳞屑反复脱落的红斑鳞屑性皮肤病。有的患者因其皮疹广泛而附着较厚鳞屑，状如松树之皮，故有"松皮癣""白壳疮"之称。可发生于任何部位，但多对称发生于四肢伸侧和头皮，严重者可泛发全身。男女老幼皆可患病，但以青壮年为多；男性多于女性，北方多于南方；春冬季易发或加重，夏秋季多缓解，部分患者可相反，数年之后则季节性不明显。具有一定的遗传倾向，有15%～30%的患者中有家族发病史。在自然人群中的发病率为0.1%～3%。本病相当于现代医学的"银屑病"，旧称"牛皮癣"。本病病程长，变化多，时轻时重；愈后易于复发。根据临床表现一般分为寻常型、脓疱型、关节病型和红皮病型四种类型。

二、病因病机

（一）中医
　　总因营血亏损，化燥生风，肌肤失养所致。
　　1. 初起　多为风寒或风热之邪侵袭肌肤，以致营卫失和，气血不畅，阻于肌表而发；或兼湿热蕴积，外不能宣泄，内不能利导，阻于肌表而发。
　　2. 病久　则气血耗伤，血虚风燥，肌肤失养，病情更为显露；或因营血不足，气血循行受阻，以致瘀阻肌表而成；或禀赋不足，肝肾亏虚，冲任失调，更使营血亏损。

（二）现代医学
　　现代医学对本病的病因认识不明，其发病可能与遗传、感染、外伤、精神等因素有关，从而引起皮肤角化不全。

三、临床表现

（一）寻常型银屑病
　　临床最多见，发病较急，皮损初起为红斑、丘疹，逐渐扩大融合成片，边缘清楚，上覆以多层银白色糠秕状鳞屑；轻轻刮去鳞屑，可见一层淡红色发亮的薄膜，称"薄膜现象"；刮除薄膜后可见小出血点，称为"点状出血现象"，为本病特征性皮损；"白色鳞屑""发亮薄膜""点状出血"是本病的三大临床特征。在进行期，皮肤外伤或注射针孔处常出现相同损害，称为"同形反应"；皮损发生在皱褶部位则易造成浸渍、皲裂。皮损可累及全身，但以头皮、躯干、四肢伸侧多见。按临床表现一般可分为三期：

1. 进行期 皮损色红，不断有新的皮损出现，原有皮损逐渐扩大，炎症浸润明显，鳞屑增厚，瘙痒较剧，易产生同形反应。

2. 静止期 皮损稳定，无新的皮损出现，旧的皮损经久不退。

3. 恢复期 皮损减少，变平，逐渐消退，留有色素沉着或色素沉着斑。

（二）特殊型银屑病

较为少见。

1. 脓疱型 临床少见，可继发于寻常型，亦可为原发性。临床上可分为泛发性和掌跖脓疱型两种：

（1）泛发性脓疱型：皮损特点为在红斑上出现群集性浅表的无菌性脓疱，脓疱如粟粒，可融合成"脓湖"。皮损可泛发躯干及四肢，口腔黏膜亦可受累，常见沟纹舌。可伴高热、关节肿痛等全身症状。病情好转后可出现典型白疕的皮损，病程长达数月或更久，常易复发，预后较差。

（2）掌跖脓疱型：皮损好发于掌跖部，皮损为在红斑基础上出现多数粟粒大小的脓疱，1～2周后自行干涸，形成黄色屑痂或小鳞屑，以后又在鳞屑下出现小脓疱，反复发作，逐渐向周围扩展。一般情况良好。

2. 关节病型 除有红斑、鳞屑外，还伴有关节炎的表现，以侵犯远端指趾关节为主，常不对称，亦可侵犯大关节和脊柱。受累关节红肿、疼痛，重者可有关节腔积液、强直、关节畸形。

3. 红皮病型 常由寻常型治疗不当或脓疱型消退过程中转变而成。表现为全身皮肤弥漫性潮红、肿胀和脱屑，在潮红的皮肤中可见片状正常的"皮岛"。可伴有发热、畏寒、头痛及关节痛、淋巴结肿大等全身症状。病程较长，可数月或数年不愈。治愈后，可有典型的白疕皮损。

四、辅 助 检 查

（一）血液检查

1. 血常规 白细胞计数升高，见于红皮病型、脓疱型及关节病型银屑病。

2. 血沉、血钙 见于关节病型、脓疱型银屑病，血沉加快、血钙降低。

（二）组织病理学检查

1. 寻常型银屑病 组织病理学改变主要为显著角化不全，可见颗粒层变薄或消失，棘层增厚，表皮突延长，深入真皮。真皮乳头呈杵状向表皮内上伸。真皮浅层血管周围淋巴细胞浸润。

2. 脓疱型银屑病 表皮内海绵状脓疱，疱内多数中性粒细胞，脓疱多位于棘细胞上层。真皮浅层血管扩张，周围有淋巴细胞和组织细胞及少量中性粒细胞浸润。

3. 关节病型银屑病 有类似类风湿关节炎的骨关节破坏。

4. 红皮病型银屑病 除白疕的病理改变外，与慢性皮炎相似，呈明显的角化不全，颗粒层变薄或消失，棘层肥厚，表皮期延长，表皮细胞内及细胞间水肿，真皮浅层水肿，血管扩张充血，周围炎性细胞浸润。

五、类 证 鉴 别

1. 慢性湿疮 多生于屈侧，剧痒，色素沉着，鳞屑少，不呈银白色，抓之无出血点。

2.玫瑰糠疹　好发于躯干及四肢近端,皮损为多数椭圆形淡红色斑,其长轴与皮纹一致,上附糠秕样细小鳞屑,病程仅数周,不复发。

3.白屑风(皮脂溢出症)　脂溢性皮炎皮损为片状鳞屑红斑,浸润较轻,境界不清,鳞屑小而薄,呈油腻性,带黄色;刮除后无薄膜现象及点状出血,毛发不呈束状;常合并有脱发。

六、治　疗

(一)内治

1.辨证施治

(1)风热血燥型

证候:皮损鲜红,皮疹不断出现,红斑增多,刮去鳞屑后可见发亮薄膜、点状出血,有同形反应,伴心烦口渴,便干尿赤。舌质红,苔黄或腻,脉弦滑或数。

治法:清热解毒,凉血疏风。

方药:犀角地黄汤或凉血地黄汤加减。

口诀:犀角地黄芍药丹,血热妄行吐衄斑;蓄血发狂舌质绛,凉血散瘀病可痊。

凉血地黄大成方,荆升归芍生地黄;槐榆连芩粉壳草,凉血燥湿治痔疮。

方解:荆芥祛风;当归养血活血;槐花、地榆、芍药、生地黄凉血;黄连、黄芩苦寒清热燥湿,泻火解毒;天花粉消肿散结;枳壳理气宽肠;甘草清热解毒,调和诸药。诸药配伍,清热祛湿,凉血解毒。

犀角(常用水牛角或石膏、牡丹皮、紫草替代)苦咸性寒,直入血分,凉血清心而解热毒;生地黄清热凉血,助犀角清热凉血,又能滋阴生津,以复已失之阴血;赤芍、丹皮清热凉血、活血散瘀。诸药配伍,凉血与散瘀并用,共奏凉血解毒之功。

(2)血虚风燥型

证候:皮损色淡,部分消退,鳞屑较多,伴口干,大便干。舌淡红,苔薄白,脉细缓。

治法:养血祛风,滋阴润燥。

方药:四物汤合消风散加减。

口诀:四物补血基本方,营血虚滞急煎尝;熟地当归白芍芎,补血调经功效强。

消风散内有荆防,蝉蜕胡麻苦参苍;知膏蒡通归地草,风疹湿疹服之康。

方解:荆芥、防风、牛蒡子、蝉蜕疏风止痒;苍术祛风燥湿;苦参清热燥湿;木通清热利湿;石膏、知母清热泻火;当归、生地黄、熟地黄、白芍、川芎、麻仁养血活血,滋阴润燥,体现了"治风先治血,血行风自灭";甘草清热解毒,调和诸药。诸药配伍疏风养血,清热除湿。使风邪去,湿热除。

(3)瘀滞肌肤型

证候:皮损肥厚浸润,颜色暗红,经久不退。舌质紫暗或有瘀斑、瘀点,脉涩或细缓。

治法:活血化瘀。

方药:桃红四物汤加三棱、莪术、半枝莲、鸡血藤等。

口诀:四物地芍与归芎,血虚血滞此方通;桃红四物增桃红,养血活血调经用。

方解:桃仁、红花、当归、川芎活血祛瘀,且当归兼能养血;生地黄、赤芍清热凉血解毒,且赤芍兼能活血祛瘀。诸药合用,热毒清,瘀血祛,新血生。

(4)冲任不调型

证候:皮疹的发生、消退与月经周期或妊娠有明显关系,或伴月经不调、痛经等。舌质淡,脉沉紧。

治法:调理冲任。

方药：六味地黄汤、二仙汤合四物汤加益母草。

口诀：六味地黄益肝肾，茱薯丹泽地苓专；更加知柏成八味，阴虚火旺自可煎。

二仙汤中巴戟天，知母黄柏当归添；阴阳不足月经病，双补攻效两相兼。

四物汤口诀见本节血虚风燥型。

方解：熟地黄、山茱萸、山药、当归、白芍滋阴养血；仙茅、淫羊藿、巴戟天补肾阳；黄柏、知母、泽泻泄湿热，退虚热；牡丹皮凉血退蒸；茯苓健脾祛湿；益母草、川芎活血祛瘀。诸药配伍，滋阴补阳，养血活血而调理冲任。

2．成药验方

（1）中成药：抗银片每次 2 片，饭后即吞服，每日 3 次，或当归片，地龙片，每次各 5 片，每日 2 次。

（2）中药注射剂：丹参注射液 8～12ml（加于 5% 葡萄糖盐水 500ml 中），静脉滴注，每日 1 次，10 次 1 个疗程；或泽漆注射液 4ml，肌内注射（亦可泽漆 30g，水煎服）每日 1 次，30～40 次为 1 个疗程，儿童减半。用于寻常型银屑病。

（二）外治

1．进行期 一般用低浓度性质温和药物。除前面讲解过的硫黄软膏、雄黄软膏、黑豆馏油软膏、润肌膏、癣症熏药方、子油熏药方、烟熏散、皮肤病熏药等外，还可用如下药物：

（1）苦参汤（《疡科心得集》）

组成：苦参 60g，蛇床子 30g，白芷 15g，金银花 20g，菊花 60g，黄柏 15g，地肤子 15g，石菖蒲 9g。

功用：解毒杀虫，祛湿止痒。

适应证：用于阴痒、阴蚀、松皮癣（银屑病）、麻风等。

制用法：水煎去渣，临用时亦可加猪胆汁 4～5 滴，一般洗 2～3 次即可。

方解：金银花、菊花清热解毒；蛇床子祛风杀虫止痒；黄柏、苦参苦寒清热燥湿，杀虫止痒；白芷祛风止痒；地肤子清热利湿，祛风止痒；石菖蒲祛湿止痒。诸药配伍，解毒杀虫，祛湿止痒。

（2）黑豆馏油软膏（《外科学》）

组成：黑豆馏油 5g、10g 或 20g，羊毛脂 30g，凡士林加至 100g。

功用：软坚润燥，止痒生肌。

适应证：用于慢性及亚急性皮肤病变。

制用法：共调成膏。

方解：黑豆馏油、羊毛脂、凡士林均能通过软坚润燥，止痒生肌而使角质溶解。

（3）润肌膏（《外科正宗》）

组成：当归 15g，紫草 3g，麻油 120g，黄蜡 15g。

功用：活血润肤，止痒生肌。

适应证：用于秃疮、白屑风、皮肤斑裂等。

制用法：先将前两味药与麻油同煎，入黄蜡化尽，倾入碗中，待冷擦患处。痒者以鲜姜片蘸膏擦之。

方解：当归养血活血，润肤生肌；紫草活血祛瘀，透疹止痒；麻油、黄蜡润肤生肌。诸药制剂外用，活血润肤，止痒生肌。

（4）子油熏药方（《赵炳南临床经验集》）

组成：大枫子、地肤子、蓖麻子、蛇床子、蕲艾各 30g，紫苏子、杏仁各 15g，白果、苦参各 12g。

功用：解毒杀虫，祛湿止痒，润肤生肌。

适应证：用于牛皮癣、松皮癣。

制用法：上药碾粗末，用较厚草纸卷药末成纸卷，燃燃熏皮损处。每日 1～2 次，每次

15~30分钟,温度以患者能耐受为宜。

方解:蓖麻子、白果有毒,以毒攻毒,杀虫止痒,润肤生肌;大枫子祛风润燥,攻毒杀虫;地肤子祛风杀虫;薪艾祛湿;地肤子清热利湿;苦参清热燥湿,杀虫祛风;杏仁润肤生肌,杀虫止痒。诸药配伍外用,解毒杀虫,祛湿止痒,润肤生肌。

2. 静止期 除前面陈述的热烘疗法(见本章第七节"湿疮")外,还可用下面外用药物进行治疗:

(1)玉黄膏(《朱仁康临床经验集》)

组成:当归30g,白芷9g,姜黄90g,甘草30g,轻粉6g,蜂蜡90~120g(夏多冬少),麻油1 000g,冰片适量。

功用:杀虫止痒,润肌生肌。

适应证:用于皮肤皲裂。

制用法:先将4种药浸泡麻油内3日,然后在炉火上熬至枯黄,离火去渣,加入轻粉、冰片细末,最后加蜂蜡熔化。调搅成膏,外擦皲裂处。朱氏介绍此膏,常以他药相配,治皮肤病。如配祛湿散(黄柏末、白芷末、轻粉、煅石膏、冰片)460g、玉黄散1 560g,则为祛湿膏,用于脂溢性皮炎、初起神经性皮炎;若用红粉末6g,配玉黄膏30g,则为红粉膏,用于银屑病。

方解:轻粉有毒,以毒攻毒,敛疮生肌;姜黄、当归活血祛瘀,养血润肤;白芷消肿止痛;甘草清热解毒;蜂蜡、麻油润肤生肌。诸药配伍外用,杀虫止痒,润肌生肌。

(2)三黄一椒膏(《中医外科外治法》)

组成:大黄9g,雄黄9g,硫黄9g,胡椒12g。

功用:解毒杀虫,祛风止痒。

适应证:用于慢性湿疹、牛皮癣及其他干癣,剧痒难忍者。有急性炎症者忌用。

制用法:见本章第七节"湿疮"。

方解:见本章第七节"湿疮"。

七、预防与调摄

1. 忌辛辣、鱼虾、羊肉、狗肉等发物及酒、浓茶。
2. 寻常型进行期或红皮病,不宜用刺激强的药物。
3. 外用药应从低浓度开始使用。
4. 含汞或砒剂,宜从小面积开始,无不良反应方可使用,大面积皮损禁用。
5. 外用药前,宜用热肥皂水或中药煎液外洗病灶,除去鳞屑。

ER-7-12

红蝴蝶疮

第十一节 红 蝴 蝶 疮

学 习 目 标

通过本节的学习,了解红蝴蝶疮的概念和宜忌,熟悉红蝴蝶疮的病因病机,掌握盘状红蝴蝶疮的诊断要点、系统性红蝴蝶疮的诊断依据、中医辨证论治和外治要点。

一、概　　说

红蝴蝶疮是指一种常在面部皮肤上出现蝴蝶样红斑,可累及全身多脏器的皮肤疾病。中医又称"蝶斑疮""蝶疮流注""鬼脸疮"等。中医文献中尚未发现类似本病的记载，本病多散记于"温病发斑""日晒疮"等病证中。以15～40岁女性多见。现代医学称之为红斑狼疮，属结缔组织疾病；因其有自身免疫现象，故亦属自身免疫疾病。临床上根据组织损害的不同分为"盘状红斑狼疮（DLE）"和"系统性红斑狼疮（SLE）"；前者损害主要局限于皮肤，少数兼有轻微的全身症状，多呈慢性经过。后者早期因多有发热、肾脏损害和关节炎样症状等表现，故往往容易误诊为肾小球肾炎、风湿性关节炎等疾病，而贻误病情；若同时累及多个脏器，造成多系统损害，治疗不当则可危及生命；病情一般呈进行性经过。

二、病 因 病 机

（一）中医

1. 总的来说，是由先天禀赋不足，肝肾亏虚而成。因肝主藏血，肾主藏精，精血不足，虚火上炎，兼因腠理不密，日光暴晒，外热入侵，热毒入里，二热相搏，瘀阻脉络，内伤于脏腑，外伤于肌肤而发病。

2. 热毒蕴结肌肤，上泛头面则面生盘状红蝴蝶疮；热毒内传脏腑，瘀阻于肌肉、关节，则发系统性红蝴蝶疮。

3. 在系统性红蝴蝶疮病程中，或因热毒炽盛，燔灼营血，阻隔经络，则可引起急性发作而见高热，肌肉酸楚，关节疼痛；或邪热渐退，则又多表现为低热，疲乏，唇干舌红，盗汗等阴虚火旺、肝肾不足证候；或因肝气郁结，久而化火，而致气血凝滞；或因病久气血两虚而致心阳不足；但病程后期每多阴损及阳，累及于脾，以致脾肾阳虚，水湿泛滥，膀胱气化失权而见便溏溲少，四肢清冷，下肢甚至全身浮肿等症。在整个发病过程中，热毒炽盛之证可相继或反复出现，甚或表现为热毒内陷，热盛动风。本病病情常虚实互见，变化多端。

（二）现代医学

到目前为止，对本病的病因认识尚不清楚，可能与遗传、感染、环境、精神、紫外线、药物等因素有关，其中遗传和环境因素对本病的诱发与发展起重要作用。在遗传的基础上，由于上述内外因素的作用，使其免疫功能发生紊乱或免疫缺陷，使自身组织破坏而发病。

三、临 床 表 现

（一）盘状红蝴蝶疮

1. 多见于20～40岁的女性，男女之比约为1∶3，家族中可有相同患者。

2. 皮损好发于面部，尤以两颊、鼻部为著，其次为头项、两耳、眼睑、额角，亦可发于手背、指侧、唇红部、肩胛部等处。

3. 初为针尖至扁豆大小或更大微高起的鲜红或桃红色斑，呈圆形或不规则形，境界清楚；逐渐扩大呈圆形或不规则形暗红色斑块；日久皮损中央萎缩，色素减退，周围色素沉着；边缘略高起，缘隆起成"盘状"；表面覆有灰褐色的黏着性鳞屑，揭去鳞屑可见刺状毛囊"角质栓"，嵌入毛囊口内，拔除角质栓后遗留扩大的毛囊口，毛囊口多开，犹如筛孔，皮损周围有色素沉着，伴毛细血管扩张。两颊部和鼻部的皮损可相互融合，呈蝶形外观。黏膜亦可累及，主要发生在唇部，表现除鳞屑红斑外，甚至可发生糜烂溃疡。新的损害可逐渐增多或经多年不增加。偶有盘状损害显著高起皮肤或表面呈疣状，称"肥厚性红蝴蝶疮"；若皮损可同时或相继在颜面、头皮、手背、足跖等多处部位发生，称之为"播散性盘状红蝴蝶疮"。先天禀赋不足的盘状红蝴蝶疮患者，有1%～5%可转变为系统性红蝴蝶疮或继发皮肤癌变。

4. 一般无自觉症状，进展时或日光暴晒后，可有轻度瘙痒感，少数患者可有低热、乏力及关节痛等全身症状。

5. 本病呈慢性经过，患部对日光敏感，有时在日晒或过度劳累后加剧；春夏加重，入冬减轻。病程中不破溃，亦难自愈，容易复发；消退后遗留浅表性瘢痕，严重者可毁形。

（二）系统性红蝴蝶疮

1. 好发人群　多见于青年及中年女性，男女之比约为1∶10。

2. 早期表现　本病早期表现多种多样，症状多不明显，初起可单个器官受累，或多个系统同时被侵犯：常表现为不规则发热，关节疼痛，食欲减退，伴体重减轻，皮肤红斑等。

3. 皮肤、黏膜损害　约80%的患者出现对称性的皮损，典型者在两颊和鼻部出现蝶形红斑，为不规则形，色鲜红或紫红，边界清楚或模糊，有时可见鳞屑，病情缓解时红斑消退，留有棕色色素沉着，较少出现萎缩现象。皮损发生在指甲周围皮肤及甲下者，常为出血性紫红色斑片，高热时红肿光亮，时隐时现称为"弧形红斑"。发生在口唇者，则为下唇部红斑性唇炎的表现。皮损严重者，可有全身泛发性多形性红斑、紫红斑、水疱等，口腔、外阴黏膜有糜烂，头发可逐渐稀疏或脱落。手部遇冷时有雷诺现象，常为本病的早期症状。

4. 全身症状

（1）发热：一般都有不规则发热，多数呈低热，急性活动期出现高热，甚至可达40～41℃。

（2）关节、肌肉疼痛：约90%的患者有关节及肌肉疼痛，关节疼痛可侵犯四肢大小关节，多为游走性，软组织可有肿胀，但很少发生积液和潮红。

（3）肾脏损害：几乎所有的系统性红蝴蝶疮皆累及肾脏，但有临床表现的约占75%，肾脏损害为较早的、常见的、重要的内脏损害，可见到各种肾炎的表现，早期尿中有蛋白、管型和红白细胞，后期肾功能损害可出现尿毒症、肾病综合征表现。

（4）心血管系统病变：约有1%的患者有心血管系统的病变，以心包炎、心肌炎、心包积液较常见。有时伴发血栓性静脉炎、血栓闭塞性脉管炎。

（5）呼吸系统病变：主要表现为胸膜炎和间质性肺炎，出现呼吸功能障碍。

（6）消化系统病变：约有40%患者有恶心呕吐、腹痛腹泻、便血等消化道症状；30%患者有肝脏损害，呈慢性肝炎样表现。

（7）神经系统病变：神经系统症状多见于后期，可表现为各种精神、神经症状，如抑郁、失眠、精神分裂症样改变，严重者可出现抽搐、症状性癫痫。

（8）其他病变：淋巴系统可累及，表现为局部或全身淋巴结肿大，质软无压痛。累及造血系统见贫血、全血细胞减少。另外，约有20%病例有眼底病变，如视乳头水肿、视网膜病变等。

四、辅 助 检 查

1. 一般检查　血常规呈中度贫血，约56%的患者白细胞计数及血小板计数减少，血沉加快，尿中有蛋白及红、白细胞和管型，蛋白电泳白蛋白减少，丙球蛋白，α2球蛋白增多，血球蛋白比倒置。

2. 免疫学检查

（1）狼疮细胞阳性率在60%左右，但特异性低。

（2）抗核抗体检查，阳性率在90%以上，其中抗双链DNA抗体特异性高，阳性率为95%，效价与病情轻重成正比；其他如抗Sm抗体、抗SS-A抗体、抗SS-B抗体阳性率为30%左右。

（3）补体及免疫复合物检查：循环免疫复合物升高，血清总补体及C_3、C_4均降低，尤以C_3下降显著。

(4) 狼疮带试验检查:用直接荧光免疫法在患者皮肤和真皮连接处检查,可见免疫球蛋白和补体沉积,呈颗粒状、球状或线条状排列的黄绿色荧光带,在系统性红蝴蝶疮的正常皮肤暴露部位阳性率为50%～70%,皮损部位高达90%以上,诊断意义较大。

五、类 证 鉴 别

1.风湿性关节炎 关节肿痛明显,可出现风湿结节,类风湿因子大多为阳性。

2.类风湿关节炎 关节疼痛,类风湿因子大多阳性,查不到狼疮细胞,无红蝴蝶疮特有的皮损,可有关节畸形。

3.皮肌炎 多于面部开始,皮损为以双眼睑为中心的紫蓝色水肿性红斑,多发性肌炎症状明显,肌酶、尿肌酸含量异常。

4.多形性红斑 发病与季节有关,春秋多见;多有前驱症状,皮损为多形性,常有彩虹状红斑症状。

六、治 疗

(一) 内治

1.辨证施治

(1) 热毒炽盛型

证候:相当于系统性红蝴蝶疮急性活动期。面部出现蝶形红色斑,色鲜艳,皮肤紫暗,有瘀斑,甲下和眼结膜有出血点,伴高热神昏,烦躁口渴,关节肌肉疼痛,便干尿赤。舌红绛,苔黄糙,脉弦滑或洪数。

治法:清热凉血,解毒化斑。

方药:犀角地黄汤合黄连解毒汤加减。

口诀:见本章第九节"药疮"。

方解:见本章第九节"药疮"。

(2) 阴虚火旺型

证候:斑疹暗红,伴不规则发热或持续低热,手足心热,心烦乏力,自汗盗汗,面潮红,关节痛,足跟痛,月经不调。舌红,苔少,脉细数。

治法:滋阴降火。

方药:六味地黄汤合大补阴丸、清骨散。

口诀:六味地黄益肝肾,山药丹泽萸苓掺;更加知柏成八味,阴虚火旺自可煎。

大补阴丸知柏黄,龟甲脊髓蜜丸方;咳嗽咯血骨蒸热,阴虚火旺制亢阳。

清骨散君银柴胡,胡连秦艽鳖甲辅;地骨青蒿知母草,骨蒸劳热一并除。

方解:熟地黄、山茱萸、山药、龟甲、鳖甲、猪脊髓滋补肾阴;知母、黄柏、银柴胡、胡黄连、地骨皮、青蒿、知母、秦艽退虚热;泽泻、茯苓健脾祛湿,有利于滋肾阴。诸药合用,滋阴降火。

(3) 气滞血瘀型

证候:多见于盘状红蝴蝶疮。红斑暗滞,角栓形成及皮肤萎缩,伴倦怠乏力。舌暗红,苔白或呈光面舌,脉沉细。

治法:行气活血化瘀。

方药:桃红四物汤加减。

口诀:见本章第五节"疣"。

方解:见本章第五节"疣"。

（4）脾肾阳虚型

证候：红斑不显，低热肢冷，面色无华，眼睑、下肢浮肿，腹胀纳差，口干不渴，尿少或尿闭。舌淡胖，边有齿痕，苔少，脉沉细。

治法：温肾壮阳，健脾利水。

方药：金匮肾气丸合真武汤加减。

口诀：金匮肾气治肾虚，熟地山药与山萸；丹皮苓泽加附桂，引火归原热下趋。

真武汤壮肾中阳，茯苓术芍附生姜；少阴腹痛有水气，悸眩胸惕保安康。

方解：附子、桂枝温肾助阳，以化气利水；熟地黄、山茱萸、山药滋肾阴，阴中求阳，使利水不伤阴；茯苓、白术、泽泻健脾利水渗湿，使水邪从小便而去；牡丹皮活血散瘀；白芍酸甘敛阴，防止附子、桂枝、生姜辛热伤阴；生姜辛温宣肺利水。诸药配伍，温肾壮阳，健脾利水。

（5）脾虚肝旺型

证候：皮肤紫斑，胸胁胀满，腹胀纳呆，头昏头痛，失眠耳鸣，月经不调或闭经。舌紫暗有瘀斑，脉细弦。

治法：疏肝清热，健脾养血。

方药：四君子汤合丹栀逍遥散（即八味逍遥散或加味逍遥散）加减。

口诀：四君补气基本方，食少无力大便溏；人参白术茯苓草，益气健脾功效强。

逍遥散用柴芍归，薄荷苓术草姜煨；疏肝健脾兼养血，调经八味丹栀随。

方解：人参、茯苓、白术、甘草益气健脾；柴胡疏肝解郁；当归、白芍养血活血，柔肝缓急；薄荷疏散郁遏之气，透达肝经郁热而助柴胡疏肝解郁；煨生姜降逆和中止呕，辛散达郁；牡丹皮、栀子清热泻火。诸药配伍，疏肝清热，健脾养血。

2．成药验方

（1）昆明山海棠片：0.25g，每次2～3片，1日3次饭后服。

（2）雷公藤总甙制剂：1～1.2mg/（kg•d），2～3次服用。

（3）青蒿素：0.2g，每次1片，1日2次饭后服。

（4）六味地黄丸：9g，分吞。

（5）新六味片：每次5片，1日3次。

（6）滋阴补肾片：每次5片，1日2次。

（二）外治

1．白玉膏加甘草粉20%调匀外涂，1日3～4次。

2．生肌玉红膏外涂，1日3～4次。

3．黄柏霜和氟轻松软膏（成药）各等分，调匀外涂，1日3～4次。

4．针灸，①命门透阳关、身柱透灵台，留针4小时；②耳郭反应点用耳针，留针3小时；③太冲、曲池、百会、足三里，快速提插，强刺激，不留针。

七、预防与调摄

1．避免使用易诱发本病的药物，如青霉素、链霉素、磺胺类等。

2．避免阳光暴晒与劳累。

3．节制房事与生育，未婚青年暂忌结婚。

4．加强心理调护，树立战胜疾病的信心。

5．忌食辛辣刺激品及饮酒等。

牛皮癣

🌐 **知识链接**

结缔组织病

　　结缔组织病是泛指结缔组织受累的疾病，包括红斑狼疮、类风湿关节炎、硬皮病、皮肌炎、结节性多动脉炎、肉芽肿性血管炎、巨细胞动脉炎及干燥综合征等。美国风湿病学会 1982 年修订的风湿病分类中，结缔组织病还可包括变应性血管炎、贝赫切特综合征、结节性非化脓性发热性脂膜炎等。结缔组织病具有某些临床、病理学及免疫学方面的共同特征，如多系统受累（即皮肤、关节、肌肉、心、肾、造血系统、中枢神经等可同时受累），病程长，病情复杂，可伴发热、关节痛、血管炎、血沉增快、γ球蛋白增高等。广义的结缔组织病还包括一组遗传性的结缔组织病，即由于先天性的缺陷使结缔组织中某种成分（如胶原、弹性蛋白或糖胺聚糖）的生物合成或降解发生异常而引起的疾病。

第十二节　牛　皮　癣

　　通过本节的学习，了解牛皮癣的概念、现代医学名称，熟悉牛皮癣的病因病机及内治法，掌握牛皮癣的诊断、鉴别诊断和特色外治法。

一、概　　说

　　牛皮癣是一种患部皮肤状如牛项之皮，厚而且坚的慢性瘙痒性皮肤病。在中医文献中，因其好发于颈项部，故称为"摄领疮"；因其缠绵顽固，故亦称为"顽癣"。《诸病源候论》中记载："摄领疮，如癣之类，生于项上痒痛，衣领拂着即剧，是衣领揩所作，故名摄领疮也。"《外科正宗》云："牛皮癣如牛项之皮，顽硬且坚，抓之如朽木。"说明本病因状如牛领之皮，厚而且坚，故命名为"牛皮癣"。本病好发于青壮年，多见于心绪烦扰、情志郁闷之人，以 20～40 岁左右的青壮年为多见；慢性经过，时轻时重，多在夏季加剧，冬季缓解。相当于现代医学的"神经性皮炎"。

二、病　因　病　机

（一）中医
1. 初起多为风湿热之邪阻滞肌肤，或衣着硬领外来的机械刺激所引起。
2. 病久耗伤阴液，营血不足，血虚生风生燥，皮肤失去濡养而成。
3. 血虚肝旺，情绪波动不安，过度紧张，忧愁烦恼者，更易发病，往往反复发作。

（二）现代医学
　　现代医学认为，本病病因不明，发病可能与神经系统功能障碍、大脑皮质兴奋和抑制平衡失调有关。诱发因素可有精神刺激、胃肠功能障碍、内分泌失调、局部刺激等。从而引起表皮角化过度与轻度角化不全，皮突延长加宽，棘层肥厚，真皮为慢性炎细胞浸润，并可伴成纤维细胞增生，甚至纤维化。

三、临床表现

1．部位　皮疹好发于颈项、上眼睑、骶部、肘伸、指伸面、阴囊、肛门周围等处，以颈项部为最多见。

2．分布　常呈对称性分布，亦可沿皮神经分布呈线状排列。

3．皮损表现

（1）开始时局部出现阵发性瘙痒。

（2）经搔抓或摩擦后出现成群粟米至米粒大小的扁平丘疹，边界清楚，皮色正常或略潮红，表面光泽或覆有菲薄的糠皮状鳞屑。

（3）以后由于不断地搔抓或摩擦，丘疹逐渐扩大，互相融合成片，继之则局部皮肤增厚，纹理加深，互相交错，表面干燥粗糙，并有少许灰白色鳞屑，而呈苔藓样变，皮肤损害可呈圆形或不规则形斑片，边界清楚，触之粗糙。

（4）由于搔抓，患部及其周围可伴有抓痕、出血点或血痂，其附近也可有新的扁平小丘疹出现。

（5）自觉阵发性奇痒，被衣摩擦与汗渍时更剧，入夜尤甚，搔之不知痛楚。情绪波动时，瘙痒也随之加剧。因瘙痒可影响工作和休息，患者常伴有失眠、头昏、烦躁症状。

（6）本病病程缓慢，常数年不愈，反复发作。

（7）临床上按其发病部位、皮损多少分为"局限型"和"泛发型"两种。局限型，皮损仅见于颈项等局部，为少数境界清楚的苔藓样肥厚斑片；泛发型，分布较广泛，好发于头、四肢、肩腰部等处，甚至泛发全身各处，皮损特点与局限型相同。

四、类证鉴别

摄领疮、慢性湿疮、原发性皮肤淀粉样变三者鉴别（表 7-3）。

表 7-3　摄领疮与慢性湿疮、原发性皮肤淀粉样变相鉴别

类别	摄领疮	慢性湿疮	原发性皮肤淀粉样变
病史	常有精神刺激和衣领摩擦史	常有急性湿疮发病史，或无	家属中可有本病患者
部位	颈部最多见，其次是上眼睑、四肢伸侧和骶部、会阴等	小腿屈侧多见，其次是小腿伸面、肘、腘窝、外生殖器等	两小腿伸面及上背部等
皮疹	苔藓样变，局部干燥，搔破无糜烂，仅见线状抓痕或血痂，病久色素多减退	苔藓样变，浸润肥厚，可间有少许糜烂，少量渗出。病久色素多加深	皮疹多对称分布，圆形、半圆形，芝麻至高粱米大、顶平、比较粗糙的丘疹，质坚，密集成片而不融合
刺激后反应	除因局部应用刺激性强的药物可引起接触性皮炎外，一般不引起急性湿疮样发作	易引起急性湿疮样发作	不引起急性湿疮样发作

五、治疗

（一）内治

1．辨证施治

（1）肝郁化火型

证候：皮损色红，心烦易怒，失眠多梦，眩晕，心悸，口苦咽干。舌边尖红，脉弦数。

治法：清肝泻火。

方药：龙胆泻肝汤加减。

口诀：见本章第四节"蛇串疮"。

方解：见本章第四节"蛇串疮"。

（2）风湿蕴肤型

证候：皮损呈淡褐色片状，粗糙肥厚，剧痒时作，夜间尤甚，伴少许糜烂、湿润。苔薄白或薄黄，脉濡缓。

治法：疏风利湿。

方药：消风散加减。

口诀：见本章第八节"瘾疹"。

方解：见本章第八节"瘾疹"。

（3）血虚风燥型

证候：病程较长，皮损干燥、肥厚、粗糙，有鳞屑，色淡或浅褐色，伴心悸怔忡，失眠健忘，女子月经不调。舌淡，苔薄，脉沉细。

治法：养血祛风润燥。

方药：消风四物汤或当归饮子加减。

口诀：见本章第二节"癣"。

方解：见本章第二节"癣"。

2.成药验方 可选用当归片、清解片、乌梢蛇片或地龙片，每次各5片，1日2次。

（二）外治

1.百部洗方（《赵炳南临床经验集》）

组成：百部220g，苦参120g，蛇床子60g，雄黄15g，狼毒75g。

功用：解毒杀虫，祛风止痒。

适应证：用于皮肤瘙痒症，荨麻疹，神经性皮炎等。

制用法：上药共碾粗末，装纱布袋内，用水2 500~3 000g煮沸30分钟。以软毛巾漫洗，或漫洗后再加热水浸浴。有抓破疮面者慎用。

方解：雄黄、狼毒有毒，以毒攻毒，杀虫止痒；百部、蛇床子祛风杀虫止痒；苦参清热燥湿，杀虫止痒。诸药合而外用，解毒杀虫，祛风止痒。

2.止痒洗方Ⅱ号（《朱仁康临床经验集》）

组成：接骨草30g，红花15g，苦参30g，雄黄15g，明矾15g。

功用：消肿散结，杀虫止痒。

适应证：用于皮肤淀粉样变，神经性皮炎。

制用法：煎水半盆，半温时用软毛巾反复洗患处，每日3~4次，每次15分钟。

方解：雄黄以毒攻毒，解毒作用强，兼能止痒；苦参苦寒清热燥湿，杀虫止痒；明矾解毒杀虫，燥湿止痒；接骨草祛风利湿，消瘀散结；红花活血祛瘀，消肿散结。诸药配伍外用，消肿散结，杀虫止痒。

3.祛湿方膏（《朱仁康临床经验集》）

组成：祛湿散（黄柏末、白芷末、轻粉、煅石膏、冰片）460g，玉黄散（当归、白芷、姜黄、甘草、轻粉、蜂蜡、麻油）1 560g。

功用：解毒敛疮，润肤生肌。

适应证：用于脂溢性皮炎、初起神经性皮炎。

制用法：（玉黄膏）先将4种药浸泡麻油内3日，然后炉火上熬至枯黄，离火去渣，加入轻粉、冰片细末，最后加蜂蜡熔化。调搅成膏，外擦皲裂处。

方解：轻粉有毒，以毒攻毒，敛疮生肌；黄柏清热燥湿；煅石膏收湿敛疮；冰片清热解毒，消肿止痛，防腐生肌；白芷消肿排脓；当归、姜黄活血祛瘀，消肿止痛，润肤生肌；甘草清热解毒；蜂蜡、麻油润肤生肌。诸药配伍外用，解毒敛疮，润肤生肌。

4. 皮炎酒(《文琢之中医外科经验论集》)

组成：白及、土百部、槟榔、鹤虱、白芷、红花各 9g，明雄黄、蛇床子、大枫子、白鲜皮各 15g，川乌、草乌各 6g，花椒 3g，地肤子 15g，土槿皮 15g，蝉蜕 1 大张，蜈蚣 2 条，白酒 100ml。

功用：解毒杀虫，祛风止痒。

适应证：用于神经性皮炎及潜在癣症。已破者勿用。

制用法：将上药打成粗末，入白酒内浸泡 7 日，过滤即成，用时以药酒擦患处。

方解：雄黄、川乌、草乌、蜈蚣、土槿皮均有毒，以毒攻毒，杀虫止痒；鹤虱、花椒、蝉蜕、百部、槟榔、白芷、蛇床子祛风杀虫止痒；地肤子清热利湿，杀虫止痒；白及消肿生肌；红花活血消肿。诸药配伍外用，解毒杀虫，祛风止痒。

5. 善癣水(《朱仁康临床经验集》)

组成：生地榆 50g，苦楝子 50g，川槿皮 95g，斑蝥 15g（布包）。

功用：解毒蚀疮，杀虫止痒。

适应证：用于体癣，神经性皮炎，花斑癣。

制用法：前三味药制成粗末，均入 75% 乙醇 1L 中密封，浸泡 2 周后，去渣取酊，每日外擦 1～2 次。

方解：生地榆解毒敛疮；苦楝子、川槿皮、斑蝥均有毒，以毒解毒，杀虫止痒，斑蝥兼能蚀疮。诸药配伍外用，解毒蚀疮，杀虫止痒。

6. 斑蝥酊(《疮疡外用本草》)

组成：斑蝥（捣碎）24g，轻粉 3g（研），75% 乙醇 400ml，明雄黄 9g，冰片 3g（研）。

功用：解毒杀虫，蚀疮生肌。

适应证：用于神经性皮炎。

制用法：上药共入乙醇溶液内浸 24 小时，过滤取药液，每次涂患处面积 3～5cm² 为宜，不宜过大。涂后局部会起大疱，抽取疱内容物，后扎紧，防感染，3～4 日即见脱皮。

方解：斑蝥、雄黄、轻粉均有毒，攻毒杀虫，且斑蝥兼能蚀疮，轻粉敛疮生肌；冰片清热解毒，消肿止痛，防腐生肌。诸药配伍，解毒杀虫，蚀疮生肌。

（三）特殊疗法

1. 热烘疗法

见本章第七节"湿疮"。

2. 滚刺法

定义：滚刺法是用滚筒在病变部位推滚的疗法，促使局部气血流通，破坏皮肤乳头层的神经末梢，同时在滚刺后用橡皮膏外封，皮损处经常保持在湿润的状态，故能使皮肤柔软，润燥止痒。

适应证：适用于神经性皮炎、皮肤淀粉样变等慢性的，皮肤表现为干燥、肥厚、粗糙的皮肤病。

用法：先在病变部位用乙醇溶液或以 0.1% 苯扎氯铵消毒，再用滚刺筒进行推滚，直至皮损处全部出血，擦干血液后，用伤湿止痛膏或橡皮膏外封，每隔 5～7 日推滚 1 次，7 次为 1 疗程。

注意事项：操作时注意消毒；面部及急性皮肤病均禁用。

六、预防与调摄

1. 避免精神刺激，保持情绪稳定。

2．避免过度劳累。

3．忌饮浓茶、咖啡、烟酒，少食辛辣刺激性食物。

4．有胃肠道功能失调者，应予以纠正。

5．局部避免强烈搔抓和烫洗，内衣以棉织品为好，衣领宜柔软。

🌐 知识链接

痒疹

　　痒疹是一组急性或慢性炎症性皮肤病的总称，好发于四肢伸侧瘙痒性的皮肤病。皮肤损害多是孤立的丘疹或结节，愈后留以色素沉着，局部皮损处有剧烈瘙痒。病程慢性，有时数月或数年不愈，痒疹有不同的命名，没有一致的分类方法。由于临床表现不同，痒疹可分为小儿痒疹、寻常痒诊、结节性痒疹、妊娠痒疹和夏季痒疹等。

第十三节　粉　　刺

ER-7-14
粉刺

学习目标

　　通过本节的学习，了解粉刺的概念，熟悉粉刺的病因病机及鉴别诊断，掌握粉刺的诊断要点、辨证论治及外治法。

一、概　　说

　　粉刺是一种常见的毛囊、皮脂腺的慢性炎症性疾患。以其皮损丘疹中间突起明显，并可挤出白色碎米样粉汁样物质而称为"粉刺"，又称"肺风粉刺"，俗称"酒刺""暗疮""青春痘"；有的因丘疹顶部呈黑色，故又有"黑头粉刺"之称。多见于青春期男女，女性常在月经前呈周期性加剧。好发于颜面、胸、背部。《医宗金鉴》中记载："此证由肺经血热而成，每发于面鼻，起碎疙瘩，形如黍屑，色赤肿痛，破出白粉刺，日久皆成白屑，形如黍米白屑，宜内服清肺饮，外敷颠倒散。"相当于现代医学所称的"痤疮"。

二、病 因 病 机

（一）中医

　　素体阳热偏盛，加之青春期生机旺盛，营血日渐偏热，血热外壅，气血郁滞，蕴阻肌肤，而发本病；或因过食辛辣肥甘之品，肺胃积热，循经上熏，血随热行，上壅于胸面。若病情日久不愈，气血郁滞，经脉失畅；或肺胃积热，久蕴不解，化湿生痰，痰瘀互结，致使粟疹日渐扩大，或局部出现结节，累累相连。

　　总之，素体血热偏盛是发病的内因；饮食不节、外邪侵袭是致病的条件。若湿热夹痰，则会使病程缠绵，病情加重。

（二）现代医学

　　现代医学认为，本病的发生与雄性激素增加、皮脂腺分泌旺盛、毛囊口上皮角化亢进、毛囊内痤疮短棒菌苗（PA）增殖及遗传等因素有关。导致角蛋白和皮脂瘀积，引起结节、囊肿，形成脓肿、深部肉芽肿、瘢痕或瘢痕疙瘩。

三、临 床 表 现

1. 一般起始发于颜面部；典型皮损为散在的、粟米大小毛囊性丘疹，顶部黑色，周围色红，可挤压出乳白色粉质物；严重者也可见于上胸和背部。以后逐渐深入皮下，皮疹常呈渐行性增多；产生脓疱、结节、囊肿，经久不愈，愈后可留有暂时性色素沉着和点滴状凹陷性瘢痕及疙瘩，并伴有油性皮脂溢出。

2. 少数呈灰白色的小丘疹，以后色红，顶部发生小脓疱，破溃后痊愈，遗留暂时性色素沉着或有轻度凹陷的瘢痕。

3. 患者常以1～2种皮损为主。

4. 一般无自觉症状或稍有瘙痒，若炎症明显时，可引起疼痛或触痛。病程缠绵，往往此起彼伏，有的可迁延数年或十余年。

5. 一般到30岁左右可逐渐痊愈。

四、类 证 鉴 别

1. **酒渣鼻**　好发于中年人，损害为面部中央及鼻尖弥漫性红斑、丘疹、脓疱及毛细血管扩张，晚期形成鼻赘。

2. **职业性痤疮**　常见于与矿物油接触者，可产生痤疮样皮损，损害较密集，可伴毛囊角化，除面部外，常侵犯手背、前臂、肘及膝等接触部位。

五、治　疗

（一）内治
1. 辨证施治
（1）肺经风热证

证候：颜面潮红，以散在丘疹损害为主，色淡红或正常肤色，头面油腻现象不显。舌红，苔薄黄，脉弦或弦数。

治法：清泄肺热，解毒散结。

方药：枇杷清肺饮去人参，加黄芩、栀子、牛蒡子、夏枯草、鱼腥草、白花蛇舌草。

口诀：枇杷清肺枇杷叶，参草黄连桑白皮；黄柏同煎食服远，肺风粉刺尽皆宜。

方解：枇杷叶、桑白皮、黄芩清泄肺热；栀子、黄柏、牛蒡子、夏枯草、鱼腥草、白花蛇舌草清热解毒，消肿散结；甘草清热解毒，益气和中，防寒凉伤胃，调和诸药。诸药合用，清泄肺热，解毒散结。

（2）脾胃湿热证

证候：头面皮肤油腻，皮疹可为丘疹、脓疱、囊肿等。大便正常或干燥。舌红苔黄或黄腻，脉滑数。

治法：清热燥湿泻火。

方药：黄连解毒汤加大黄、木通、白花蛇舌草。

口诀：黄连解毒汤四味，黄柏黄芩栀子备；躁狂大热呕不眠，吐衄斑黄均可为。

方解：黄连、黄芩、黄柏、栀子均能苦寒清热解毒，消肿散结，四药配伍，苦寒直折，使火邪去而热毒得解。大黄既能清热解毒，又能通下大便，使邪有出路；木通既能通络，又能通利小便，使湿从小便出；白花蛇舌草善于清热解毒。

（3）阳热克阴证

证候：头面皮疹较密，潮红，常伴有皮肤油腻、疮顶脓疱，或结节、囊肿等。全身可伴有便干溲黄，体强食旺，女性可为月经色鲜量多。舌质红，苔薄黄，脉洪滑。

治法：养阴清热，散结消肿。

方药：滋阴清化汤加减。

口诀：滋阴清化治痤疮，白芷山楂石膏桑；玄冬花粉白花泽，滋阴清热排脓忙。

方解：生石膏、桑白皮、白花蛇舌草清泄肺胃之积热；玄参、天冬、天花粉滋阴清热；生山楂化瘀散结；泽泻利湿通小便以泄热；白芷辛散疏风透邪，散结消肿排脓。诸药配伍，养阴清热，散结消肿。

2．成药验方

（1）清解片：每次 5 片，1 日 3 次。

（2）龙胆泻肝丸：9g，分吞。

（3）白花蛇舌草：30g，煎汤代茶，每日 1 剂。

（二）外治

1．颠倒散（《医宗金鉴》）

组成：硫黄、生大黄各等分。

功用：凉血化瘀。

适应证：用于粉刺、酒渣鼻等。

制用法：将硫黄、大黄研极细末后，混合即成。外擦患处，每日 3～4 次。

方解：又名"二黄散"。硫黄酸温有毒，长于以毒攻毒，解毒散结；生大黄清热解毒，消肿散结。二药配伍外用，解毒散结。适用于粉刺、酒渣鼻等。

2．二白散（《赵炳南临床经验集》）

组成：白石脂 30g，白蔹 30g，杏仁 30g。

功用：解毒散结，敛疮生肌。

适应证：用于痤疮，酒渣鼻。

制用法：研末后，以鸡蛋清调药外用。慎勿入目。

方解：白石脂、白蔹敛疮生肌，且白蔹兼解毒散结；杏仁味苦解毒消肿，润燥生肌。三药配伍外用，解毒散结，敛疮生肌。

3．硫黄膏（《外科证治全书》）

组成：硫黄、白芷、天花粉、水粉（铅粉）各 1.5g，全蝎 1 枚，芫青 7 个（去头足翅），蝉蜕 5 个，凡士林 100g。

功用：解毒散结，止痒生肌。

适应证：用于酒渣鼻、粉刺等。

制用法：白芷、天花粉、全蝎、芫青、蝉蜕粉碎，硫黄、铅粉研细，凡士林加热调匀即成。外涂患处。

方解：硫黄、水粉、芫青均有毒，攻毒散结；全蝎、蝉蜕祛风止痒；天花粉、白芷消肿散结；凡士林润肤生肌。诸药配伍外用，解毒散结，止痒生肌。

4．大枫子油（《中国医学大辞典》）

组成：大枫子仁 3 000g。

功用：攻毒杀虫，祛风燥湿。

适应证：用于血燥风湿引起的癣疮、雀斑、粉刺、疥疮、癞疮等。

制用法：上药压榨取油，用以擦敷患处。

方解：大枫子有毒，攻毒杀虫，祛风燥湿，制剂外用，用于癣疮等证所致的肿痛、瘙痒等。

5. 大黄紫草茶油（《中医外科外治法》）

组成：大黄、紫草各等分，茶油适量。

功用：解毒散结。

适应证：主治粉刺。

制用法：将大黄、紫草研末，加入茶油浸泡，茶油以略高出药末为准。先搅拌后浸泡3～6日。然后用油擦患部，待病情控制后，如痒感稍失（尤以鼻部为典型），则每次于洗脸后，用少量的油涂脸。对于面部久不愈者，可以在上药内加入少量蜂蜜。用时略取少许，用温水稀释外擦。

方解：大黄清热解毒，散结消肿；紫草凉血解毒，活血消肿。二药配伍外用，解毒散结。

六、预防与调摄

1. 经常用温水硫黄肥皂清洗颜面及患处。
2. 禁止用手挤捏皮疹；避免使用含油性化妆品。
3. 饮食宜清淡，多吃新鲜蔬菜和水果；少食油腻、辛辣及糖类食品，忌饮酒。
4. 保持心情舒畅和大便通利。

 知识链接

皮脂腺异位症

皮脂腺异位症又名"Fordyce病"，是由于皮脂腺生理变异而发生在唇部、口腔黏膜及外生殖器部位的增生性病变。皮脂腺异位症是一种皮脂腺疾病，由Fordyce在1896年最先描述，故又称为Fordyce病。该病是由于皮脂腺发育的生理性变型和皮脂腺增生所致。本病不仅发生于口腔黏膜，而且还多见于男性的包皮和龟头、女性的大小阴唇等部位。多在青春期后发生，中年人较多见，该部位病变特征为无明显隆起皮肤的粟粒大小扁平丘疹状损害，群集分布，损害多无自觉症状，一般不需要治疗；少数患者并发感染、过敏等，引起瘙痒、疼痛等表现，进行针对治疗即可。

ER-7-15

白癜风

第十四节 白 癜 风

学习目标

通过本节的学习，了解白癜风的病因病机，熟悉白癜风的概念、临床特点，掌握白癜风的诊断、鉴别诊断及内外治疗。

一、概　说

白癜风是指以皮肤出现大小不同、形态各异的白斑为主要临床表现的后天性局限性色素脱失性皮肤病。其临床特点是皮肤白斑可发生于任何部位、任何年龄，单侧或对称，大小不等，形态各异，与周围正常皮肤的交界处有色素沉淀圈，边界清楚；亦可泛发全身。本病为慢性病程，易诊难治。本病深肤色人群较浅肤色者发病率高。"白癜"之名首见于《诸病源候论·白癜候》，其曰:"白癜者,面及颈项身体皮肉色变白,与肉色不同,亦不痒痛,谓之白癜。"中医文献中称之为"斑白""斑驳"等。本病现代医学亦称白癜风。

二、病因病机

本病总由气血失和,脉络瘀阻所致。多因情志内伤,肝气郁结,气机不畅,复感风邪,搏结肌肤,气血失和而发;或病久体虚,肝肾亏损,精血不足,肌肤失去濡养所致;也可由于跌打损伤,化学灼伤,络脉瘀阻,毛窍闭塞,肌肤腠理失养,酿成白斑。

现代医学认为本病是由于皮肤的黑素细胞功能消失引起,但对本病病因认识尚不明确,可能与遗传、自身免疫、神经精神等因素有关。全身各部位可发生,常见于指背、腕、前臂、颜面、颈项及生殖器周围等。女性外阴部亦可发生,青年妇女居多。某些化学物质和光敏性药物亦可诱发本病。

三、临床表现

皮损为皮肤上显现的白色斑,边界清楚,与健康皮肤交界处可有增深的色素带。白斑大小不等,形态不一,数目单发或多发,也可相互融合成大片。白斑处一般无自觉症状,有的可在日晒后有灼痒感,患处毛发可变白。本病男女皆罹患,可发于任何年龄、任何部位,尤以暴露及摩擦损伤部位多见,可对称或单侧分布,亦可沿神经走行呈节段性分布。泛发全身者可仅存少许正常皮肤。患处皮肤光滑,无脱屑、萎缩等变化,无明显自觉症状,有的皮损中心可出现色素岛状褐色斑点。进展期正常皮肤可出现"同形反应",病程慢性,皮损可长期不变,或呈间歇性发展,早期儿童患者可自愈。少数患者可并发有糖尿病、恶性贫血、甲状腺病、自身免疫病等。

四、辅助检查

皮肤病理检查显示表皮内黑素细胞及黑素颗粒减少或缺失。

五、类证鉴别

1. 汗斑(花斑癣) 皮损有时可为浅白色圆形或椭圆形斑,斑小且多,色白不甚显,表面往往有细小的鳞屑,偶有轻度瘙痒,好发于颈、躯干、四肢的近心端,常夏季显现,而冬季隐退,青壮年多见。

2. 虫斑(单纯糠疹) 多发于儿童面部,为淡白色斑,边界不清,上覆极细微鳞屑,多不治自愈。

3. 贫血痣 皮损淡白,为先天性局部血管功能缺陷,一般单侧分布,以手摩擦局部则周围皮肤发红而白斑不红,多发于躯干,女性出生时或幼年多见。

六、治 疗

以中医药内外治疗为主,若有相应的并发疾病也应同时给予积极处理。

(一)内治

1. 风袭气滞证

证候:病期较短,病情进展,或白斑多而泛发,伴有精神抑郁或有创伤史。舌质淡红,苔薄白,脉弦涩或细弦。

治法：祛风和卫，理气化瘀。

方药：白驳丸合柴胡疏肝散加桂枝、白芷等。

口诀：白驳丸中蒺藜风，两藤红花归芍陈；黑豆再合补骨脂，散风活血又补肾。

柴胡疏肝芍川芎，枳壳陈皮草香附；疏肝行气兼活血，胁肋疼痛皆能除。

方解：防风、桂枝、白芷、白蒺藜祛风散寒；用当归、芍药、川芎、红花、鸡血藤养血活血；用柴胡、香附、陈皮疏肝理气；补骨脂以助温阳散寒；桂枝与白芍相伍以调和营卫。合而共成祛风散寒、调和营卫、疏肝理气、活血化瘀之功。

2. 肝肾亏损证

证候：病期较长，或有家族遗传史，斑内毛发变白，可伴有头晕耳鸣，腰膝酸软，面色无华等。舌质淡暗，苔薄白，脉濡细。

治法：补益肝肾，养血祛风。

方药：左归饮合白驳丸加减。

口诀：左归饮用地药萸，杞苓炙草一并齐；煎汤养阴滋肾水，既主腰酸又止遗。

白驳丸口诀见本节风袭气滞证。

方解：熟地黄、枸杞子、山茱萸补益肝肾；用茯苓、山药、炙甘草益气健脾以滋气血生化；用白驳丸养血活血祛风。共奏补益肝肾，养血祛风之效。

3. 气血瘀滞证

证候：多有外伤，病史缠绵。白斑局限或泛发，边界清楚，局部可有刺痛；舌质紫暗或有瘀斑、瘀点，苔薄白，脉涩。

治法：活血化瘀，通经活络。

方药：通窍活血汤加减。

口诀：通窍全凭好麝香，桃仁大枣与葱姜；川芎黄酒赤芍药，表里通经第一方。

方解：方中麝香辛香走串，上行至头巅，活血化瘀，行血中之瘀滞，开经络之壅遏，以通经散结止痛；桃仁、红花、赤芍、川芎，活血化瘀止痛；老葱、鲜姜辛温走散而上行；红枣益气养血；黄酒活血上行。诸药合用，共行通窍活血之功。

（二）外治

1. 15%～25%补骨脂酊　外搽，每日1次，搽药后日光浴5分钟左右。

2. 1%～2%斑蝥酊　外搽，每日1次。局部起水疱者，患处消毒后用消毒针头于低位处刺破排液，并将斑蝥酊的浓度降低。

（三）其他疗法

1. 现代医学治疗　皮损局限或全身泛发者可选用光疗；外用钙调神经磷酸酶抑制剂或/和维生素 D_3 衍生物，氮芥乙醇仅限于白斑区外用；局限型、节段型的静止期患者可选用外科疗法进行自体表皮移植；泛发型进展期损害者系统应用糖皮质激素可使病情尽快趋于稳定。

2. 针刺疗法

（1）梅花针：局部叩刺。在白斑周围用较强刺激，有防止皮疹扩大的作用，可配合外用药品搽。局部消毒后击打，出血为度，每周1次。

（2）耳针：取肺、肾、内分泌、肾上腺，每次选2～3穴，单耳埋针，双耳交替，每周轮换。

（3）火针疗法：用于静止期白斑。

七、预防与调摄

1. 可进行适当的日光浴及理疗，要注意光照的强度和时间，并在正常皮肤上搽避光剂或盖遮挡物，以免晒伤。

2. 避免滥用外搽药物，尤其是刺激性过强的药物，以防损伤肌肤。

3. 坚持治疗，树立信心；愈后巩固治疗，防止复发。

第十五节 黧黑斑

ER-7-16

黧黑斑

学习目标

通过本节的学习，了解黧黑斑的病因病机及现代医学名称，熟悉黧黑斑的概念、临床特点，掌握黧黑斑的诊断、鉴别诊断及内外治疗。

一、概　说

黧黑斑是指由于皮肤色素沉着而在面部呈现局限性褐色斑的皮肤病。临床特点是色斑对称分布，大小不定，形状不规则，无自觉症状，日晒后加重。本病好发于青中年女性，尤以孕妇或经血不调的妇女为多，男性亦可发病，部分患者可伴有其他慢性病史。一般夏季加重，冬季减轻。黧黑斑之病名首见于《外科正宗·女人面生黧黑斑》，记载："黧黑斑者，水亏不能制火，血弱不能华肉，以致火燥结成斑黑，色枯不泽。朝服肾气丸以滋化源，早晚以玉容丸洗面斑上，日久渐退。"本病属中医学"面尘"的范畴，其中因肝病引起者称为"肝斑"，因妊娠而发病者称为"妊娠斑"。本病相当现代医学所称的"黄褐斑"。

二、病因病机

中医认为本病多与肝、脾、肾三脏关系密切，气血不能上荣于面为主要病机。肾阴亏虚，则水亏火滞，火郁于面部浅络；肾阳不足则黑色上泛，滞于面部；情志内伤，肝郁化火，伤阴灼血，肾的本色外露等，均可导致面生"黧黑"。

现代医学对本病的病因认识尚不清楚，可能与内分泌紊乱有关。妊娠、口服避孕药、月经失调、痛经、子宫附件炎、不孕症、慢性乙醇中毒、甲状腺功能亢进等常多见。日光、化妆品、劳累等也可诱发本病，日光照射可加重。

三、临床表现

本病可发生于中年男女，尤其以女性多见，孕妇更为常见，好发于两侧颜面部。多于夏季加重，冬季减轻。

皮损为浅褐色或深褐色斑片，边缘较清楚或呈弥漫性，常对称分布于颜面颧部及面颊部，呈蝴蝶状，也可累及前额、眉弓、鼻、口唇周围、颏等处。日晒、睡眠不足均可使颜色加深，有的女性患者于月经前期加重。表面平滑，无鳞屑。无自觉症状。病程慢性经过，日晒后加重。一部分患者可于分娩后或停服避孕药后缓慢减退。

四、辅助检查

皮肤组织病理检查显示表皮中色素过度沉着，真皮中噬黑素细胞也有较多的色素，基底细胞层色素颗粒增多。

五、类证鉴别

1. 雀斑　皮疹分散而不融合,斑点较小;夏重冬轻;有家族史。

2. 艾迪生病　斑片颜色较深,边界不清,面部、手背、身体曲侧均有弥漫性色素沉着性斑片,以及口腔黏膜亦可见到色素增多。同时伴有体重减轻,血压降低,食欲减退。

3. 黑色素沉着症　皮损为褐黑色斑,深浅不一,边界不清,弥漫分布,常累及面部大部分,以前额及颞部最为显著。也可扩展至耳后、颈侧等处。

六、治　疗

本病目前尚未有疗效显著的治疗方法,但若能明确并去除可能致病因素,如停服避免药、避免日晒等,并采取以中医为主的中西医结合治疗,有可能取得较为理想的效果。由于本病多由内因所致,故单以外治法则只能短时间使斑的颜色变淡,而难以达到治愈的目的,故应以内治为主。

（一）内治

1. 肝郁气滞证

证候:女性患者为主,可有肝脏病、不孕及月经不调病史,或伴性情急躁,胸胁胀痛,经前乳胀。舌质暗红,苔少,脉弦。

治法:疏肝理气,散瘀退斑。

方药:逍遥散加川楝子、红花、川芎等。

口诀:逍遥散用当归芍,柴苓术草加姜薄;肝郁血虚脾气弱,调和肝脾功效卓。

方解:逍遥散以疏肝理气;川楝子清泻肝火;川芎、红花活血散瘀。合而共奏疏肝理气,散瘀消斑之功。

2. 水亏火滞证

证候:患者常伴有形体消瘦,面色潮红,咽干口燥,夜寐多梦或寐少。舌质红而舌体瘦削,苔薄少而干,脉弦细。

治法:滋阴降火。

方药:大补阴丸加减。

口诀:大补阴丸知柏黄,龟甲脊髓蜜丸方;咳嗽咯血骨蒸热,阴虚火旺制亢阳。

方解:以熟地黄、龟甲(或用枸杞子等)以滋肾阴;黄柏、知母以降肾火(虚火)。诸药合用,使郁于面部络脉之火得以清除,则黧黑斑可消。

3. 肾阳不足证

证候:褐斑较浅,或伴有面部浮肿,或形寒肢冷,腰膝酸软,脘腹胀满隐痛,便溏,夜间尿频。舌质淡胖而嫩,脉沉细无力。

治法:益肾温阳。

方药:金匮肾气丸加减。

口诀:金匮肾气治肾虚,熟地山药与山萸;丹皮苓泽加附桂,引火归原热下趋。

方解:用附子、肉桂温补肾阳;用六味地黄丸壮水之主以助阳升。合而成为益肾温阳之效。

（二）外治

1. 用五白散(白附子、白芷、白薇、白术、白及)等分研极细末,每次用10g温水化开洗面部,或制成霜剂外搽;也可用中药面膜(将柿叶、田七、珍珠、白芷、白僵蚕适量研极细末,制成霜剂)

按摩面部,每组按 30 次左右,10 次为 1 疗程。

2. 选用 3% 氢醌霜外搽。

（三）其他疗法

维生素 C 0.3g,口服,日 3 次,连续服用 3 个月。

七、预防与调摄

1. 宜多食蔬菜、水果。

2. 避免日晒,日光较强时出门应外搽防晒霜和用防紫外线伞。

3. 积极治疗原发疾病和消除诱发因素。

4. 舒畅情志、节制房室等。

（刘洪波　张丽萍　蒋维晟）

? 复习思考题

1. 简述原发性皮损和继发性皮损。

2. 简述癣的治疗原则。

3. 简述疥疮的诊断要点。

4. 简述蛇串疮的诊断要点。

5. 跖疣与鸡眼、胼胝如何区别?

6. 简述漆疮的诊断要点。

7. 湿疮的主要临床特点有哪些?

8. 简述瘾疹的主要临床特征。

9. 白疕皮损的三大主症是什么?

10. 牛皮癣按其发病部位、皮损多少分为几种临床类型?

11. 简述粉刺脾胃湿热证的临床表现和内治法。

12. 简述白癜风的中医病因病机。

13. 简述黧黑斑肝郁气滞证的辨证及治疗。

ER-7-17

扫一扫,测一测

第八章 男性前阴病

学习目标

通过本章的学习,了解泌尿男性生殖系统的基本解剖生理特点,熟悉系统疾病的病因病机,掌握泌尿男性生殖系统疾病的诊断、鉴别诊断和辨证论治方法。

第一节 概 述

男性前阴病是指男性外、内生殖器及其附属器官的疾病。男性前阴病,中医古代文献中缺乏系统论述而散见于古医籍中,现将有关论述简要介绍如下。

一、解剖与生理概要

(一)阴囊

古称肾囊、脬囊,为一下垂的皮肤囊袋,由皮肤及其深层的内膜构成,皮肤薄而柔软,富有伸展性,有显著色素沉着而呈暗褐色。主要生理功能是保护囊内容物免受损伤,调节囊内睾丸、附睾的温度。

(二)阴茎

古称阳物、玉茎、宗筋,俗称男根,是悬附于耻骨联合前方的圆柱形勃起器官,分为三个部分:后端为阴茎根,固定在耻骨和尿生殖膈上;前端膨大的为阴茎头或称龟头,位于阴茎末端;中间部分为阴茎体呈圆柱状,悬于耻骨联合的前下方。正常成人阴茎未勃起时的平均长度为7~10cm,勃起时可增加1倍;平均直径为2.5~3.5cm,勃起时可增粗1倍。生理功能是:阴茎是男子性交器官,具有排尿和射精功能,阴茎的正常勃起是完成性交全过程的保证。

(三)睾丸

古称肾子、卵子、外肾,现分名睾丸与附睾,位于阴囊内。左右各一,呈扁卵圆形,表面光滑,每个重约10~15g,其精曲小管是精子发生的部位,在精曲小管之间,充填有结缔组织,其中的间质细胞能分泌雄性激素,所以,睾丸与生育及男性性功能障碍有着非常密切的关系。

(四)附睾

为附着于睾丸后外侧半月形扁平状器官,长约5cm,由不规则迂曲的附睾管组成;分为头、体、尾三部分,上端膨大而钝圆为附睾头,与睾丸相通,中部为附睾体,呈圆柱形,下端尖细为附睾尾,移行于输精管,主要功能有:①贮藏和运送精子;②促使精子成熟;③具有吸收、分泌、浓缩、吞噬等功能。

(五)输精管

输精管是附睾尾部附睾管的延续,起于附睾尾,止于射精管,全长约40cm,直径2.2~3mm,全程分三段,即睾丸段、精索段和盆腔段。睾丸段最短,被精索静脉丛所包围,精索段位置最浅,是输精管结扎的常用部位。

（六）精囊

又名精室，是男性附属性腺之一，为一对长椭圆形的囊状器官，表面凹凸不平，位于输精管壶腹部外侧、膀胱底与直肠之间，长 4～5cm，宽 1～2cm。精囊的分泌物呈淡黄色，参与精液的构成。

（七）射精管

射精管是由精囊腺排泄管与输精管二者末端汇合而成的一对细管，为输精管中最短小的一段，长约 2cm；射精管是射精时精液的通道，射精时，大量精液通过狭小的射精管产生一种强烈的欣快感，此时，射精管口有节律地开放，一般每 0.8 秒开放一次，因而出现节律性射精。残余的精子也在此处被上皮细胞吞噬、消化、清除。

（八）精索

古称子系，是悬挂睾丸和附睾的圆索状结构，由腹股沟内环处起，向内下斜行，经腹股沟管和皮下环进入阴囊，终止于睾丸后缘，全长 11～15cm，一般左侧较右侧稍长。精索内包括提睾肌膜、精索动静脉、输精管等组织。

（九）前列腺

前列腺是男性生殖器特有的附属性腺中最大的实质性器官，位于盆腔内膀胱颈下方，包绕尿道前列腺部，后面与直肠相邻。前列腺外形如栗，底向上而尖向下，底部横径约 4cm，纵径约 3cm，前后径约 2cm，重约 20g。前列腺后面正中线上有一浅沟，名前列腺中央沟。一般将前列腺分为 5 叶，即前叶、中叶、后叶及左右两侧叶；也可将前列腺分为外周带、移行带和中央带。

前列腺既是内分泌腺，又是外分泌腺，每日分泌 0.2～2ml 黏性液体，呈酸性（pH 约为 6.5），是精液的组成部分，占精液的 15%～30%，射精时在精囊液之前排出，不射精时可随尿液排出。

二、前阴与经络脏腑的关系

肾与泌尿、生殖有密切的关系。肾有两窍，一为"精窍"，一为"溺窍"，精与尿均经尿道而泄之于体外。精来源于五脏六腑，而藏之于肾；精的藏泄，与心肾有关。尿的产生和排泄与脾、肺、肾、膀胱、三焦等脏腑有关。

《黄帝内经·灵枢》记载"膀胱足太阳之脉……入循膂，络肾属膀胱"；"肾足少阴之脉……上股内后廉，贯脊属肾络膀胱"；"胆足少阳之脉……络肝属胆，循胁里，出气街，绕毛际，横入髀厌中"；"肝足厥阴之脉……循股阴入毛中，过阴器，抵小腹，挟胃属肝络胆"；"足太阳之正……属于膀胱，散之肾"；"足少阳之正，绕髀入毛际，合于厥阴"；"足阳明之筋……其直者，上循伏兔，上结于髀，聚于阴器，上腹而布"；"足太阴之筋……其直者，络于膝内辅骨，上循阴股，结于髀，聚于阴器"；"足少阴之筋……并太阴之筋，而上循阴股，结于阴器"；"足厥阴之筋……上循阴股，结于阴器，络诸筋"；"足厥阴之别……其别者，循胫上睾，结于茎"。综观上述，经络循经泌尿生殖器官者，包括肝与胆，肾与膀胱，脾与胃等六条经脉。

《外科真诠》对男性前阴器官在脏腑归属上有明确记载：认为阴茎属肝，尿道属小肠，阴囊属肝，睾丸属肾，精索属肝。前阴器官的脏腑归属及循行所经经络的理论，在临床上有重要意义。

三、常用检查方法

男性前阴病的诊断和辨证，原则上和其他系统疾病相同。现介绍男性前阴病常用的特殊检查方法。

（一）阴囊及其内容物检查

1.观察阴囊发育情况 隐睾患者阴囊多不发育。两性畸形患者几乎看不到阴囊。

2.检查阴囊 患者宜采取立位或仰卧位，两腿分开，使精索静脉曲张、交通性鞘膜积液和疝气易于显现。触诊时，应面对患者，双手各查一侧阴囊，四指在后，拇指在前，将阴囊内容物放在中间进行触摸对比检查。正常睾丸左侧略低于右侧，光滑，有弹性，轻压之有酸痛感。睾丸体积正常为 12～25ml，小于 12ml 表示睾丸发育不良。附睾的任何增大均为病理性改变。精索输精管应检查其有无增粗、结节或触痛。检查精索静脉曲张时，应沿精索自上而下轻轻触诊，可触及蚯蚓状柔软静脉团块。屏气后静脉曲张加重，平卧后减轻。

（二）前列腺和精囊检查

前列腺、精囊检查需经肛门指诊进行。一般采取膝胸位，也可用立位、侧位及仰卧位检查。

检查者示指戴好指套后充分涂抹润滑剂，轻柔缓慢地进入肛门，到达直肠，手指尽量伸入，以做最大限度检查。先检查前列腺，再检查精囊，然后手指旋转 360°，最后为直肠和肛门。就前列腺应检查其大小、质地，有无结节、压痛，中间沟是否变浅或消失。正常情况下精囊不能触及，有梗阻或感染而精囊变大时可通过直肠指检触及。

前列腺按摩方法：检查前嘱患者排空膀胱尿液，检查者做直肠指检，自前列腺两侧向中间沟，自上而下纵向按摩 2～3 次，再按摩中间沟 1 次，将前列腺液挤入尿道，并由尿道口滴出，直接收集前列腺液送检，脓肿、肿瘤、急性前列腺炎时禁忌按摩，按摩时要按一定方向进行，不应往返按摩。

前列腺和精囊指诊时，还应检查直肠内有无炎症或肿瘤。最后检查肛门括约肌张力有无减低。排尿困难或尿失禁患者，如有肛门括约肌张力减低，提示可能为神经源性膀胱。

第二节 子 痈

一、概 说

子痈是指发生于肾子（睾丸及附睾）的急、慢性感染性疾患。好发于 20～35 岁男性青壮年。多见于夏秋季节。子痈分急性子痈与慢性子痈，以慢性子痈多见。《外科证治全生集》记载："子痈，肾子作痛而不升上，外观红色者是也。迟则成患，溃烂致命；其未成脓者，用枸橘汤一服即愈。"本病相当于现代医学的急慢性睾丸炎、附睾炎（包括腮腺炎性睾丸炎）。

二、病 因 病 机

（一）中医

1.湿热下注 外感六淫，如坐卧湿地，郁化湿热；或过食辛辣炙煿，湿热内生，湿热下注肝肾之络，结于肾子，阻隔经络，凝滞气血，郁久则热胜肉腐。或因不洁房事，外染湿热秽毒，郁滞化火成脓，脓腐肉溃，经精道逆传肾子，浊毒壅结而成。亦有跌仆挫打，肾子受损，络伤血瘀，瘀久化热，腐化血肉，终致酿脓，发为本病。

2.瘟毒下注 时毒痄腮余毒未尽，邪毒从胆经传入肝经，壅结肾子而发。

3.气滞痰凝 情志不畅，郁怒伤肝，肝失疏泄，肝郁气结，经脉不利，血瘀痰凝，发于肾子，延成硬块，则为慢性子痈。

（二）现代医学

现代医学认为，睾丸、附睾炎最常见致病菌为大肠杆菌、链球菌、葡萄球菌、铜绿假单胞菌，亦有腮腺炎病毒、淋球菌及衣原体感染等。

三、临 床 表 现

（一）急性子痈

1. 潜伏期 因为位置较深,感染后一般有3～5日的潜伏期。

2. 发作期 突然发作,初起一侧睾丸或附睾肿大疼痛,疼痛程度不一;轻者仅有不适,重者痛如刀割,行动或站立时加重。可为局限性,也可沿输精管放射至腹股沟、下腹部。伴有恶寒发热,或寒热往来,食欲不振,口苦,口渴欲饮,尿黄,便秘等全身症状。附睾或睾丸拒按,触摸时痛觉敏锐,触痛常传导至患侧精索附近的下腹部。脓毒波及阴囊,可引起阴囊红肿,甚至化脓,脓肿自溃或切开引流后,脓出毒泄,症状消退迅速,疮口容易愈合。炎症累及精索时,精索增粗、硬痛,痛引少腹。

因外伤瘀血引起者,有明显外伤史,初起肿痛较剧,但全身症状不显,以后仅有睾丸、附睾肿硬隐痛。如因继发感染,才会出现阴囊红肿和全身发热。

痄腮并发的子痈(腮腺炎性睾丸炎,中医称"卵子瘟"),多在痄腮消退后又突然发热,同时睾丸肿痛,一般不会化脓,病程多为7～10日。

（二）慢性子痈

大部分慢性子痈无急性子痈病史,但常伴有邻近性腺的慢性感染,如慢性前列腺炎、慢性精囊炎。患者常有阴囊疼痛、发胀、下坠感,疼痛可放射到下腹部及同侧的大腿根部。检查时可触及附睾增大,变硬,有结节,伴轻度压痛,同侧输精管增粗。

四、辅 助 检 查

急性子痈血常规检查时,血白细胞计数可达$20.0×10^9$/L,尿中可有白细胞。

五、类 证 鉴 别

1. 子痰(附睾结核) 附睾有痛性肿块,但自觉疼痛轻微,仅在触摸时感觉隐痛;一般为慢性病程,常有结核病史,易出现局灶性冷性脓肿,溃破后流出稀薄如痰的脓液或带豆腐渣样絮状物,腥味较浓,愈合困难。

2. 囊痈(阴囊炎) 发于阴囊皮肤,局部红肿渗液,但睾丸不肿大。

六、治 疗

（一）内治

1. 急性子痈

（1）湿热下注

证候:初起阴囊胀痛或下坠感,不久出现肿胀和剧烈疼痛,多生于一侧,阴囊红肿灼热,皮肤绷紧光亮,睾丸肿大,质地坚硬,压痛明显,伴有恶热、口渴、头痛、恶心、小便短赤或刺痛、小腹痛等。舌苔黄腻,脉象弦数。

治法:清热解毒,利湿消肿。

方药:龙胆泻肝汤加减。

口诀:见第七章第四节"蛇串疮"。

方解：见第七章第四节"蛇串疮"。

（2）瘟毒下注

证候：多见于青少年，常因患痧腮并发。睾丸肿大疼痛，伴恶寒发热，一般不化脓。舌红苔黄，脉象弦数。

治法：清热解毒，疏风散邪，行气散结。

方药：普济消毒饮合金铃子散加减。

口诀：普济消毒荠芩连，甘桔蓝根勃翘；升柴陈薄僵蚕入，大头瘟毒此方先。

金铃子散止痛方，玄胡酒调效更强，疏肝泄热行气血，心腹胸肋痛经匡。

方解：黄芩、黄连、连翘、玄参、马勃、板蓝根清热解毒；牛蒡子、僵蚕、柴胡、升麻、薄荷疏风散邪，寓有"火郁发之"之意，牛蒡子、升麻兼能清热解毒，且柴胡疏肝解郁；陈皮、川楝子理气疏壅，有利于散结；延胡索活血行气，消肿止痛。桔梗、甘草解毒利咽，且甘草调和诸药。诸药合用，清热解毒，疏风散邪，行气散结。

2．慢性子痈

（1）肝气郁结

证候：多见于慢性期，睾丸上有较硬的肿块，有轻微的疼痛或不痛，发作时则肿痛明显，可伴有精神抑郁，少腹胀痛等。舌质偏暗，苔薄或腻，脉象弦滑。

治法：疏肝散结，活血消肿。

方药：橘核丸加减。

口诀：橘核丸中川楝桂，朴实延胡藻带昆；桃仁二木酒糊合，癫疝痛顽盐酒吞。

方解：橘核苦辛性平，入肝经行气散结止痛，为治疝要药，为君药。川楝子行气疏肝；桃仁活血止痛；海藻、海带、昆布软坚散结，共为臣药；延胡索活血散瘀；木香行气散结；厚朴下气除湿；枳实行气破坚；木通通脉利湿；肉桂温肝肾而散寒凝，并制川楝子、木通之寒，共为佐药。诸药合用，理气、破血、软坚、除湿之法俱备，直达肝经，共奏行气活血，散寒除湿，软坚散结之功，使气血调畅，寒湿得除，则疝气诸证自行缓解。

（2）阳虚寒凝

证候：附睾结节，子系粗肿，触痛不明显，阴囊寒冷，伴有腰酸，阳痿，遗精。舌淡或有齿痕，苔薄白，脉沉或细。

治法：温肾补阳，散寒通滞。

方药：右归丸合阳和汤加减。

口诀：右归丸中地附桂，山药茱萸菟丝归；杜仲鹿胶枸杞子，益火之源此方魁。

阳和汤法解寒凝，贴骨流注鹤膝风；熟地鹿胶姜炭桂，麻黄白芥甘草从。

方解：附子、肉桂、鹿角胶、杜仲、菟丝子、干姜温肾补阳，温里祛寒；熟地黄、山茱萸、枸杞子、山药滋阴益肾，养肝补脾，填精补髓，取"阴中求阳"之意；当归养血和血；麻黄、白芥子通阳散寒而消痰结；甘草清热解毒，调和诸药。诸药合用，温肾补阳，散寒通滞。

（二）外治

1．急性子痈　除常用的外治方剂外，还可用如下方药。

（1）马齿苋外洗方（《外科熏洗疗法》）

组成：马齿苋、威灵仙各60g。

功用：解毒散结，通络止痛。

适应证：用于湿疹，漆疮，丹毒，子痈等。

制用法：煎煮后过滤去滓，乘热熏洗患处，每日1～3次，每次20～40分钟。

方解：马齿苋清热凉血，解毒散结；威灵仙散寒祛湿，通络止痛。二药合而外用，解毒散结，通络止痛。

（2）溻肿丹麻汤（《外科精义》）

组成：升麻、芒硝、黄芩、漏芦、栀子仁、接骨草各等分。

功用：清热解毒，消肿止痛。

适应证：用于阳证痈毒初起，肿焮热痛。

制用法：以药60g，水3大碗，煎沸2分钟，用药棉溻渍肿处。

方解：升麻、芒硝、黄芩、漏芦、栀子仁清热解毒，消肿止痛；接骨草祛风利湿，消瘀散结；诸药配伍外用，清热解毒，消肿止痛。适用于阳证痈毒初起，肿焮热痛。

2. 慢性子痈

（1）葱归溻肿汤（《医宗金鉴》）

组成：独活、白芷、当归、甘草各9g，葱头7个。

功用：解毒散结，祛风除湿，活血润肤。

适应证：用于痈疽疮疡，初肿及将溃之时。

制用法：以水3大碗，放凉2分钟，以药棉蘸汤淋洗患处，以局部热痒为度。

方解：见第五章第三节"痈"。

（2）冲和膏（《外科正宗》）

组成：炒紫荆皮150g，炒独活90g，炒赤芍60g，白芷30g，石菖蒲45g。

功用：消肿散结，活血止痛。

适应证：用于疮疡介于阴阳之间的证候。

制用法：共研细末，按药末2/10，凡士林8/10的比例，调匀成膏。亦可用葱汁、陈酒调敷。

方解：见第五章第三节"痈"。

（3）赛香散（《潘春林医案》）

组成：肉桂54g，木香18g，乳香27g，没药27g，九节菖蒲18g，山奈27g，公丁香18g，生南星30g，生青皮18g，沉香30g，梅片5g。

功用：行气散瘀，消肿止痛（半阴半阳证）。

适应证：用于痈疽肿块微有红晕或皮肤白嫩者，如乳痈等。

制用法：各研细末，混合均匀后，掺在膏药上外敷患处。

方解：肉桂、沉香、公丁香温经通脉，散结止痛；乳香、没药、生青皮、木香行气活血，散结止痛；生南星、九节菖蒲、山奈化痰散结，消肿止痛；梅片清热消肿止痛。诸药合用，行气散瘀，消肿止痛，适用于疮疡属半阴半阳者。

（4）消肿膏（《潘春林医案》）

组成：川芎6g，牙皂4.5g，南星12g，草乌9g，玄明粉45g，滑石500g，麝香1.5g，薄荷油5滴，水杨酸甲酯15滴，蜂蜜750g。

功用：解毒散结，消肿止痛。

适应证：用于时毒、肾子痈等肿势较慢，红晕不甚者。

制用法：上药除薄荷油、水杨酸甲酯、蜂蜜外，余药均研细，过100目筛；麝香另研，将药末调入蜂蜜中成糊状，再滴入薄荷油、水杨酸甲酯调匀。用时厚涂纱布上敷贴患处，每日换药1次。

方解：牙皂、南星、草乌有毒，攻毒散结，消肿止痛；川芎、麝香活血祛瘀，消肿散结；玄明粉清热解毒，消肿止痛；滑石祛湿敛疮；薄荷油、水杨酸甲酯、蜂蜜润肤生肌。诸药合而外用，解毒散结，消肿止痛。

（5）活血止痛散（《中医外科外治法》）

组成：当归400g，三七80g，制乳香80g，冰片20g，土鳖虫200g，煅自然铜120g。

功用：活血散瘀，消肿止痛。

适应证：用于跌打损伤，瘀血肿痛。

制用法：煎汤乘热罨洗患处。

方解：当归、三七、制乳香、土鳖虫、煅自然铜活血祛瘀，消肿止痛；冰片清热解毒，消肿止痛，防腐生肌。诸药配伍外用，活血散瘀，消肿止痛。

七、预防与调摄

1．忌吸烟及醇酒辛辣煎炒等刺激性食物。

2．多卧床休息，做好局部清洁卫生。

3．正确使用阴囊托，将阴囊托起悬吊。

4．做好热水坐浴、热敷等。

5．治疗期间患者宜避免性生活。

第三节　水　疝

一、概　说

水疝是睾丸或精索鞘膜积液引起阴囊或精索部囊形肿物的一种疾病。水疝多数为单侧性。水疝可分为先天性水疝与继发性水疝两种，前者多见于婴儿，常在生下后不久被发现，也称"偏坠"；后者多见于成人，尤以20～40岁的成年人多见。相当于现代医学的睾丸鞘膜积液或精索鞘膜积液。

二、病因病机

（一）中医

1．婴幼儿水疝　先天不足，肾的气化不全，水道不行，水液集注囊内而成。

2．成年人水疝　常见原因有下列几种。①肾经寒湿：偶因劳后汗出，涉水淋雨，坐卧阴湿之地，伤于寒湿，邪自外入，水道不利，水液不行而成。②肝经湿热：经常醉酒，过饮茶水，饮食不节，脾胃损伤，湿热内生，下注阴囊；湿为阴腻之邪，留恋难化，湿聚为水，水液积聚而成。③瘀血阻络：跌打损伤或睾丸肿瘤，血瘀络阻，水液不行所致。

（二）现代医学

1．先天性鞘膜积液　胎儿在胎龄第8～9个月时睾丸从腹腔降入阴囊，当睾丸降入阴囊后，从腹腔到阴囊的通路会关闭；如果不关闭，医学上又称为腹膜鞘突闭索不全；腹腔液体在腹压增高时流向阴囊，形成先天性交通性鞘膜积液；如果在精索部位，在腹腔与睾丸两端关闭则形成先天性精索鞘膜水囊肿。

2．后天性鞘膜积液　睾丸鞘膜积液还可由于睾丸、附睾的感染，外伤、肿瘤和血丝虫感染等疾病引起。

三、临床表现

（一）少量水疝

一般无自觉症状，多在体检时偶然发现肿块。

（二）先天性水疝

1. 精索水疝　囊性肿大位于睾丸上精索部位，无痛无热，皮色正常，可触及光滑、卵圆形的睾丸和附睾。

2. 阴囊水疝　阴囊肿大偏坠，无痛无热，皮色正常，触之阴囊内有光滑的肿物，多数为卵圆形；与腹腔相通者（交通行者），在行、立、哭、叫时胀大，睡卧时则逐渐缩小，一般积液较多，积液张力较大；肿胀严重时，阴囊光亮如水晶，坠胀不适。常见于婴幼儿，可于1周岁后自行吸收，有自愈倾向。平卧时挤压积液，可使之逐渐缩小，甚至完全消失。

（三）继发性水疝

以阴囊水疝多见。继发性水疝一般发病较快，阴囊肿胀、潮湿及灼热感，或有睾丸肿痛，伴溲赤便结，口干不欲饮及恶寒发热；寒湿凝聚者，病程缓慢，阴囊肿大，久则皮肤发凉、顽厚，阴器坠胀不适。肿胀严重时，阴茎内缩，排尿不畅等。其积液张力不大，比较柔软。外伤引起者，有明显的外伤史，伴有睾丸肿痛。

四、辅助检查

1. 透光试验　医师手持电筒在患者肿胀的阴囊一侧，利用光线对准肿块照射，如能透光通明即为阳性。

2. 按触法　患者取仰卧位，医师以右手示、中指并拢进行阴囊按触，指端感觉如触摸到表面光滑、肿块如卵和有波动感者，多为睾丸鞘膜积液；或在精索上扪及囊肿样肿块，牵拉睾丸或精索，肿块则随之下移者，多为精索鞘膜积液；交通性鞘膜积液，在仰卧时按触到囊性肿块后，可逐渐缩小或消失，取站立位时又可重新出现阴囊肿块。

3. 穿刺抽液法　先对阴囊皮肤常规消毒，然后取一次性注射器对准肿块，以边进针、边回抽注射器活塞的方法，进行抽液实验，如注射器内所抽取的液体为清亮淡黄色的浆液即为鞘膜积液；若为血液则属外伤性水疝；为脓液者应考虑外伤性水疝已瘀血化脓；如抽取的积液混浊、色深，应考虑炎症所致。若疑为癌瘤者，切忌进行穿刺。

五、类证鉴别

1. 狐疝（腹股沟斜疝）　肿大的阴囊可时大时小，或随体位时有时无。肿块有时呈肠形或听到肠鸣音。嘱患者咳嗽时，触摸阴囊内根部有冲击感，扪及的肿块无波动感，透光试验阴性。

2. 睾丸肿瘤　睾丸肿瘤无疼痛，形状可似睾丸鞘膜积液，但睾丸肿瘤有肿物持续增长的病史，肿物较沉重，透光试验阴性。

3. 睾丸外伤血肿　穿刺抽取的积液为血液。

六、治　疗

本病临床上多视病情而制订治疗方案，一般主张中西医结合论治。婴幼儿可适当内服中药治疗，如属先天性交通性鞘膜积液者，1周岁后仍反复发作，则应行疝囊多位结扎术；成年人水疝，如肿块小且无任何症状者，可应用中医中药内外治并举，其疗效甚佳；若肿块较大、肿痛甚者，应行鞘膜翻转或切除术。

（一）内治

1. 肾气亏虚

证候：多见于婴幼儿。站立、哭闹时肿块增大，平卧时肿物缩小。肿物过大时，阴囊光亮如水晶。舌苔薄白,脉象细滑。

治法:温肾通阳,利水消肿。

方药:济生肾气丸加减。

口诀:济生方中肾气丸,金匮肾气车牛膝;腰酸肢冷身体肿,温肾利水消肿需。

方解:济生肾气丸又名加味肾气丸、资生肾气丸。方中熟地黄、山药、牡丹皮,以养阴中之真水;山茱萸、肉桂、附子,以化阴中之阳气;茯苓、泽泻、车前子、牛膝,以利阴中之滞,能使气化于精。诸药合用,通利肺脾肾三脏之阳,而利水治本。

2.湿热下注

证候:阴囊潮湿而温热,或有睾丸肿痛,小便短赤。舌苔黄腻,脉象濡数。

治法:清热利湿。

方药:龙胆泻肝汤加减。

口诀:见第七章第四节"蛇串疮"。

方解:见第七章第四节"蛇串疮"。

3.肾虚寒湿

证候:多见于病久者。阴囊寒冷,皮肤增厚,坠胀不适。伴有面色少华,神疲乏力,腰膝酸软,大便溏薄,小便清长。舌苔白厚,脉象沉细。

治法:温肾散寒,化气行水。

方药:橘核丸加减。

口诀:见本章第二节"子痈"。

方解:见本章第二节"子痈"。

4.瘀血阻络

证候:有睾丸损伤或睾丸有肿瘤病史;能触到肿块伴疼痛,多不能透光。舌紫苔薄,脉象细涩。

治法:活血化瘀,消肿止痛。

方药:七厘散或复元活血汤加减。

口诀:七厘散需麝儿茶,血竭乳没冰红花;跌打损伤研细用,内服外敷功倍加。

复元活血汤柴胡,花粉当归山甲俱;桃仁红花大黄草,损伤瘀血酒煎去。

方解:七厘散中麝香、儿茶、血竭、乳香、没药、红花活血祛瘀,消肿止痛;冰片清热解毒,消肿止痛。诸药合用,活血化瘀,消肿止痛。

复元活血汤中当归、红花、桃仁、穿山甲(多用王不留行替代)活血祛瘀,消肿止痛;大黄荡涤凝瘀败血,引瘀血下行;瓜蒌根清热解毒,消肿散结;柴胡疏肝调气,气行则血行;甘草缓急止痛,调和诸药,诸药配伍,活血化瘀,消肿止痛。

(二)外治

1.婴儿水疝或继发性水疝(肾虚寒湿证)

(1)热熨法一

组成:炒桃仁、杏仁各30g,川楝子60g,蓖麻子120g。

功用:解毒散结,消肿止痛,润肤生肌。

适应证:适用于较小的鞘膜积液或儿童鞘膜积液。

制用法:共捣烂成泥膏,加麝香1.5g,调拌均匀,分为5份,摊于布上,患者入睡时外敷患处,第2日早晨去掉。

方解:蓖麻子消肿拔毒;川楝子苦寒解毒;麝香、桃仁活血药祛瘀,消肿止痛,润肤生肌;杏仁苦寒解毒,养肤生肌。诸药制剂外用,解毒散结,消肿止痛,润肤生肌。

（2）热熨法二

组成：小茴香（盐）、橘核各100g。

功用：理气散结，温经止痛。

适应证：适用于较小的鞘膜积液或儿童鞘膜积液。

制用法：研成粗末，炒热，装布袋内温熨局部，每次20～30分钟，每日2～3次；下次使用时仍需炒热，可连用3～5日再更换药物。

方解：小茴香辛温散寒止痛；橘核理气散结止痛。二药合而外用，理气散结，温经止痛。

2．继发性水疝（湿热下注证）

五倍子枯矾煎剂（《中医外科外治法》）

组成：五倍子、枯矾各10g。

功用：祛湿散结，消肿止痛。

适应证：主治水疝（鞘膜积液）。

制用法：上药加水300ml，煎半小时，凉至微温，以不烫皮肤为宜，将阴囊放入药液内浸洗，并用纱布湿敷患处，每日2～3次，每次20～30分钟。用药前先洗净患部，如下次用药仍需将药液加温。一剂药可用1日。

方解：五倍子收湿敛疮；枯矾解毒燥湿。二药配伍外用，祛湿散结，消肿止痛。

3．手术治疗　对肿物过大或药物治疗后1～2个月无效者，可行手术治疗。睾丸鞘膜积液如积液多、体积大，伴有明显的症状者，应行鞘膜翻转术；如是交通性鞘膜积液者，须同时行疝囊多位结扎术；若为精索囊肿须将鞘膜囊全部切除。

七、预防与调摄

1．指导因外伤、慢性感染、性病并发或丝虫病所致的患者，制订针对病因性的中西医治疗方案。

2．忌食醇酒及辛辣之品，宜清淡、低盐饮食。

3．治疗期间避免性生活。

第四节　精　　浊

一、概　　说

精浊，又称"劳淋"，是指男性尿道口常有精液溢出的生殖系炎症性疾病。本病好发于青壮年，多见于20～40岁的成年男子，是男性中壮年常见的疾病，占中医男科门诊患者的1/3左右。病至慢性则病情顽固，缠绵难愈，反复发作。相当于现代医学的前列腺炎。临床上分为急性前列腺炎和慢性前列腺炎，也可将其分为急性细菌性前列腺炎、慢性细菌性前列腺炎、非细菌性前列腺炎及盆腔会阴痛（原称前列腺痛）四类。

二、病　因　病　机

（一）中医

1．急性精浊　多由饮食不节、恣食醇酒肥甘，酿生湿热，注于下焦；或因外感湿热之邪，壅聚于下焦而成。

2．慢性精浊　多因性交欲念不遂，心肾不交；或房劳过度，湿热从精道内侵，湿热壅滞，气血瘀滞而成;或因淫秽之毒由阴窍而入,先发淋病或非淋菌性尿道炎,后并发本病。

（二）现代医学

1. 急性前列腺炎 多由于大肠杆菌、葡萄球菌、链球菌及淋球菌、衣原体等致病菌通过血行和淋巴传播到前列腺,或尿道及泌尿生殖其他部位的感染向前列腺直接蔓延所致。

2. 慢性前列腺炎 可由急性前列腺炎治疗不彻底或房室过度、射精中断,造成前列腺反复过度充血,使前列腺的腺泡肿胀,腺体组织水肿,日久则前列腺的腺体被破坏,或酗酒,或嗜食辛辣酸冷食物等,而发生前列腺慢性炎症性病变。本病往往与后尿道炎、精囊炎等同时发生。

三、临 床 表 现

（一）急性精浊

1. 急性精浊发病前有过度饮酒纵欲史,或因其他组织器官的感染病史。

2. 发病急骤,一般可出现发热、寒战等症状。

3. 腰骶部及会阴部疼痛,有尿频、尿痛及直肠刺激症状。

4. 形成脓肿时常发生尿潴留。

5. 直肠指检,前列腺饱满肿胀,压痛明显,局部温度增高。

（二）慢性精浊

1. 包含慢性细菌性前列腺炎、非细菌性前列腺炎、盆腔会阴痛。

2. 主要症状为尿频,排尿时有不适感、烧灼感、排尿不尽感,常有睾丸、精索、会阴、腰骶部隐痛不适,便后或尿后尿道口有白色分泌物溢出。

3. 病久者,常出现头昏目眩,神疲乏力,腰膝酸软,性功能障碍,早泄,阳痿等症状。

（三）性病性精浊

淋菌性前列腺炎,为淋球菌感染前列腺排泄管及腺体,引起急性前列腺炎,表现为高热、寒战、会阴部疼痛及排尿困难;转为慢性时,一般症状较轻,会阴部不适或坠痛感。非淋菌性前列腺炎,多数患者开始时即为慢性表现,如排尿不适,有会阴部、腹股沟、耻骨联合上部、腰背部的轻微疼痛或酸胀感;急性期排尿有较剧烈的疼痛感,并向尿道、阴囊和臀部方向放射,直肠有坠胀感,尿中可出现透明丝状物或灰白色块状物,少数患者伴有发热或全身不适。

四、辅 助 检 查

1. 直肠指检 ①急性前列腺炎:可扪及肿大的前列腺,并有明显压痛,形成脓肿时可触及波动感;②慢性前列腺炎:前列腺正常或稍大,轻度压痛,表面软硬不均,呈结节状或腺体缩小变硬等。

2. 实验室检查 ①急性前列腺炎:血常规检查白细胞计数和中性粒细胞数计数多增高;前列腺液涂片镜检可见液中充满脓细胞,尿常规检查有少许红细胞或蛋白。②慢性前列腺炎:前列腺常规检查可见白细胞每高倍视野在 10 个以上,或虽少于 10 个,但有成堆脓细胞,卵磷脂小体减少。

3. 分段尿及前列腺液做细菌培养加计数 常规消毒尿道口,留初段尿 10ml 作标本 VB_1,中段尿 10ml 作标本 VB_2,然后按摩前列腺,取得前列腺液作标本 EPS,再排尿留 10ml 作标本 VB_3。所有标本均做细菌培养加计数。前列腺感染者 EPS 和 VB_3 的细胞计数高于 VB_1 和 VB_2。慢性细菌性前列腺炎做细菌培养有较固定的菌种生长。

性病性精浊的辅助检查,可参照相关书籍中有关淋病和非淋菌性尿道炎的实验室检查等进行。

五、类证鉴别

1. 前列腺结核 多有肺结核病史，可有尿频、尿急、尿痛等膀胱刺激症状，尿常规检查可见白细胞。肛门指诊：前列腺可触及结节，质地稍硬。通过前列腺液与精液中的检查、泌尿系造影或前列腺穿刺活检可协助诊断。

2. 精癃 多见于老年人，主要表现为尿频，夜尿多，排尿困难，甚至点滴不出，肛门指检前列腺增大，表面光滑，无结节，中央沟变浅或消失，前列腺液常规检查、细菌培养和 B 超有助于诊断。

3. 血精（精囊炎） 精囊炎和慢性精浊同时发生，除有类似精浊症状外，还有肉眼血精及射精疼痛的特征。

4. 慢性附睾炎 阴囊、腹股沟部隐痛不适，类似于慢性精浊。但慢性附睾炎附睾部可扪及增粗触痛的结节。

六、治 疗

（一）内治

1. 气滞血瘀

证候：少腹、会阴、睾丸坠胀不适，或有血尿、血精。舌紫或有瘀点，苔白或黄，脉象沉涩。

治法：活血行气，解毒消肿。

方药：前列腺汤加减。

口诀：前列腺汤白芷丹，桃红赤芍不留兰；青楝茴香败酱蒲，行气活血败毒现。

方解：丹参、泽兰、赤芍、桃仁、红花、乳香、没药、王不留行活血祛瘀，消肿止痛；青皮、川楝子疏肝理气，散结止痛；小茴香温经散寒，行气止痛；白芷消肿止痛；败酱草、蒲公英清热解毒，消肿止痛。诸药配伍，活血行气，解毒消肿。

2. 湿热蕴结

证候：尿频、尿急、尿痛，有灼热感，排尿或大便时尿道有白浊溢出。会阴、腰骶、睾丸坠胀疼痛。舌苔黄腻，脉象细数。

治法：清热利湿。

方药：龙胆泻肝汤加减。

口诀：见第七章第四节"蛇串疮"。

方解：见第七章第四节"蛇串疮"。

3. 阴虚火旺

证候：腰膝酸软，头昏眼花，失眠多梦，遗精或血精，阳事易兴，大小便时尿道有白浊滴出。舌红苔少，脉象细数。

治法：滋阴补肾，分清化浊。

方药：知柏地黄丸合萆薢分清饮加减。

口诀：六味地黄益肝肾，茱薯丹泽地苓专；更加知柏成八味，阴虚火旺自可煎。

萆薢分清石菖蒲，益智乌药四味俱；或益茯苓盐煎服，通心固肾浊精驱。

方解：知柏地黄丸滋阴降火；萆薢分清饮分清化浊。二方合用，滋阴补肾，分清化浊。适用于阴虚火旺之遗精或膏淋等证。

4. 肾阳虚损

证候：头昏神疲，腰酸膝冷，阳痿早泄，甚至稍劳后即尿道有白浊溢出。舌淡胖，苔白，脉象沉细。

治法：温补肾阳，涩精止遗。

方药：金锁固精丸合右归丸加减。

口诀：金锁固精芡莲须，龙骨牡蛎与蒺藜；莲粉糊丸盐汤下，补肾涩精止滑遗。

右归补阳附桂仲，地杞山萸药草同；右归丸加归菟鹿，去草培元精血充。

方解：右归丸温补肾阳；金锁固精丸涩精止遗，兼能补肾。二者合方加减，温补肾阳治本，涩精止遗治标，标本兼顾，适用于肾阳不足，精关不固之阳痿早泄，小便浑浊等。

（二）外治

1. 坐浴疗法　朴硝50g，大黄30g，野菊花15g，血竭10g，苏木10g，煎水，待温坐浴，每日1次。

2. 肛门塞药　可选用氯己定栓或野菊花栓，坐浴后，每日1枚塞入肛内，1个月为1疗程。

3. 药物离子透入法　选择敏感、广谱的抗生素或中药制剂，以直流感应电动机等仪器经直肠内药物导入，每次20分钟，隔日1次，10日为1疗程。

4. 前列腺按摩　经直肠内按摩前列腺腺体，每周1次，6次为1个疗程。

七、预防与调摄

1. 积极治疗原发病，如慢性扁桃体炎、溃疡性结肠炎、直肠炎及淋病、非淋菌性尿道炎等疾患。

2. 要戒除手淫、酗酒、吸烟等恶习。

3. 不要恣食甘肥、辛辣煎炒炙煿之品。

4. 宜卧床休息。

5. 多饮开水，保持大小便通畅。

6. 慢性精浊者，可采用自我腹部按摩。

第五节　精　癃

一、概　说

精癃是指精室肥大以排尿困难和尿潴留为主要表现的男性泌尿生殖系统疾病。好发于50～70岁的老年人，属中医的癃闭、小便失禁、小便遗溺等证范围。相当于现代医学的前列腺增生症或称前列腺肥大。本病是我国老年男性前阴常见的疾病，发病率随年龄递增，据资料统计，总发病率为38.3%。

二、前列腺生理病理

（一）前列腺生理

前列腺是男性特有的性腺器官。前列腺位于膀胱与原生殖膈之间。前列腺底与膀胱颈、精囊腺和输精管壶腹相邻。前方为耻骨联合，后方为直肠壶腹。

前列腺呈前后稍扁的栗子形，上端宽大称为前列腺底，邻接膀胱颈。下端尖细，位于尿生殖膈上，前面贴耻骨联合，后面依直肠，称为前列腺尖。底与尖之间的部分称为前列腺体；体的后面较平坦，在正中线上有一纵行浅沟，称为前列腺沟。前列腺腺体的中间有尿道穿过；近底的后缘处，有一对射精管穿入前列腺，开口于尿道前列腺部后壁的精阜上；前列腺的排泄管开口于尿道前列腺部的后壁。

前列腺一般分为 5 个叶：前叶、中叶、后叶和两侧叶。中叶呈楔形，位于尿道与射精管之间。40 岁以后，中叶可变肥大，向上凸顶膀胱，使膀胱垂明显隆起，并压迫尿道引起排尿困难。

表面包有筋膜鞘，称为前列腺囊；表面有一层被膜。其内有较多的弹性纤维和平滑肌，这些成分可伸入腺内，组成前列腺的支架，前列腺的实质由 30～50 个复管泡状腺组成，共有 15～30 条导管开口于尿道精阜的两侧。前列腺的分泌物是精液的主要组成部分。

直肠指诊时可触及前列腺的后面，以诊断前列腺是否肥大等，向上并可触及输精管壶腹和精囊腺。小儿的前列腺甚小，性成熟期腺部迅速生长。老年时，前列腺退化萎缩。如腺内结缔组织增生，则形成前列腺肥大。

（二）前列腺病理

1. 前列腺的正常发育有赖于"男性激素"。

2. 35 岁以后前列腺可有不同程度的增生，多在 50 岁以后出现临床症状。

3. 前列腺增生可从 20g 增至 30～80g，甚至 100～200g。

4. 前列腺的增生与梗阻不一定成正比，而与增生部位密切相关。

5. 前列腺增生时，膀胱逼尿肌增厚：①中叶增生 10g 时就会出现尿路梗阻症状；②两侧叶增生至 100～200g 时，尿路梗阻症状不严重。

三、病 因 病 机

（一）中医

1. 总体来说为老年肾气渐衰，中气不足，肺气失宣，痰瘀互结水道，三焦气化失司所致。

2. 肺失宣肃，通调水道、下输膀胱的功能受限，则尿沥、尿闭。

3. 脾胃湿热下注，气化失常，则尿闭或排尿艰涩；脾虚中气不能收摄，膀胱失于约束，则遗尿失禁。

4. 肾虚则气化不利，水道不畅，小便沥涩。若老年肾阴不足，相火偏亢，膀胱气化不利，则排尿频数，滞涩不爽；如肾阳虚衰，固摄无权，则尿失禁或淋沥不尽。或因劳伤或房劳，瘀血痰浊结成瘕块，阻塞水道，终发癃闭。

（二）现代医学

有关前列腺增生的发病机制研究颇多，但病因至今仍未能阐明。目前已知前列腺增生必须具备睾丸存在及年龄增长两个条件。近年来随着基础研究的深入，认为前列腺增生是前列腺上皮细胞和间质细胞相互作用的结果；也注意到吸烟、肥胖及酗酒、性功能、家族、人种及地理环境对前列腺增生发生的关系。其病机为前列腺增生，导致膀胱逼尿肌、输尿管间嵴增厚，形成排尿困难、肾积水、肾功能损害等。

四、临 床 表 现

（一）排尿困难

排尿困难是本病最重要的症状。初期，患者只是在排尿时需要待较长时间方能排出，排尿终了后仍有尿滴出，或每次尿分几段排出，以后随梗阻的加重，排尿渐费力，尿的射程缩短，尿线变细，终至仅能淋沥而出，致使患者不能将尿排尽，而有残余尿。残余尿量愈多，表示梗阻愈重。进行性排尿困难是精癃最主要的表现。

（二）尿频

部分患者在初期即出现尿频，多因前列腺的充血刺激和膀胱的感受性增高所致，这一症状在夜间更为明显。随着梗阻加重、残余尿量增多,尿频现象则逐渐加重。

(三)尿潴留

梗阻加重、残余尿过多时,膀胱失去收缩能力,逐渐发生尿潴留。如遇憋尿、感冒、饮酒或劳累等因素,尿道黏膜充血肿胀,常诱发急性尿潴留。当患者持续处于尿潴留状态,由于膀胱过胀,膀胱内尿液超过尿道括约肌阻力时,尿液常可从尿道外口溢出,出现充溢性尿失禁现象。

(四)并发症

并发泌尿系感染,可出现尿频、尿急、尿痛、发热、腰痛等症;膀胱颈部充血水肿、结石刺激,可有血尿;长期慢性严重的尿路梗阻,可出现严重肾积水,肾实质受损,而出现神疲乏力、食欲不振、恶心腹胀、头晕头痛等慢性尿中毒症状;亦可因长期排尿困难引起腹压增高而并发腹股沟疝、痔疮或脱肛等病。

五、辅 助 检 查

1. 直肠指检　是最为简便易行而重要的常规检查之一。可经直肠触及前列腺,正常前列腺大小如栗,表面光滑无结节,边缘清楚,中等硬度而有弹性。前列腺增生时依其程度可分为三度:Ⅰ度大如鸽蛋,Ⅱ度大如鸡蛋,Ⅲ度大如鸭蛋或更大,中央沟消失或中间凸出。发生尿潴留时,下腹部可触及膨胀的膀胱,叩诊有中央浊音区。

2. 实验室检查　并发感染时,尿常规白细胞增多,有脓细胞,有时有红细胞。

3. 影像学检查　B超检查能较精确测量前列腺大小和突入膀胱颈内的情况,以及可测定出残余尿量,发现膀胱内肿瘤、结石或憩室等病变。必要时也可做膀胱造影、CT扫描、磁共振等检查。

六、类 证 鉴 别

1. 前列腺癌　症状可与前列腺增生症相似,并可同时存在。但直肠指检前列腺常不对称,可扪及不规则结节,质地坚硬。血清碱性磷酸酶增高,晚期骨转移或全身恶病质。活体组织检查可进一步证实。

2. 慢性精浊　常见于青壮年,发病缓慢,前列腺可能不大。前列腺常规检查可见白细胞增多,或见脓细胞、红细胞,卵磷脂减少。

七、治　　疗

(一)内治

本病以溺闭不通、淋沥不爽,用力努挣为实证;小便不能控制、失禁遗溺为虚证。暴闭为实,久癃多虚。实证以疏导通利为主,虚证以补益固摄为宜。

1. 辨证施治

(1)肺热失宣

证候:小便不畅或点滴难出。伴咽干口燥,胸闷气促,咳嗽咯痰。舌质红,苔薄黄,脉滑数。

治法:清热宣肺,解毒散结。

方药:黄芩清肺饮加防风、薄荷、葛根、杏仁、桔梗、桑白皮等。

口诀:黄芩清肺肺火盛,肺风粉刺赤肿疼;芩草枇杷桑栀翘,赤芍白芷加桔梗。

方解:黄芩、枇杷叶、桑白皮清泄肺热;白芷、防风、薄荷、葛根疏散风热,寓"火郁发之"之原则；川芎、当归、赤芍、红花活血消肿；栀子、连翘清热泻火，解毒散结；杏仁、桔梗宣肺祛邪。诸药配伍，清热宣肺，解毒散结。

（2）湿热下注

证候：尿少黄赤，频数涩痛，点滴不畅，甚至尿闭，小腹胀满；伴口渴不欲饮，发热便结。舌质红，苔黄腻，脉濡数。

治法：清热利湿，通淋利窍。

方药：八正散加减。

口诀：八正散用瞿麦通，滑石车前扁蓄同；大黄山栀灯芯草，湿热下注淋常用。

方解：八正散中瞿麦清热利水通淋；木通清心降火，下利湿热，共为君药。扁蓄、车前子、滑石清热利湿，通淋利窍，共为臣药。栀子清泄三焦湿热；大黄泻热降火，二者合用使湿热从二便分消，共为佐药。甘草调和诸药，防止苦寒渗利太过，甘缓而止茎中作痛；加少量灯心草可导热下行，清热除烦，共为使药。诸药合用，共奏清热泻火，利水通淋之效。

（3）中气下陷

证候：小腹坠胀，小便欲解不爽，尿失禁或夜间遗尿。精神倦怠，少气懒言。舌淡苔薄，脉象濡细。

治法：补中益气。

方药：补中益气汤加减。

口诀：补中益气芪术陈，升柴参草当归身；虚劳内伤功独擅，亦治阳虚外感因。

方解：黄芪补气升阳，为君药。人参、白术、炙甘草补气健脾，增黄芪补中益气之功，共为臣药。当归养血和营；陈皮理气健脾，使之补而不滞；升麻、柴胡升举阳气，透表退热，助黄芪升阳，共为佐药。炙甘草调和诸药，为使药。诸药配伍，补中益气，升阳举陷。

（4）肾阳虚损

证候：排尿无力，失禁或遗尿，点滴不尽。面色㿠白，神倦畏寒，腰膝酸软无力，手足不温。舌淡苔白，脉象沉细。

治法：温阳利水。

方药：济生肾气丸加减。

口诀：见本章第三节"水疝"。

方解：见本章第三节"水疝"。

（5）气滞血瘀

证候：小便努挣方出或点滴全无，会阴、小腹胀痛，偶有血尿或血精。舌紫暗或有瘀斑，苔白或黄，脉沉弦或细涩。

治法：活血祛瘀，行气利水。

方药：抵当汤加牛膝、玄明粉。

口诀：抵当汤顶事大黄，虻虫桃蛭力最强；少腹硬满小方便，攻瘀逐热治发狂。

方解：方用水蛭、虻虫、桃仁破血逐瘀；大黄清热通腑，活血祛瘀；大黄兼能攻下泻热，牛膝兼利水通淋；水蛭、虻虫破瘀散结；玄明粉软坚散结。诸药配伍，破蓄血而下瘀，攻下泻热，利水通淋。

2．成药验方

（1）肾气丸：每次服9g，每日2次，饭前服。

（2）六味地黄丸：每次服9g，每日2次，饭前服。

（3）复方丹参片：每次服3片，每日3次，饭前服。

（二）外治

1．热熨疗法　用食盐250g，炒热，布包熨小腹；或生葱250g，切碎酒炒入布袋，推熨脐部至少腹,至尿液排出。

2.银针疗法 取气海、三阴交、阴陵泉,先针气海,使针感向阴部放射,然后针阴陵泉、三阴交,行提插捻转手法,诸穴均留针20～30分钟。

3.灸法 用白矾研细末,令患者仰卧,置矾末于脐中满,以新汲水滴之,用艾灸之,须臾通。

(三)手术治疗

1.适应证 残余尿量>50ml或有并发症者。

2.手术方式 ①经尿道前列腺电切除术或汽化电切;②耻骨上经膀胱和耻骨后前列腺切除术;③经会阴前列腺切除术。

八、预防与调摄

1.适当参加太极拳、气功、散步等增强体质的活动。

2.忌忍积小便,保持二便通畅。

3.减少性生活。

4.积极治疗诱发和加重病情的泌尿生殖系统疾患。

(张卓铭)

ER-8-3
扫一扫,测一测

? **复习思考题**

1.男性前阴病的常用检查方法有哪些?

2.简述急性子痈内治证型及治法方药。

3.继发性水疝的辅助检查有哪些?

4.成年人水疝的常见病因有哪些?

5.慢性精浊的主要临床症状是什么?

6.简述湿热蕴结型精浊的治法方药。

7.简述前列腺分叶结构与排尿困难的关系。

8.简述前列腺的主要病理。

9.精癃针刺治疗主要可选哪些穴位?

10.精癃的临床表现有哪些?

第九章　肛门直肠疾病

PPT课件

学习目标

　　通过本章的学习,了解肛门直肠的一般解剖生理特点,熟悉常见肛门直肠疾病的病因病机、相关检查要点、预防调护及中医外科特色外治法,掌握常见肛门直肠疾病的诊断要点、内外治疗方法。

知识导览

第一节　概　　述

　　肛门直肠疾病是指发生于肛管、直肠、肛门及其周围间隙等所有疾病的总称。常见的有痔、息肉痔、肛隐窝炎、肛裂、肛痈、肛瘘、脱肛和锁肛痔等。中医文献统称为痔疮、痔漏或痔瘘。肛门直肠疾病为常见病、多发病,尤以痔最为常见。

一、直肠肛管解剖生理

(一)直肠肛管的解剖

　　1.直肠　直肠是大肠的末段,上端在第 2～3 骶椎水平与乙状结肠相联结,在骶尾骨前面下行,于尾骨尖稍下方终止于齿线,并与肛管相连。直肠全长 12～15cm。直肠为间位器官,下 1/3 完全在腹腔外。直肠内表面是一层较厚的黏膜,直肠黏膜有三个呈半月形的横皱襞,又称直肠瓣;上皱襞在齿线上 11～13cm 处,是直肠与乙状结肠的分界皱襞;中皱襞位于右侧壁,在齿线上 8～9cm 处,相当于腹膜直肠返折处;下皱襞位于左前壁,在齿线上 5～6cm 处。

　　直肠下端由于与口径较小的肛管相接,其黏膜呈现 6～10 个纵行皱褶,称肛柱。相邻两柱下端之间黏膜向上凹陷呈半月形,称肛门瓣。肛门瓣内有向上开口的呈漏斗形窝,称肛隐窝或肛窦。隐窝底部有肛腺体的导管开口,肛腺分布于黏膜下呈分支状,部分分支可穿透肛管周围组织。肛腺分泌的黏液有润滑直肠下端的作用。如果人体抵抗能力下降,肛隐窝被大便污染,可引起肛隐窝炎和肛周脓肿。肛柱下部有 2～6 个米粒大小、黄白色的乳头状突起,称肛乳头。肛窦炎时,肛乳头可肿大,反复炎性刺激时,肛乳头可呈纤维性增生,或呈乳头瘤样改变。

　　2.齿状线　肛门瓣与肛管之间相连接处,形成一条不整齐的界线,叫齿线或齿状线。齿状线是解剖学肛管与直肠相接续的分界线,是临床上一个重要的标志,具有重要的临床意义。

　　齿状线上、下的上皮组织、神经支配、血管分布及淋巴回流均不同:

　　(1)上皮组织:齿状线以上为直肠,表面覆盖的是黏膜,齿状线以下为肛管,表面覆盖的是皮肤。

　　(2)神经支配:齿状线以上由自主神经(植物神经)支配,无痛觉。齿状线以下由躯体神经(肛门神经)支配,痛觉敏感。

　　(3)血管分布:齿状线以上是直肠上、下动脉分布,其静脉回流入肝门静脉系;齿状线以下是肛门动脉分布,其静脉回流入下腔静脉系。

（4）淋巴回流：齿状线以上的淋巴回流入肠系膜下及髂内淋巴结；齿状线以下的淋巴回流入腹股沟淋巴结。

3. 肛管　肛管是消化道的末端，上端起自齿状线，与直肠相连，下端为肛门缘，长约 3cm。肛管表面上 2/5 系直肠黏膜，下 3/5 为肛管皮肤。

4. 血管、神经　直肠肛管的动脉主要有四支，即直肠上动脉、直肠下动脉、肛管动脉和骶中动脉。直肠上动脉来自肠系膜下动脉，在直肠上端背面分为左右两支，沿直肠两侧下行，穿过肌层达黏膜下层，其分支分别位于左侧、右前和后方，是内痔的主要供应血管，因此这三处是内痔的好发之处。直肠下动脉来自两侧髂内动脉，向内向前至直肠下端，并与直肠上动脉在齿线上下相吻合。肛管动脉来自阴部内动脉，供应肛管和括约肌，并与直肠上、下动脉相吻合；骶中动脉是主动脉的直接小分支，沿骶骨而下，供应直肠下端的后壁。

该区有两个静脉丛：①直肠上静脉丛，位于齿线以上的直肠黏膜下层内。该静脉丛汇成数支小静脉后穿过直肠，集成直肠上静脉，经肠系膜下静脉注入门静脉，因次级静脉丛内无瓣膜，故易扩张成内痔。②直肠下静脉丛位于齿线以下的肛管皮肤下层，是外痔的发生部位。直接或经阴部内静脉流入髂内静脉，再回流到下腔静脉。以上两静脉丛之间有丰富的吻合支，这些是门静脉系统和体静脉系统的一个重要侧支循环道路。

5. 肛门括约肌　该区有肛门外括约肌、肛门内括约肌、肛提肌和直肠肌。肛门外括约肌是随意肌，有括约功能，它有三组，即皮下部、浅部和深部。皮下部系狭小环形肌束，在肛周皮下，手术切断不会引起大便失禁；浅部在皮下部和深部之间，是椭圆形肌束，起自尾骨，向前围绕肛管两侧而止于会阴部；深部在浅部之上外侧，系环状肌束，在围绕内括约肌的周围。肛门内括约肌是不随意肌，长约 3cm，围绕肛管的上 2/3，系直肠环肌肥大延伸增厚部分，可帮助排便，但无括约功能。肛提肌是随意肌，在直肠周围形成盆底的一层宽薄的肌肉，由耻骨直肠肌、耻骨尾骨肌和髂骨尾骨肌三部分组成，左右各一。耻骨直肠肌部分与肛门外括约肌后部合并，共起肛管括约功能。直肠纵肌向下围绕肛管上部，与肛提肌和内、外括约肌等相连，共同组成肛管直肠环。

6. 直肠肛门间隙　直肠肛门间隙是感染的常见部位。间隙内充满脂肪结缔组织，由于神经分布较少、感觉迟钝，故发生感染时一般无剧烈疼痛，患者往往要等到形成脓肿后才就医。其间隙分为肛提肌以上和以下两部分。肛提肌以上的主要间隙有：①骨盆直肠间隙，左右各一，位于肛提肌以上，盆腔腹膜以下，直肠两侧与骨盆之间；②直肠后间隙，在直肠与骶骨之间，与两侧骨盆直肠间隙相通。肛提肌以下的主要间隙有：①坐骨肛管间隙（或坐骨直肠间隙），左右各一，位于肛提肌以下，坐骨肛管横膈以上，肛管两侧与坐骨之间；②肛门周围间隙，位于坐骨肛管横膈以下至皮肤之间。这两个间隙均可经肛管后左右相通，分别称深部肛管后间隙、浅部肛管后间隙。

知识链接

肛门直肠角

由于直肠会阴曲的存在，直肠与肛管的轴线形成一夹角，称为肛直角。正常静息状态下，此角为 92°，排便时为 137°。肛直角增大、减小超过一定范围可能是排便功能异常的原因，与直肠脱垂、排便困难、排便失禁有关。

（二）直肠肛管生理功能

肛门与直肠的主要生理功能有排便、吸收水分和部分药物。正常情况下，当储存于乙状结肠的粪便经肠蠕动下行到直肠内时，使直肠下端膨胀产生便意，同时外括约肌松弛，肛提肌收缩使粪便排出。

二、检查方法

肛门直肠疾病是一类特殊的疾病。临床上进行肛门直肠检查，是作出正确诊断的重要依据。因此，掌握肛门直肠的检查方法非常重要。

（一）检查注意事项

检查前先向患者进行必要的解释工作，让患者做好各项准备（如排空大小便），精神放松，消除恐惧和紧张心理，不要在患者毫无思想准备的情况下突然进行检查，以免患者不合作；进行检查时要根据疾病的不同性质和部位，以及患者身体状况选择适当的体位，并嘱患者全身放松，做深呼吸或排便动作；指套和肛门镜上涂上润滑油，先在肛门口轻轻按摩，待肛门松弛后徐徐插入。

（二）常用体位

不同的肛门直肠疾病及身体状况在检查和治疗时，需采取不同的体位，常用体位有以下几种：

1. 侧卧位　患者向左或向右侧卧位，双腿充分向前屈曲，靠近腹部，使臀部及肛门充分暴露。是肛瘘、痔、肛痈等疾病检查与治疗的常用体位，是适合老年、体弱患者的体位。

2. 膝胸位　患者跪伏在检查床上，胸部贴近床面，臀部抬高使肛门充分露出。适用于检查直肠下部、直肠前壁和身材矮小肥胖患者，以及乙状结肠镜检查时。

3. 截石位　患者仰卧，两腿放在腿架上，将臀部移至手术台边缘，使肛门尽可能暴露。是肛门直肠手术时的常用体位。

4. 蹲位　患者下蹲，向下用力增加腹压。是检查脱肛、直肠息肉及严重内痔的常用体位。

（三）常用的检查方法

1. 肛门视诊　患者取侧卧位，医生用双手将患者臀部分开，首先检查肛门周围有无瘘管外口，肛门有无内外痔、肛裂，有无红肿等。如有异常情况，应观察清楚其位置、大小、形态、色泽、是否出血等。

2. 直肠指检　患者取侧卧位，并做深呼吸放松肛门，医生以戴有手套或指套的右手示指涂上润滑油，轻轻插入肛门，进行触诊检查。检查有无触痛、变硬、波动感、肿块、狭窄及括约肌紧张度等。直肠指检是一种简便易行、临床上广泛应用于肛肠疾病的诊察方法，有医者"指眼"的俗称，医生通过直肠指检获得关于病变有无、位置、大小、硬度、与周围组织的关系等大量信息，是一种非常重要的检查方法。正确地进行直肠指检，可以早期、及时地发现、诊断多种直肠下段及肛管直肠周围的病变，如内痔、肛瘘、直肠息肉、肛门直肠周围脓肿等，特别是对锁肛痔（直肠癌）的早期发现、诊断具有重要价值。有数据显示，临床上有75%的直肠癌可以在直肠指检时被发现。

3. 肛门镜检查　患者取侧卧位，先将肛门镜外套及塞芯组装在一起，涂上润滑剂，嘱患者张口呼吸。然后慢慢插入肛门内；插入前先在肛门部轻轻按摩片刻，让患者慢慢适应，插入时先向患者腹侧推进，待通过肛管后，再向尾骶方向推进，待肛镜全部插入后拔出塞芯，在灯光照明下，边退镜边观察，注意是否有溃疡、息肉、肿块，齿线附近是否有内痔、肛乳头肥大，肛隐窝是否溢脓，肛管是否有裂口等。

4. 乙状结肠镜检　除肛门狭窄和妇女月经期不宜检查外，怀疑直肠和乙状结肠的病变，而肛门镜不能排除怀疑时，都可进行乙状结肠镜检。特别是对直肠和乙状结肠肿瘤的早期诊断有重要意义。临床对原因不明的便血、黏液便、慢性腹泻、粪便变形等症，均应做乙状结肠镜检。

5. 球头银质探针检查　以球头银质探针自肛瘘外口徐徐插入，沿硬索方向轻轻探查，同时以左手示指插入肛内协助寻找内口，探针在肛管直肠内如能顺利通过的部位即为内口。以探针检查，可以探知肛瘘管道的方向、有无分支、内口与肛管直肠环的关系。操作时应轻柔有耐心，禁用暴力，以免人为引起新的内口。

6. X线检查　钡剂灌肠可观察直肠和乙状结肠形状、有无狭窄和梗阻、直肠和结肠的外部病变,如骶骨前畸胎瘤,可见直肠移位。复杂性肛瘘,瘘管管道不清、内口不明者可用 15% 碘化钠从外口注入进行造影。

7. 其他检查　根据患者的具体情况,可进行必要的实验室检查,若需要手术治疗,需做血常规、出凝血时间、大小便常规、心电图、胸透及肝功能、B 超等检查。现在纤维结肠镜已广泛用于临床,需要时也可选择进行纤维结肠镜检查,以便进一步了解病情、明确诊断。

8. 检查记录　通常用截石位表示,以时钟面的十二等分标记法,将肛门分为十二个部位,前面会阴部为 12 点,后面尾骶部为 6 点,左面中央部为 3 点,右面中央部为 9 点,其余以此类推。检查时发现某一部位有病变时,则在相应的截石位图上作一标记。

第二节　痔　疮

一、概　说

痔疮又称痔、痔核、痔病、痔疾等,是直肠末端黏膜下和肛管皮肤下的直肠静脉丛发生扩大、曲张所形成的柔软静脉团,或肛缘皮肤损伤、感染、结缔组织增生或肛管皮下静脉曲张破裂形成的隆起物。男女老幼皆可为患。故有"十人九痔"之说,其中以青壮年占大多数。根据发病部位不同,痔分为内痔、外痔及混合痔。

二、病　因　病　机

(一) 中医

多因脏腑本虚,静脉壁薄弱,兼因久坐,负重远行,或长期便秘,或泻痢日久,或临厕久蹲努责,或饮食不节,过食辛辣肥甘之品,导致脏腑功能失调,风燥湿热下迫,气血瘀滞不行,阻于魄门,结而不散,筋脉横解而生痔。日久气血亏虚,摄纳无力,气虚下陷,则痔核脱出。

(二) 现代医学

现代医学有关痔的病因主要有两种学说。①静脉曲张学说:认为痔疮是由人体直立、痔静脉缺少瓣膜、括约肌痉挛等原因导致的直肠下段黏膜下和肛管皮肤下的静脉丛淤血、扩张和屈曲所形成的静脉团。②肛垫下移学说:认为痔疮原本是肛管部位正常的解剖结构,即血管垫,是齿状线及以上 1.5cm 的环状海绵样组织带。只有肛垫组织发生异常并合并有症状时,才能称为痔,才需要治疗,治疗目的是解除症状,而非消除痔体。痔的诱发因素很多,其中便秘、长期饮酒、进食大量刺激性食物和久坐久立是主要诱因。

🌐 **知识链接**

人为什么会患痔?

　　时至今日,除了人类之外,医学界尚未发现自然状态下患痔的动物种类。一般认为,这和人类与其他动物的活动方式不同有关。人类经过相对较短时间进化,获得了直立活动的能力,与此同时,人类部分身体结构,如肛门直肠部位的血管等结构并没有得到足够的同步进化,未得到足够的加强,未形成适合的瓣膜。这样,一方面,由于人类的直立,使得肛门处于心脏的下方,肛门直肠部位的血液无法自然回流;另一方面,肛门直肠部位的血管内没有瓣膜,周围也缺乏起到泵动力作用的肌肉组织,最终使得肛门直肠部位的血液容易淤积而形成痔。同时,痔的发生也与人们的饮食、活动、工作体位、有无相关基础疾病等有关,特别是与便秘及排便习惯有关。

三、临 床 表 现

（一）内痔

内痔是指发生于肛门齿线以上,直肠末端黏膜下的直肠痔内静脉丛扩大、曲张形成的柔软静脉团。内痔是肛门直肠疾病中最常见的病种,与现代医学病名相同。内痔多发于成年人;好发于截石位齿状线上3、7、11点,此处的痔称为母痔,此处也称为母痔区。

初发常以无痛性便血为主要症状,血液与大便不相混,多在排便时滴血或射血。出血呈间歇性,每因饮酒、过劳、便秘或腹泻使便血复发和加重。出血严重时可引起贫血。肛门检查时可见齿线上黏膜呈半球状隆起,色鲜红、暗红或灰白。随着痔核增大,在排便时或咳嗽时可脱出肛外,若不及时回纳,可形成内痔嵌顿,并有分泌物溢出,肛门坠胀、疼痛;根据病情轻重程度不同,可分为三期:

Ⅰ期:痔核较小,如黄豆或蚕豆大,色鲜红,质柔软,不脱出肛外,大便带血或滴血,血色多为鲜红色。

Ⅱ期:痔核较大,形似红枣,色暗红,大便时脱出肛外,便后能自行还纳,大便滴血较多或射血一线如箭。

Ⅲ期:痔核更大,如鸡蛋或更大,色灰白,大便时或行走时脱出肛外,不能自行还纳,一般不出血,一旦出血则呈喷射状,痔核脱出后如不尽快还纳,则易嵌顿而绞窄肿胀、疼痛、糜烂坏死。

（二）外痔

外痔发生于肛管齿线以下,是由痔外静脉丛扩大曲张,或痔外静脉丛破裂,或反复发炎、结缔组织增生而成,表面为皮肤覆盖,不易出血,其形状不规则。根据其症状和病理变化,一般分为静脉曲张性外痔、炎性外痔、血栓性外痔和结缔组织性外痔。

1. 静脉曲张性外痔　静脉曲张性外痔是齿线以下的痔外静脉丛曲张,在肛门边缘形成圆形、椭圆形或梭形柔软肿块。多因为内痔反复脱出,或因经产妇妊娠后腹压增高,或因饮食不节,长期便秘或腹泻,或久站久坐等,而致浅部静脉及皮下淋巴回流受阻,引起肛管齿线以下痔外静脉丛扩大和曲张而成。

表现为表面青紫而光滑,形状为椭圆形或不规则形。便后、久蹲或作内痔吸引时,可见曲张的静脉团,有肛门坠胀或异物感,不能立即消散。一般无疼痛,不出血,多伴有内痔。

2. 炎性外痔　炎性外痔是肛门皱襞受损感染所致的皱襞皮肤充血、水肿所形成的外痔。常因肛门皮肤皱襞受损伤,或因肛裂引起皱襞感染所致。

表现为肛门皱襞充血、水肿,有少量分泌物。患者感肛门灼热、胀痛、湿痒,大便后或活动后症状加重。

3. 血栓性外痔　血栓性外痔是肛缘痔静脉破裂,血液外渗,凝结而成血栓,在肛门皮下形成圆形或椭圆形的肿块。常因便秘或排便时用力过猛,或剧烈活动,使痔静脉破裂出血,在皮下形成血栓。初起较软,几日后变硬,3～4周内吸收消散。如反复发炎,可致结缔组织增生,而形成结缔组织外痔。

表现为多发于截石位齿状线下的3、9点处。排便或用力后肛门部突然剧烈疼痛,并出现一个肿块,圆形或椭圆形,大小不等,颜色暗紫色,与周围皮肤分界清楚,触痛明显,排便、走路、咳嗽等动作都使疼痛加重。如发生感染,也可生成脓肿。

4. 结缔组织性外痔　结缔组织外痔是肛门缘皱襞的皮肤发生结缔组织的增生、肥大所形成的外痔,又称赘皮外痔。可为单个或环状。痔内无曲张的静脉丛,多因慢性炎症刺激,反复发作,致使肛缘皮肤纤维化,结缔组织增生肥大而成。

表现为肛门边缘处赘生皮瓣，逐渐增大，质地柔软，一般无疼痛；不出血，平时仅觉肛门有异物感，偶尔染毒而肿胀时，才觉疼痛，待肿胀消失后，赘皮仍然存在。赘皮如发生在截石位齿状线下 6、12 点处，多是由于肛裂引起，又称"裂痔"；如发生在截石位 3、7、11 点处，多由Ⅱ、Ⅲ期内痔脱出或急慢性炎症反复发作而引起；如呈环状，则多发生于经产妇。

（三）混合痔

混合痔是指内、外痔静脉丛曲张，相互沟通吻合，使内痔部分和外痔部分形成一个整体。混合痔兼有内、外痔的双重表现。多因Ⅱ、Ⅲ期内痔反复脱出，以致与内痔相对应的齿状线以下皮下静脉丛曲张和结缔组织增生所致。因此本病多发于肛门截石位 3、7、11 点处，以 11 点处更为多见。

临床表现同时兼有内痔和外痔两种临床特征。大便时滴血或射血，出血量较多，常伴有内痔脱出，便时用力排便、咳嗽等腹压增加时肛门有肿物脱出，痔核可一起脱出，其上部的上皮组织为黏膜，下部为皮肤，痔组织表面可见到齿状线。指检可见痔核跨越齿线连成一个整体，内痔部分如成人拇指头或更大，色紫暗或灰白。可单发或多发，发于肛门一周的叫环行混合痔。

四、辅 助 检 查

临床上痔的诊断主要是依据病史和专科检查（如视诊、直肠指检、直肠镜、乙状结肠镜检查等）作出。除此以外，还需要对患者全身一般情况进行检查、检验，包括血常规、出凝血时间、肝肾功能、大便常规、尿常规、胸透、心电图等，以便了解患者的身体状况，发现潜在的疾病，排除手术禁忌，为制定合理的治疗方案提供依据。病程较长的痔出血，可以导致血红蛋白下降（贫血）；合并感染、炎症发作的痔患者，可出现白细胞计数增多、中性粒细胞比例上升。

五、类 证 鉴 别

直肠息肉：生于直肠下端，有单生或丛生，状如珊瑚，或如葡萄，有蒂或无蒂，低位有蒂者大便时可脱出肛门外，质地较硬，色泽鲜红，一般不痛，多见于儿童。可有大便带血或少量滴血，绝无射血，脱出物为单个带蒂，表面光滑，质地较痔核硬。

六、治 疗

（一）内治

适用于Ⅰ、Ⅱ期内痔，或痔核嵌顿继发感染，或年老体弱的内痔患者，或兼有其他慢性病，不宜手术者。

1. 风伤肠络证

证候：大便带血，滴血或喷射而出，血色鲜红；或伴口干，大便秘结、肛门瘙痒。舌红，苔薄白或薄黄，脉浮数。

治法：清热凉血止血，疏风行气。

方药：凉血地黄汤合槐角丸加减。

口诀：凉血地黄大成方，荆升归芍生地黄；槐榆连芩粉壳草，凉血燥湿治痔疮。

槐角丸将肠风却，枳壳芩连柏皮叶；生地地榆当归尾，防风还须加荆芥。

方解：荆芥、防风辛散疏风；生地黄、赤芍、槐角、地榆凉血止血；黄连、黄芩、黄柏清热燥湿；当归养血活血，养血以补出血之虚，活血消肿止痛；升麻升举阳气，并能清热解毒；天花粉滋阴散结；枳壳宽肠行气。诸药合用，以奏凉血止血，疏风行气之效。

2．湿热下注证

证候：便血色鲜，量较多，痔核脱出可自行回缩，肛门灼热。舌质红，苔黄腻，脉弦数。

治法：清热利湿止血。

方药：脏连丸加减。

口诀：脏连丸有猪大肠，地归芩连阿胶样；荆芍地榆槐花角，清热燥湿止血强。

方解：黄连、黄芩、地黄、赤芍、当归、槐角、槐花、荆芥穗、地榆炭，清热泻火，燥湿解毒，凉血止血，治肠胃湿热所致便血；阿胶、猪大肠补肠。一补一泻，起清热凉血、利湿止血化痔作用。

3．气滞血瘀证

证候：肛内肿物脱出，甚或嵌顿，肛管紧缩，坠胀疼痛，甚则肛缘有血栓形成，触痛明显。舌质红或暗红，苔白或黄，脉弦细涩。

治法：清热利湿，祛风活血。

方药：止痛如神汤加减。

口诀：秦艽桃仁皂角刺，苍柏泻黄槟榔吃；当归防风风热湿，诸痔痒痛皆可除。

方解：秦艽、防风祛风除湿，和血舒筋而止痛；当归、桃仁活血止痛，兼润肠通便；苍术健脾燥湿；泽泻利水泄湿热；大黄泻热通便以祛湿，使湿热从大便而除，兼活血止痛；槟榔宽肠行气；皂角子润燥通便，消肿止痛。诸药配伍，清热祛湿，消肿止痛。

4．脾虚气陷证

证候：肛门坠胀，痔核脱出不能自行回纳，需用手托还，大便带血，色鲜红或淡红，病程日久；面色少华，神疲乏力，纳少便溏。舌淡，苔白，脉弱。

治法：健脾益气。

方药：补中益气汤加减。

口诀：见第八章第五节"精癃"。

方解：见第八章第五节"精癃"。

（二）外治

1．内痔早期

（1）五倍子汤（《疡科选粹》）

组成：朴硝、桑寄生、莲房、荆芥、五倍子各20g。

功用：消肿止痛，收敛止血。

适应证：用于痔疮、脱肛等。

制用法：煎汤熏洗患处。

方解：莲房化瘀止血；朴硝解毒消肿，泻下软坚；桑寄生祛湿消肿止痛；荆芥辛散疏风；五倍子收湿止血，敛疮生肌。诸药煎汤熏洗，消肿止痛，收敛止血。

（2）痔漏洗剂Ⅰ号（《中医外科外治法》）

组成：朴硝30g，莲房30g，五倍子30g，地榆30g，槐角30g，防风30g。

功用：消肿止痛，收敛止血。

适应证：主治内痔脱出，出血，脱肛等。

制成法：共为粗末，装入纱布袋内，加水2 500～3 000g，煮沸即可。用时先熏再洗，后坐浴；每次30分钟，每日1～2次。每剂药可用2～3日。

方解：朴硝解毒消肿，泻下软坚；莲房化瘀止血；地榆、槐角凉血止血，且地榆兼能解毒敛疮；防风辛散祛风；五倍子收湿止血，敛疮生肌。诸药制剂外用，消肿止痛，收敛止血。

（3）痔漏洗剂Ⅱ号（《中医外科外治法》）

组成：芒硝30g，苦参30g，黄柏30g，地肤子30g，地榆30g，槐角30g，蛇床子30g，金银花

30g,蒲公英 30g。

功用:清热解毒,消肿止血,祛风止痒。

适应证:用于内痔嵌顿、外痔发炎、瘘疮肿痛、肛窦炎等肛门部红肿热痛,渗液有滋水者。

制用法:共为粗末,装入纱布袋内,加水 2 500g,煎开即可。用时先熏、再洗、后坐浴,每日 1 次,每次 30 分钟。

方解:芒硝解毒消肿,泻下软坚;苦参、黄柏苦寒清热燥湿,祛风止痒;地肤子清热利湿;蛇床子祛风杀虫止痒;地榆、槐角凉血止血,且地榆兼能解毒敛疮;金银花、蒲公英清热解毒,消肿止痛。诸药配伍外用,清热解毒,消肿止血,祛风止痒。

(4)痔漏洗剂Ⅲ号(《中医外科外治法》)

组成:芒硝 30g,红花 20g,苏木 30g,蒲公英 30g,苦参 30g,槐花 130g,防风 1~5g,蛇床子 30g。

功用:解毒消肿,活血止痛,祛风燥湿。

适应证:用于内痔,外痔,肛窦炎等。

制用法:共为粗末,装入纱布袋内,加水 2 500g,煮开后先熏,再洗,后坐浴;每次 30 分钟,每日 1 次,每剂药可连续用 3~5 日。

方解:芒硝解毒消肿,泻下软坚;苏木、红花活血祛瘀,消肿止痛;蒲公英清热解毒;苦参清热燥湿,祛风止痒;槐花清肠凉血止血;防风辛散疏风;蛇床子祛风杀虫止痒。诸药配伍外用,解毒消肿,活血止痛,祛风燥湿。

(5)癣油露(《医学心悟》)

组成:百部、白鲜皮、蓖麻子、鹤虱、生贯众各 30g,黄蜡 60g,明雄黄 30g,麻油 1 000g。

功用:解毒消肿,祛风止痒。

适应证:用于一切癣疮、痔疮。

制用法:先将前六味药入麻油煎枯去渣,再将油熬至滴水成珠状,加入黄蜡,待蜡化尽,离火,将雄黄末加入搅匀,冷后装入贮瓶,放入冷水中去火毒。用时将油膏涂擦患处,1 日数次均可。

方解:蓖麻子消肿拔毒;百部、鹤虱、贯众祛风止痒;明雄黄有毒,以毒攻毒,兼能止痒;白鲜皮清热燥湿,祛风止痒;黄蜡、麻油润燥生肌。诸药制剂外用,解毒消肿,祛风止痒。

2.内痔中后期

(1)痔消炎膏(《中医外科外治法》)

组成:飞甘石 15g,黄丹 6g,血竭 6g,朱砂 3g,滑石 15g,冰片 3g,儿茶 3g,乳香 15g。

功用:解毒消肿,止血生肌。

适应证:用于痔疮肿痛及痔疮术后。

制用法:上药共研细末,用凡士林调成 20%~30% 油膏,用时将药膏敷于痔疮上,送入肛门即可,每日 1 次。

方解:飞甘石(即炉甘石细末)、儿茶、滑石收湿生肌敛疮;黄丹、朱砂有毒,以毒攻毒,拔毒生肌;血竭、乳香活血止痛,止血生肌;冰片清热解毒,消肿止痛,防腐生肌。诸药制剂外用,解毒消肿,止血生肌。

(2)九华膏(《中医外科学》)

组成:滑石 600g,煅月石 90g,龙骨 120g,川贝母 18g,冰片 18g,朱砂 18g。

功用:解毒消肿,蚀疮生肌。

适应证:用于内、外痔发炎及内痔术后。

制用法:共研细末,加入凡士林中调匀,使成 20% 的软膏,冬季可适量加入香油,外用。

方解:月石、朱砂均有毒,以毒攻毒,散结消肿,且月石兼能蚀疮去腐;滑石、龙骨收湿敛疮;

冰片清热解毒,消肿止痛,防腐生肌。诸药配伍外用,解毒消肿,敛疮生肌。

（3）龙射丸（又名内塞散）（《外科大成》）

组成：牛黄、天竺黄、轻粉各1.5g,乳香、没药、薄荷叶各3g,冰片0.6g。

功用：解毒散结,消肿止痛,敛疮生肌。

适应证：用于痔核。

制用法：前六味共为末,加地龙捣烂为丸,如枣核大,再研冰片为衣,卧时塞1丸入谷道内,7夜为1疗程,用于内痔效佳。

方解：牛黄、冰片清热解毒,消肿止痛,防腐生肌;轻粉有毒,以毒攻毒,敛疮生肌;乳香、没药活血止痛,消肿生肌;薄荷叶辛散疏风止痒。诸药配伍外用,解毒散结,消肿止痛,敛疮生肌。

3. 外痔 参考内痔治疗。

（三）其他治疗方法

1. 贯穿结扎法 贯穿结扎法是用丝线结扎于痔的根部,阻断痔组织的血供,使其坏死脱落的方法。通常采用"8"字缝扎法,即用7号丝线做贯穿痔基底部的"8"字缝扎。

适应证：Ⅱ、Ⅲ期内痔。

禁忌证：肛门周围有急性感染或湿疮;内痔伴有腹泻,或因腹腔肿瘤引起者;伴有活动性结核、高血压、血液病;临产期孕妇。

操作方法：患者取侧卧位或截石位,常规消毒后,用利多卡因20ml进行局部浸润麻醉后,先扩肛,使肛门括约肌松弛,痔核暴露肛外,用组织钳提起暴露的痔核,在其基底部用弯止血钳夹紧,沿齿状线剪一浅表裂缝,然后用穿有缝合线的圆针贯穿弯止血钳下痔核基底部,行"8"字缝扎。术毕将肛外的线剪去,除去组织钳和弯止血钳,再将痔核送回肛内,用红油膏少许涂入肛内,外盖纱布块,胶布固定。

注意事项：①结扎内痔时,应先扎小的痔核,然后扎大的痔核;②缝针穿过痔核基底部时,不可穿入肌层,以免结扎后引起肌肉坏死或并发肛门周围脓肿;③在结扎后的7～9日,是痔核脱落的阶段,应让患者减少活动,保持大便软而畅通,或预防性给予止血药,防止术后大出血。

术后处理：①术后当日不要解大便,第2日起排便,并保持大便质软通畅;②如痔核脱出时,应立即将其送回肛内,以免发生水肿;③便后用1:5 000的高锰酸钾溶液清洗,换药直至疮口愈合。

2. 注射法 注射法是将药液注入痔组织内,使其硬化萎缩或坏死脱落的方法。根据所用药液作用的不同,可分为硬化萎缩注射术和坏死脱落注射术两种。

（1）硬化萎缩注射术：是通过注射硬化萎缩剂而使痔组织硬化萎缩形成瘢痕的一种注射法。临床所用药物有很多种,普遍使用的药物是消痔灵注射液。

适应证：适用于Ⅰ、Ⅱ期内痔。

操作方法：

第一步：痔上区,即痔根上缘动脉区,药液浓度为1:1（消痔灵液1份,1%普鲁卡因1份）,注射量1～2ml。

第二步：痔黏膜下层,即痔组织中,药液浓度为2:1（消痔灵液2份,1%普鲁卡因1份）,在痔的中部进针,刺入黏膜下层,回吸无回血,做扇形注射,使药液充盈痔组织,注射量每个痔3～5ml。

第三步：痔黏膜固有层,药液浓度为2:1,在第二步完毕后,缓慢退针至黏膜固有层,注药后黏膜呈水疱状,注射量1～2ml。

第四步：痔下区,即痔下洞状静脉区,药液浓度为1:1,在齿状线以上0.1cm处进针,向斜上方刺入痔体 0.5～1cm,回吸无回血,扇形注射,注射量 1～2ml。

注意事项:注射完毕后,用示指探入肛内,轻轻按揉注药部位,以使药液充分扩散;同时要避免将药液注入肌层和肛管皮下,避免引起肌层溃烂或术后疼痛。

(2)坏死脱落注射术:是通过注射药液后使痔组织坏死脱落形成创面的一种注射法。临床常用痔全息注射液。适用于 Ⅱ、Ⅲ 期内痔(不合并肠炎、痢疾、腹泻、肛周急性炎症或湿疹者),其缺点是在药物发挥作用后,残留创面易出血,故临床已极少应用。

方法:在齿状线以上 0.3～0.5cm 处进针至痔黏膜下层,回吸无回血,由低到高呈柱状将药液注入,使痔组织略膨大变色即可。

(四)手术

1. 结缔组织外痔(外痔切除术) 取截石位或侧卧位。在局麻或腰俞穴麻醉下,用钳子提出痔的顶端,围绕外痔根部作一梭形切口,将外痔由外括约肌浅层切除。如有出血可压迫或钳夹片刻即可止血,不需结扎。如有数个,可同法逐一处理;如为环状,可分段逐一处理,但要注意保留足够皮桥,防止术后狭窄。如合并有肛裂、内痔等,可同时处理。伤口敷以凡士林纱布。术后每日便后用 1∶5 000 高锰酸钾溶液坐浴,复方紫草油纱布换药。

2. 静脉曲张性外痔(静脉丛切除术) 取截石位或侧卧位。在局麻或腰俞穴麻醉下,肛门局部消毒,用组织钳提起外痔组织,用剪刀环绕其痔根四周作一梭形切口,切口上端必须指向肛门为中心,再用剪刀分离皮下曲张的静脉丛,将皮肤连同皮下组织一并切除;若肛门不松弛,皮肤无多余者,可做放射状切口,将曲张静脉丛剥离切除。术后用凡士林纱条引流,无菌纱布压迫,宽胶布固定。术后控制大便 1～2 日,以后每日便后用 1∶5 000 高锰酸钾溶液坐浴,更换敷料至痊愈。如合并 Ⅱ、Ⅲ 期内痔,可同时行内痔结扎术。

3. 血栓外痔(剥离术) 取侧卧位,患侧在下方,局部消毒后,用 1% 普鲁卡因溶液做局部浸润麻醉,在肿块中央做放射状或梭形切口,用止血钳将血块分离,并摘除,然后修剪伤口两侧皮瓣,使伤口敞开,用凡士林纱条引流,外盖无菌纱布,宽胶布固定。术后每日大便后换药,注意保持肛周清洁,以利伤口愈合。

4. 混合痔(外痔剥离内痔结扎术) 取截石位,局部消毒,局部浸润麻醉或腰俞穴麻醉。将混合痔充分暴露,在其外痔部分做"V"字形皮肤切口,用血管钳钝性剥离外痔皮下静脉丛。一直剥离到齿线稍上。然后用弯形血管钳钳夹被剥离的外痔皮瓣和内痔基底部,在内痔基底正中用圆针粗丝线贯穿做"8"字形结扎,剪去"V"字形内的皮肤及静脉丛,使在肛门部呈一放射状伤口。同法一一处理其他痔核,创面外用止血散,凡士林纱条敷盖,术后当日限制大便,以后每次便后用 1∶5 000 高锰酸钾溶液或温水坐浴,换药。

七、预防与调摄

1. 多饮水,多吃蔬菜,保持大便通畅。

2. 注意饮食调和,少食辛辣食物。

3. 避免久坐久立,进行适当的运动和活动。

4. 患内痔后应及时诊疗,防止进一步发展。

5. 痔合并炎症时宜多休息,少活动。

6. 痔疮手术治疗后宜卧床休息,控制大便 24～48 小时,以后每次大便后即用 1∶5 000 高锰酸钾溶液或食盐水溶液,或中药熏洗,保持局部清洁。

7. Ⅱ、Ⅲ 期内痔脱出后,要及时回纳,以免发生嵌顿。

8. 内痔结扎或注射术后 7～14 日为痔核脱落阶段,宜少活动,防止脱落期出血。

第三节　肛　裂

一、概　说

肛裂是指肛管皮肤全层裂开所形成的感染性溃疡。肛裂是一种常见的肛肠疾病，其发病率仅次于痔。中医又称此病为脉痔、钩肠痔、裂肛痔等。多见于20～40岁的青壮年。男性多于女性，好发于截石位肛管的6、12点处，男性多发于6点处，女性多发于12点处。肛裂一般分为早期肛裂和陈旧性肛裂两大类。

二、病　因　病　机

（一）中医

过食辛辣、炙煿之品，实热内生，热结肠腑；或久病体弱，阴血亏虚，津液不足，肠失濡润；终使粪便秘结，粪便粗硬，排便努挣，擦破肛门皮肤，复染邪毒，长久不愈，形成慢性溃疡。

（二）现代医学

其病因尚不清楚，可能与多种因素有关。长期便秘、粪便干结引起的排便时机械性创伤是大多数肛裂形成的直接原因；肛门外括约肌浅部在肛管后方形成的肛尾韧带伸缩性差、坚硬，此区域血供亦差；肛管与直肠成角相延续，排便时，肛管后壁承受压力最大，故后正中线处易受损伤；肛管内原有病变，如肛窦炎、肛乳头炎、直肠炎、结核等均可引发肛管溃疡，形成肛裂。

三、临　床　表　现

（一）早期肛裂

肛管皮肤上有一个小的梭形溃疡，疮面较浅，边缘整齐而有弹性，未合并其他病理改变，周期性疼痛轻，一般较容易治愈。

（二）典型肛裂（约3个月以内）

1. **周期性疼痛**　周期性疼痛是肛裂特有的症状，常因排便引发。排便时因肛管扩大和粪便通过，刺激肛管的溃疡面，引起肛门灼痛或刀割样疼痛，这种疼痛称为排便痛，一般持续到便后数分钟。然后有个缓解时期，称为疼痛间歇期。以后又因括约肌持续性痉挛而发生剧烈疼痛，可持续数小时之久，患者坐卧不安，十分痛苦。这个时间的疼痛叫作括约肌痉挛痛，一直到括约肌疲劳松弛后，疼痛才逐渐缓解。以上这个过程称为肛裂疼痛周期。病情严重时，咳嗽、喷嚏都可能诱发疼痛。肛裂疼痛可向骨盆和下肢放射。

2. **出血**　大便时出血，量不多，鲜红色，有时染红便纸，或附着于粪便表面，有时滴血。

3. **便秘**　多数有习惯性便秘，往往是由便秘引起本病，患者因其恐惧大便时疼痛，不愿大便，使便秘加重，形成恶性循环。

（三）陈旧性肛裂（慢性肛裂，3~5个月以上）

多因早期肛裂未经适当治疗，反复感染，刺激括约肌，使其经常处于收缩状态，造成疮口引流不畅，边缘不整齐，变硬变厚，弹性减弱，裂口周围组织发炎，充血，水肿，使浅部静脉和淋巴回流受阻，引起肛缘皱襞水肿，结缔组织增生，在裂口下端形成赘皮性外痔（又称裂痔、哨兵痔）；在裂口上端的齿线附近常并发肛窦炎、肛乳头炎、单口内瘘和肛乳头肥大，溃疡基底因炎症刺激，结缔组织增生，栉膜增厚变硬，形成栉膜带，妨碍括约肌松弛。所以陈旧性肛裂常见有肛乳头炎、肛窦炎、陈旧性溃疡、纤维增生、潜行瘘管、哨兵痔六种病理改变。

知识链接

肛裂三联症

肛裂三联症是指肛裂日久,反复发作,导致陈旧性肛裂创面、哨兵痔、肛乳头肥大三种病理性改变同时存在,是旧性肛裂的典型标志,也是临床上诊断肛裂的重要依据。同时也说明临床上陈旧性肛裂往往合并有多种病理变化,因此治疗时需要全盘考虑,采取综合治疗措施。

四、辅 助 检 查

临床上可根据典型的病史,肛门检查时发现肛裂三联症对肛裂作出诊断。诊断不明确时可进行肛门镜检查。除此以外,还需要对患者全身一般情况进行检查、检验,包括血常规、出凝血时间、肝肾功能、大便常规、尿常规、胸透、心电图等,以便了解患者的身体状况,发现潜在的疾病,排除手术禁忌,为制定合理的治疗方案提供依据。合并感染、炎症发作的肛裂患者,可出现白细胞计数增多、中性粒细胞比例上升;对于疑有结核、性传播疾病、鳞状细胞癌可能的,需要做相关的免疫、病理检查,以便进行鉴别诊断;有条件的,可以开展肛管静压力的检测,对于明确病因,选择适合的治疗方案有一定帮助。

课堂互动

谈谈你对便秘与肛门直肠疾病之间关系的认识。

五、类 证 鉴 别

1. 肛门皮肤皲裂 肛裂是裂口发生在肛管皮肤上,常伴有出血和疼痛症状;肛门皮肤皲裂是裂口发生在肛门周围皮肤上,一般不侵及肛管皮肤,裂口浅表,常伴有瘙痒症状。

2. 结核性溃疡 常为多发性裂口,不一定在前后中线上,疮口缘呈潜行性,疼痛不严重。

六、治 疗

(一)内治
1. 辨证施治
(1)热结肠燥证
证候:大便干结,数日一行,便时有肛门疼痛,便时滴鲜血或大便表面带血或便纸染血。舌偏红,脉弦数。

治法:凉血解毒,润肠泻热。

方药:凉血地黄汤合麻仁丸加减。

口诀:凉血地黄大成方,荆升归芍生地黄;槐榆连芩粉壳草,凉血燥湿治痔疮。

麻子仁丸治脾约,大黄枳朴杏仁芍;胃热津枯便难解,润肠通便功用高。

方解:荆芥、防风辛散疏风;生地黄、赤芍、槐角、地榆凉血止血;黄连、黄芩清热燥湿;当归养血活血,养血以补出血之虚,活血消肿止痛;升麻升举阳气,并能清热解毒;枳壳宽肠行气。

麻子仁润肠通便;大黄泻热通便;杏仁肃降肺气而润肠;白芍养阴和里以缓急;枳实、厚朴行气破结消滞；蜂蜜润燥滑肠，调和诸药。

（2）阴虚肠燥证

证候：大便干结，数日一行，便时疼痛，点滴下血，裂口深红，口干咽燥，五心烦热。舌红，少苔，脉细数。

治法：润肠通便，宽肠行气。

方药：润肠丸加减。

口诀：润肠丸用归羌活，大黄桃麻两仁合；劳倦纳呆便秘涩，蜜丸嚼服功效确。

方解：当归养血润肠；杏仁、火麻仁润肠通便；槐角清肠凉血止血；枳壳、陈皮宽肠行气。诸药合用，润肠以除燥热，缓下而存津液，故用于肠燥内热、津少便秘之疮疡。

（3）气滞血瘀证

证候：肛门刺痛明显，便时便后尤甚。肛门紧缩，裂口色紫暗。舌紫暗，脉弦或涩。

治法：理气活血，润肠通便。

方药：六磨汤加红花、桃仁、赤芍等。

口诀：六磨乌药沉木香，枳壳槟黄等份镶；气滞便秘腹痛作，理气调中通便良。

方解：方中木香、乌药行气止痛；沉香降逆调中；枳壳、槟榔、大黄导滞通便。诸药合用，行气滞通便。

2．成药验方

（1）马应龙痔疮膏：排便洗净后涂药；每日1～3次；将药膏直接涂在患处，或接注入器插入肛门。

（2）九华痔疮栓：大便后或临睡前用温水洗净肛门，塞入栓剂1粒。每次1粒，1日1次；严重或出血量较多者，早晚各塞1粒。

（3）化痔栓：患者取侧卧位，置入肛门2～2.5cm深处。每次1粒，1日1～2次。

（二）外治

1．三黄洗剂（《中医外科学》）

组成：大黄、黄柏、黄芩、苦参各等分。

功用：清热，止痒，收涩。

适应证：用于急性皮肤病、疖病等，有红肿、痒痛、渗液者。此处适用于肛裂疮面渗出多、瘙痒重者。

制用法：共研细末。上药末10～15g加入蒸馏水100ml。临时摇匀，以棉花蘸药汁擦患处，每日4～5次。

方解：见第五章第二节"疖"。

2．复方黄连液（《中国中医秘方大全》）

组成：黄连10g，冰片1g，蒸馏水200ml。

功用：清热解毒，消肿止痛。

适应证：主治肛裂。

制用法：先将黄连捣碎，放入烧瓶或药锅内加蒸馏水200ml，文火煮沸约30分钟，用纱布过滤，于滤液中加入冰片，搅拌后再用纱布过滤，得滤液100ml，灭菌后备用。用时以棉签蘸药液，似梅花针点刺方法点药于肛裂疮面上，每日点2～3次。

方解：黄连、冰片均能清热解毒，消肿止痛，且冰片兼能防腐生肌。二者配伍外用，清热解毒，消肿止痛。

3．芒硝花椒方（《中国中医秘方大全》）

组成：芒硝30g，花椒15g。

功用：解毒消肿，杀虫止痒。

适应证：主治肛裂。

制用法：上二味，加水 2L，煎到 1.5L，坐浴烫洗，每日 1 次，连用 10 次。

方解：芒硝清热解毒，消肿止痛；花椒杀虫止痒。二药配伍外用，解毒消肿，杀虫止痒。适用于肛裂疼痛，瘙痒。

4. 黄连膏（《医宗金鉴》）

组成：黄连 9g，当归 15g，黄柏 9g，生地黄 30g，姜黄 9g，麻油 360g，黄蜡 120g。

功用：清热解毒，消肿止痛。

适应证：用于疮疡阳证者。

制用法：见第五章第六节"丹毒"。

方解：见第五章第六节"丹毒"。

5. 九华膏（《中医外科学》）

组成：滑石 600g，月石 90g，龙骨 120g，川贝母 18g，冰片 18g，朱砂 18g。

功用：解毒蚀疮，消肿止痛。

适应证：用于内、外痔发炎，内痔术后及肛裂疮面。

制用法：共研细末，加入凡士林中调匀，使成 20% 的软膏，冬季可适量加入香油，外用。

方解：月石、朱砂均有毒，以毒攻毒，蚀疮去腐；滑石、龙骨祛湿敛疮；川贝母消肿散结；冰片清热解毒，消肿止痛，防腐生肌。诸药配伍外用，解毒蚀疮，消肿止痛。

（三）手术

1. 扩肛法 适用于早期肛裂，无赘皮外痔、乳头肥大等合并症者。

操作方法：取截石位或侧卧位，在腰俞穴麻醉下，术者戴橡皮手套，并将双手示指和中指涂上润滑剂，先用右手示指插入肛内，再插入左手示指，两手腕部交叉，两手示指掌侧向外侧扩张肛管，以后逐渐伸入二中指，持续扩张肛管 3～4 分钟。因能使肛管内外括约肌松弛，故术后即可止痛。肛裂疮面经扩大并开放，引流通畅，疮面可以很快愈合。术中注意勿用暴力快速扩张肛管，以免造成黏膜和皮肤撕裂。术后每日便后用 1∶5 000 高锰酸钾溶液坐浴。

2. 切开疗法 适用于陈旧性肛裂，伴有赘皮外痔，乳头肥大等合并症者。

操作方法：侧卧位或截石位，局部消毒，麻醉，在肛裂正中纵形切开，上至齿线，下端向下适当延长，要切断栉膜带、部分内括约肌环形纤维及部分外括约肌皮下部肌纤维，使伤口引流通畅。同时将赘皮外痔、肥大乳头等一并切除，修剪溃疡边缘发硬的瘢痕组织，使之成一个顶小底大的开放伤口，用红油膏纱条引流，纱布覆盖固定。术后每日便后坐浴，换药至痊愈。

3. 纵切横缝法 适用于陈旧性肛裂伴有肛管狭窄者。

（1）操作方法：在腰俞穴麻醉下，患者取侧卧位或截石位。局部消毒后，沿肛裂正中作一纵切口，上至齿线上 0.5cm，下至肛缘外 0.5cm。切断栉膜带及部分内括约肌纤维，如有潜行性瘘管、赘皮外痔、肛乳头肥大、肛窦炎等也一并切除。修剪裂口创缘，再游离切口下端的皮肤，以减少张力，彻底止血，然后用细丝线从切口上端进针，稍带基底组织，再从切口下端皮肤穿出，拉拢切口两端丝线结扎，将纵向切口变为横向缝合，一般缝合 3～4 针。外盖凡士林纱条，塔形纱布压迫，宽胶布固定。

（2）术后处理：进流质饮食或软食 2 日，控制大便 1～2 日。以后每日便后 1∶5 000 高锰酸钾溶液坐浴，肛内注入九华膏换药，5～7 日拆线。

4. 侧切术 适用于陈旧性肛裂伴有肛管痉挛性狭窄的患者。

操作方法：在腰俞穴麻醉下，左手示指插入肛内，于肛门左右侧摸清内外括约肌间沟，右手持白内障刀（即线状刀），先于一侧距肛缘 1～2cm 处刺入皮下，进刀至齿线处黏膜下层，由内向外将内括约肌切断。同法处理对侧，然后扩肛 5 分钟，伤口不缝合。术后处理同纵切横缝术。

七、预防与调摄

1. 少食辛燥食物，防止便秘。
2. 养成良好的饮食习惯，多吃含纤维食物，保持大便通畅。
3. 保持肛门部清洁，减少对肛门的刺激。
4. 积极治疗各种原因所致的肛管上皮损伤，防止其继发感染，形成溃疡。
5. 积极防治肛隐窝炎、肛周皮炎、肛门湿疹等，减少肛门部的不良刺激，避免诱发肛裂。
6. 如已确诊，就不必反复做指检或内镜检查。

第四节　肛　痈

一、概　说

　　肛痈是指在肛门、肛管和直肠周围间隙中发生的化脓性疾病。相当于现代医学所称的肛门直肠周围脓肿。本病多与肛门腺感染有关。自溃或切开排脓后常形成肛瘘。中医文献中对本病有很多论述，按发病部位和性质有不同的命名，如脏毒（发于肛门内外的脓肿）、肛痈（肛门单纯性脓肿）、盘肛痈（肛门多发性脓肿）、悬痈（发于会阴穴处的脓肿）、穿裆痈（发于会阴穴与外阴之间的脓肿）、坐马痈（发于尾骨后上方的脓肿）、鹤口痈（发于尾骨尖处的脓肿）、跨马痈（发于肛门两侧近大腿根处的脓肿，其中左侧的叫上马痈，右侧的叫下马痈）等。具有发病迅速，易肿，易脓，易溃，不易敛，一般溃后多成瘘的特点。

二、病因病机

（一）中医
　　过食辛辣肥甘、醇酒炙煿之品，损伤脾胃，湿热内生，下注肛门，蕴久化热，热胜肉腐，发为痈疽；或肺肾阴虚，湿热痰浊凝聚肛门，郁久热胜肉腐，发为本病。
（二）现代医学
　　由于肛门直肠周围间隙众多，里面充有许多软组织；此处血管受压，瓣膜较少，抵抗力较差；再加肛窦的存在，易发生感染，形成瘘管，易与周围组织相通而导致肛门直肠周围脓肿发生。

三、临床表现

（一）肛门旁皮下脓肿
　　发于肛门周围的皮下组织内，局部红肿热痛明显，成脓后按之应指，全身症状较轻。溃脓后易形成皮下肛瘘或低位瘘。
（二）坐骨直肠窝脓肿
　　位于坐骨直肠窝内，初起觉肛门部坠胀微痛，逐渐全身恶寒发热，头身疼痛，肛门胀痛加剧或跳痛，坐卧不安，患侧肛周皮肤微红肿，肛门指检患侧直肠壁饱满，压痛明显，可有波动感。
（三）骨盆直肠间隙脓肿
　　位于肛提肌以上，腹膜反折以下，位置较深，局部症状不明显，仅觉肛门胀痛，全身恶寒发热，头身疼痛。肛周皮肤多无明显红肿，肛门指检患侧直肠壁饱满、压痛及波动感，溃脓后多形成高位肛瘘。

（四）直肠后间隙脓肿

部位较深，表现为直肠内坠胀痛，逐渐加重，全身恶寒发热，头身疼痛，肛周皮肤无明显改变，肛门指检直肠后壁饱满，压痛或波动感。

由于脓肿的部位和深浅的不同，症状也有差异，发生在肛提肌以下的间隙脓肿，部位浅，局部红肿热痛明显，而全身症状较轻；发生在肛提肌以上的间隙脓肿，则部位深，局部红肿热痛较轻，而全身症状重。

四、辅助检查

1. **指诊**　对查明脓肿的部位、性质，是否成脓及脓腔的位置、大小和波动情况有重要意义。
2. **窥肛器检查**　可检查高位脓肿的位置、对肠腔的压迫情况，以及内口的位置等。
3. **血液检查**　血常规白细胞计数在 10×10^9/L 以上，中性粒细胞比例大于 70%。
4. **B 超检查**　有助于明确深部脓肿的位置、大小、与周围的关系等。

五、类证鉴别

1. **结核性脓肿**　发病缓慢，疼痛较轻，脓液稀薄并混有干酪样物质。常伴有其他部位结核。
2. **肛周疖肿、毛囊炎**　病灶浅表，仅在皮肤或皮下，因发病与肛瘘无病理性联系，溃破后不会形成肛瘘。
3. **肛周粉瘤**　肿物呈圆形或椭圆形，界线清楚，表面光滑，质地柔软，一般无疼痛，与肛管直肠腔无关，不合并全身感染症状。

六、治　疗

（一）内治

1. 热毒蕴结证

证候：肛门周围突然肿痛，逐渐加剧，肛周压痛或见红肿，伴恶寒发热，口干尿黄，便秘。舌红，苔黄腻，脉数。

治法：清热解毒。

方药：仙方活命饮或黄连解毒汤加减。若有湿热之象，如舌苔黄腻、脉滑数等，可合用萆薢渗湿汤。

口诀：仙方活命金银花，防芷归陈穿山甲；贝母花粉兼乳没，草芍皂刺酒煮佳。

黄连解毒汤四味，黄芩黄柏栀子备；躁狂大热呕不眠，吐衄斑黄均可为。

方解：仙方活命饮善于清热解毒，活血止痛，消肿溃坚。黄连解毒汤善于泻火解毒。诸药配伍，共奏疏通肌腠、清热解毒、消肿溃坚的作用。

2. 火毒炽盛证

证候：肛门肿痛剧烈，持续数日，痛如鸡啄，难以入寐，肛周红肿热痛，按之有应指感，或穿刺时有脓液；恶寒，发热，口干，便秘，小便黄。舌质红，苔黄，脉弦滑。

治法：清热解毒透脓。

方药：黄连解毒汤合透脓散加减。

口诀：见第五章第三节"痈"。

方解：见第五章第三节"痈"。

3．阴虚毒恋证

证候：肛门肿痛，日久不消，皮色暗红，成脓时间长，溃脓稀薄，疮口难敛；伴午后潮热、心烦口干。舌红、少苔、脉细数。

治法：养阴清热解毒。

方药：青蒿鳖甲汤合三妙散加减。

口诀：青蒿鳖甲知地丹，阴分伏热此方攀；夜热早凉无汗者，从里达表服之安。

三妙柏苍川牛膝，姜盐汤下除下湿。

方解：青蒿鳖甲汤养阴透热；三妙散清热燥湿。二方合用，滋养中有清热燥湿之功，清泄之中又具透邪外出之效，共奏养阴透热，清热燥湿之效。适用于邪热伤阴，湿热内蕴之肛痈。

（二）外治

参考"痈"及"乳痈"的治疗。

（三）手术

手术适用于成脓期。应根据脓肿的部位、深浅和病情缓急，选择下述适宜的手术方法。

1．一次切开法　适用于浅部脓肿，切口呈放射状，长度应与脓肿等长，使引流通畅，同时寻找齿线处感染的肛隐窝或内口，即将切口与内口之间的组织切开，并搔刮清除，以避免形成肛瘘。

2．切开挂线疗法　适用于高位脓肿，如由肛窦感染而致的坐骨直肠窝脓肿、骨盆直肠间隙脓肿、肛门直肠后脓肿及马蹄形脓肿等。

（1）操作方法：在腰椎麻醉下，患者取截石位。局部消毒，于脓肿波动明显处，或穿刺抽脓指示部位，做放射状或弧形切口及多切口。充分排脓后，以示指分离脓腔间隔，用过氧化氢或生理盐水彻底清洗脓腔，修剪切口，扩大呈梭形（如有条件可切取脓腔壁送病理检查）。然后以球头探针，自脓腔切口探入并沿脓腔底部轻柔地探查内口，另一示指伸入肛内，引导协助寻找内口。探通内口后，穿出挂以胶皮圈，通过脓腔拉出切口，将线两端收拢结扎，疮口内填以油纱条，外敷纱布，宽胶布固定。

（2）术后处理：酌情应用抗生素及缓泻剂，每次便后用 1∶5 000 高锰酸钾液坐浴，换药。挂线一般 10 日左右自行脱落，10 日以后未脱落可酌情紧线或剪除，此时疮面已修复浅平，再经换药后，可迅速愈合，无肛门失禁等后遗症。

3．分次手术　适用于深部脓肿，切口应在压痛或波动明显部位，尽可能靠近肛门，切口呈弧状或放射状，须有足够的长度，用凡士林纱条引流，以保持引流通畅。待形成肛瘘后，再按肛瘘处理。局部炎症局限和全身情况良好者，如发现有内口，可采用切开挂线法，以免二次手术，但必须配合足量的抗生素，控制术后感染。

4．注意事项

（1）定位要准确，脓肿部位较深，表面按压波动感不明显时宜先穿刺抽脓定位。

（2）脓肿切开时，要用手指探查脓腔，分开脓腔间隙，切开后换药要保持引流通畅，使肉芽组织从伤口基底向外生长。

（3）术中应尽量切开或切除原发或可疑原发肛隐窝，防止肛瘘形成。

（4）术后常规配合使用抗生素，坚持每日换药，内服清热解毒中药，防止毒邪旁窜。

七、预防与调摄

1．注意个人卫生，坚持每日便后坐浴、清洗肛门。

2．及时治疗肛隐窝炎、肛乳头炎。

3．及时治疗其他可引起肛痈的全身性疾病，如溃疡性结肠炎、肠结核等。

4．防止便秘和腹泻。

5．术后避免进辛辣刺激性食物和饮酒。

第五节　肛　瘘

一、概　说

　　肛瘘是指肛管、直肠与肛门周围皮肤相通出现一种病理性管道的疾病。亦称肛漏。肛瘘也是指直肠、肛管与周围皮肤相通所形成的瘘管。多由肛门痈溃后脓水淋漓、久不收口所致。现代医学称之为肛瘘或肛门直肠瘘。本病是一种常见的肛门直肠疾病，可发于各种年龄，但多见于20～40岁青壮年，男性发病率明显高于女性。肛瘘多由原发内口、瘘管和继发性外口三部分组成；也有仅有内口或外口者。内口为原发性，绝大多数在肛管齿线处的肛窦内；外口是继发的，在肛门周围皮肤上，常不止一个；若外口在两侧坐骨结节连线之后，则内口多在后正中线处，其瘘管多为马蹄形，叫马蹄形瘘。

　　肛瘘其分类方法繁多，1975年全国肛肠外科会议，统一标准分类法，以外括约肌深部划线为标志，瘘管经过此线以上为高位，在此线以下为低位，归纳如下：

　　1. 低位复杂性肛瘘　瘘管在外括约肌深层以下，有两个以上外口，或2条以上管道，内口在肛窦部位。

　　2. 低位单纯性肛瘘　只有1个瘘管，并通过外括约肌深层以下，内口在肛窦附近。

　　3. 高位单纯性肛瘘　仅有1条管道，瘘管穿过外括约肌深层以上，内口位于肛窦部位。

　　4. 高位复杂性肛瘘　有2个以上外口及管道有分支窦道，其主管道通过外括约肌深层以上，有1个或2个以上内口者。

二、病因病机

（一）中医

　　肛痈溃脓后，脓出不畅，余毒未尽，蕴结内阻，气血不畅，疮口久不愈合，日久成瘘；或患虚劳，肺肾阴虚，湿热乘虚入侵，化腐成脓，正气不足，脓出不畅，日久成瘘。

（二）现代医学

　　多因有肛窦炎、肛腺感染存在，在排粪、排尿时，括约肌收缩或因炎症刺激肛门括约肌，使肛门括约肌经常处于痉挛状态，肠腔内粪便、肠液和气体从内口持续进入瘘管，刺激管壁，使管壁结缔组织增生变厚，管腔难以闭合，再次形成新的瘘管；反复感染，形成脓肿；因管腔狭小、弯曲，脓腔流出不畅，时闭时溃，脓液蓄积腔内，导致脓肿再发并穿破而形成新的支管或瘘管。

三、临床表现

（一）局部表现

　　1. 流脓　为肛门部有间歇性或持续性流脓，久不收口。一般初起时流脓较多，色黄质稠，粪臭味；时间较久，脓水减少，质稀色淡，时有时无，呈间歇性；若脓液突然增多，并伴有肛门部疼痛者，常提示有新的瘘管生成或有急性感染；若无脓液流出，多为外口暂时封闭，形成假性愈合；如内外口和瘘管均粗大时，可有粪便和气体由外口排出。

　　2. 瘙痒　因外口处经常有脓液流出，肛门周围皮肤常有脓液浸淫，出现局部瘙痒、潮湿不适等症，并可伴发肛周湿疹。

3．疼痛　肛瘘通畅时，一般不觉疼痛，仅有肛门坠胀感；若外口自行闭合，瘘管内有脓液积聚，可出现局部疼痛，多伴有寒热等症；当外口破溃脓水流出时，疼痛可迅速减轻或消失；偶有内口粗大，而瘘管较细，粪便流入瘘管而引起疼痛，多在排便时疼痛加剧。

（二）全身表现

在非急性炎症期以流脓、疼痛、瘙痒等局部症状为主；当出现急性炎症和反复发作的慢性复杂性肛瘘时，则可伴有发热、消瘦、疲劳、面色无华等全身症状。

四、辅 助 检 查

1．探针检查　主要探明管道行走方向、深浅和内口的位置。将球头探针从外口插入，另一手示指戴指套伸入肛管作引导，再沿管道徐徐探入，从内口穿出。检查时禁用暴力，以免造成假内口。

2．灌注色素　无菌纱布卷成烟卷状，长约 10cm，塞入肛内，从瘘管外口适当加压灌注甲紫或 1% 亚甲蓝液体适量（3～5ml）。片刻后，再按原来方位拔出纱条，观察纱条染色的位置，即可判断内口位置所在。

3．X 线检查　对复杂性肛瘘，管道不清、内口不明者，可将碘化钠溶液从外口加压注入后拍片，依此了解管道的行走方向及内口的大概方位。如考虑为结核性肛瘘，宜拍摄胸片及做其他相关检查。

4．管道通向判断　即所罗门定律。经左右坐骨结节画一条直线，如果外口在此线的前方，距肛门不超过 4cm，多为直瘘，其内口多在同点位的齿状线上；如果外口距肛门超过 4cm，或外口在此线的后方，瘘管多为弯行，其内口多在肛内后正中线上。

五、类 证 鉴 别

1．骶前囊肿溃孔　在肛门后方尾骨尖附近，多数为单囊，亦有多囊者，囊内可见毛发，分泌物呈黏液状，如有继发感染，则变为脓液，病程较长。常见为表皮囊肿和皮样囊肿，多在青春期 20～30 岁，因毛发增长和皮脂腺分泌旺盛期发生症状。

2．会阴部尿道瘘　瘘口位于肛门前侧方，排尿时有尿液自瘘口流出，直肠内无内口，常有会阴部损伤及尿道狭窄史。

六、治　　疗

（一）内治

1．湿热下注证

证候：肛周经常流脓，色黄质稠，肛门胀痛，局部灼热，肛固有溃口，按之有条索状通向肛内，口干口苦。舌红，苔黄腻，脉弦滑。

辨证分析：湿热之邪蕴于肛门，气血壅滞，日久不去，郁久化热，肉腐成脓，故见肛周流脓，色黄质稠。肛门胀痛，局部灼热；邪毒旁窜，则成索状管道；口干口苦、舌红、苔黄腻、脉弦滑皆为湿热之象。

治法：清热利湿。

方药：萆薢渗湿汤加减。

口诀：见第七章第九节"药疮"。

方解：见第七章第九节"药疮"。

2．阴虚邪恋证

证候：肛周反复流稀薄脓水不愈，肛周溃口隐痛，凹陷，局部常有条索状硬物扪及，潮热盗汗，心烦口干。舌红，少苔，脉细数。

辨证分析：肺肾阴虚，正气不足，湿热之邪蕴于肛门，留恋不去，则反复流稀薄脓水；阴虚内热则见潮热盗汗，心烦口干；舌红、少苔、脉细数为阴虚火旺之象。

治法：养阴透热。

方药：青蒿鳖甲汤加减。

口诀：青蒿鳖甲知生丹，热自阴来仔细辨；夜热早凉无汗出，养阴透热服之安。

方解：鳖甲滋阴退热；青蒿气味芳香，清热透络，引邪外出，共为君药。生地黄甘寒滋阴凉血；知母苦寒质润而养阴清热，共助鳖甲滋阴退热，共为臣药。牡丹皮清泻血中伏热，凉血散瘀，为佐药。五药配伍，滋养阴液，清透邪热。

（二）外治

1．苦参汤（《太平圣惠方》）

组成：苦参30g，防风60g，露蜂房60g，甘草60g。

功用：祛风燥湿，解毒消肿。

适应证：痤疮、痱子、肛门瘙痒。

制用法：水煎温水外洗。

方解：防风善于祛风；苦参善于清热燥湿；蜂房善于清热解毒，消肿止痒；生甘草既能清热解毒，又能调和诸药。诸药配伍，具有祛风燥湿、解毒消肿的作用。

2．治阴痒方（《集简方》）

组成：蛇床子30g，白矾6g。

功用：解毒杀虫，祛湿止痒。

适应证：用于女阴瘙痒，肛门瘙痒及阴囊湿疹等。

制用法：煎汤频洗。另有治阴蚀瘙痒验方：加大明矾用量，一为白矾、蛇床子各30g。

方解：蛇床子祛风杀虫止痒；白矾解毒杀虫，燥湿止痒。二药配伍外用，解毒杀虫，祛湿止痒。

3．痔漏洗剂Ⅰ号（《中医外科外治法》）

组成：朴硝30g，莲房30g，五倍子30g，地榆30g，槐角30g，防风30g。

功用：解毒消肿，收敛止血。

适应证：主治内痔脱出、出血、脱肛等肛门肿胀、疼痛之症。

制用法：共为粗末，装入纱布袋内，加水2 500～3 000g，煮沸即可。用时先熏再洗，后坐浴；每次30分钟，每日1～2次。每剂药可用2～3日。

方解：朴硝清热解毒，消肿止痛；莲房化瘀止痛，收敛止血；五倍子止血生肌，收湿敛疮；地榆、槐角凉血止血，清肠解毒；防风疏风散邪。诸药配伍外用，解毒消肿，收敛止血。

4．痔漏洗剂Ⅱ号（《中医外科外治法》）

组成：芒硝30g，苦参30g，黄柏30g，地肤子30g，地榆30g，槐角30g，蛇床子30g，金银花30g，蒲公英30g。

功用：解毒消肿，祛风止痒，收敛止血。

适应证：用于内痔嵌顿、外痔发炎、瘘疮肿痛、肛窦炎等肛门部红肿热痛，渗液有滋水者。

制用法：共为粗末，装入纱布袋内，加水2 500g，煎开即可。用时先熏、再洗、后坐浴，每日1次，每次30分钟。

方解：芒硝、金银花、蒲公英、黄柏均能清热解毒，消肿止痛；地肤子、苦参均能清热祛湿，祛风止痒；蛇床子祛风杀虫止痒；地榆、槐角凉血止血，清肠解毒。诸药配伍外用，解毒消肿，祛风止痒,收敛止血。

5.痔漏洗剂Ⅲ号(《中医外科外治法》)

组成:芒硝30g,红花20g,苏木30g,蒲公英30g,苦参30g,槐花130g,防风1～5g,蛇床子30g。

功用:解毒消肿,活血止痛,祛风止痒。

适应证:用于内伤,外痔,肛窦炎等。

制用法:共为粗末,装入纱布袋内,加水2 500g,煮开后先熏,再洗,后坐浴;每次30分钟,每日1次,每剂药可连续用3～5日。

方解:芒硝、蒲公英清热解毒,消肿止痛;红花、苏木活血祛瘀,消肿止痛;苦参、蛇床子、防风祛风杀虫止痒;槐花凉血止血,清肠解毒。诸药配伍外用,解毒消肿,活血止痛,祛风止痒。

(三)手术

肛瘘的治疗一般以手术治疗为主。目前常用的手术疗法有切开术、挂线术等。

1.切开术　适用于低位性肛瘘。

注意事项:①术中仔细查找内口;②彻底清除分支瘘管;③彻底切除瘘管管壁坏死组织;④高位肛瘘要避免损伤外括约肌深部和耻骨直肠肌;⑤创口的外形应是肛内小、肛外大,便于引流;⑥加强术后换药及坐浴。

2.挂线术　适用于高位性肛瘘。

具体操作方法为:取侧卧位,局部后常规消毒;利用球头银丝探针从瘘管外口轻轻探达内口,用示指伸入肛门内,摸查到探针球头后,将探针弯曲,从肛门口拉出。提起橡皮筋两端,切开瘘管内外口之间的皮肤及皮下组织,借助止血钳,在其下方用粗丝线收紧橡皮筋,并用双重结扎住;再在结扎线外1.5cm处剪除多余的橡皮筋,用红油膏纱条填塞切口,压迫止血,外垫纱布,用宽胶布压迫固定。

注意事项:①探针插入时不能用暴力,以免造成假道;②探针由肛门口拉出后,应及时结扎;③加强术后换药及坐浴。

七、预防与调摄

1.保持肛门清洁,养成良好的排便习惯。

2.如患肛门湿疹、皮炎、瘙痒症等皮肤病,应及时治疗,防止感染。

3.发现肛门周围脓肿,宜早期切开排脓。

4.避免外口堵塞后,引起脓液积聚,排泄不畅,导致新的支管。

5.手术当日应适当卧床休息,以减少出血,一般24小时后可下地适当活动。

6.术后保持引流通畅。

7.术后避免进辛辣刺激性食物和饮酒。

第六节　锁　肛　痔

一、概　　说

锁肛痔是指发生于直肠肛管的恶性肿瘤。因病至后期,肛门狭窄如锁住肛门一样,故称锁肛痔;属于中医文献中癌、岩、脏痈疽的范畴。相当于现代医学所称的肛管直肠癌,发病率占大肠癌的50%以上。本病恶性程度高,与一般癌肿相比,生长速度稍慢,转移也较晚,但仍具有细胞分化差,浸润性生长,无包膜,边界不清,后期可向远处转移扩散等恶性肿瘤的特征,预后不良。本病多发于肛管、直肠及直肠乙状结肠交界处;好发于 40 岁以上人群,偶见于青年,男性多于女性,男女比例为 2～3∶1。近年来,流行病学资料证实,随着生活水平的提高,该病的发病呈上升趋势。

二、病因病机

(一)中医

忧思抑郁,情志不畅,日久气滞血瘀;肝气不舒,横逆犯脾,运化失常,湿热痰浊内生;或饮食不节,久泻久痢,息肉虫积,损伤脾胃,湿热痰浊内生,与气血结聚于肠道而成肿瘤。总之,湿热痰浊、气血瘀结成肿块是本病之标,而正气不足、脾肾亏虚乃本病之本。

(二)现代医学

到目前为止,肛门直肠癌的发病原因尚不明确,但认为主要与下列因素有关。①慢性炎症刺激:长期的慢性炎症可能是引起肛门直肠癌的重要因素。②良性肿瘤恶变:直肠家族性息肉病、直肠腺瘤、乳头状瘤等,在一定条件下,也可发生恶变。③性病所致:不洁性交,使肛门部患有尖锐湿疣或乳头状纤维瘤,长期摩擦刺激,可引起癌变。④饮食因素:高脂肪、高蛋白、低纤维素的饮食与直肠癌发病有关。⑤家族遗传因素:基因改变的传递可表现于家族性。⑥免疫功能异常:随着细胞免疫反应性的降低,癌的发生率会增高,细胞免疫功能的抑制是癌发生发展的一个主要因素。⑦病毒感染:病毒感染可引起肿瘤已被证实,但在一定条件下才能致癌。

三、临床表现

初期表现不明显,随着病情进一步发展可出现下列病变。

1.便血　为本病的早期症状,血多为暗红,量不多,多伴有黏液,呈持续性,病情发展后出现粪便中有脓血、黏液,并伴有特殊臭味。

2.排便习惯改变　是本病的另一个早期症状,表现为排便次数增多,便意频繁,排便后有未尽感,有时为便秘,肛门内有不适或下坠感觉。

3.大便变形　病变后期,因肿块增大,使肠腔狭窄,粪便少,大便形状变细,变扁,并出现腹胀、腹痛及肠鸣音亢进等肠梗阻征象。

4.转移征象　锁肛痔可通过直接蔓延、血行播散、淋巴转移、脱落细胞种植和神经鞘传播等途径发生转移。

首先是直接蔓延,后期穿过肠壁,侵入膀胱、阴道壁、前列腺等邻近组织,若侵及膀胱、尿道时有排尿不畅及尿痛、尿频。侵及低前神经丛时,在直肠内或低骨部可有剧烈持续性疼痛,并向下腹部、腰部或下肢放射。另外,可经淋巴向上轻移至沿直肠上静脉走行的淋巴结。约 10%～15% 的患者在确诊时癌症已经过门静脉血行转移至肝脏,出现肝肿大、腹水和黄疸等。

晚期患者可出现食欲不振,全身衰弱无力,贫血,极度消瘦等恶病质表现。

5.肛门指诊　在肛管直肠癌的早期诊断上有重要意义。80% 的直肠癌位于手指可触及的部位。手指可触及肠壁上有大小不等的无痛性硬结或溃疡,推之不移,或肠腔狭窄,指套染有脓血黏液。肛管癌较少见,早期肿块较小,呈疣状,生长迅速,表面凹凸不平,或变为溃疡,质地坚硬,渗流臭水。

6.直肠镜检查　可见肠壁肿块或溃疡的范围,并可取小块组织做病理切片检查,以明确诊断。若指检和直肠镜检均未发现直肠病变,但临床症状明显者,应做乙状结肠镜或纤维结肠镜检查。

四、辅 助 检 查

1. 病理切片　是诊断癌性病变最可靠的方法。

2. 肠内造影　必要时可采用气钡双重对比 X 线检查。

3. CT 检查　可准确检查癌肿侵及范围和程度。

五、类 证 鉴 别

1. 直肠癌早期　排便次数增多或便血,应与痢疾、肠炎、内痔等鉴别。直肠指检是最简便的方法,因此对不明原因的排便习惯改变或便血,直肠指检应列为常规检查。指检触及可疑包块时,应与炎性包块相鉴别,须做进一步检查,如直肠镜检、病理活检等。

2. 肛管癌性溃疡　还应与肛瘘、湿疣等鉴别,病理活检是比较可靠的方法。

六、治　疗

早期癌肿较小,患者身体素质尚可,宜尽早行癌根治手术;晚期无法行根治术而有肠梗阻者,可行结肠造瘘术。但无论手术与否,都应进行综合治疗,如中医辨证施治、放射治疗、化学治疗及免疫治疗等。

(一)内治

1. 湿热痰瘀互结证

证候:大便带血,血色暗红,或带黏液,便次增多,肛门坠胀,里急后重。舌红,苔黄腻,脉滑数。

治法:清肠止血,活血消肿。

方药:槐角丸加白花蛇舌草、半枝莲、天葵、黄药子、桃仁、乳香、没药、土茯苓、薏苡仁等。

口诀:槐角丸将肠风却,枳壳芩连柏皮叶;生地地榆当归尾,防风还须加荆芥。

方解:槐角、地榆清肠解毒,凉血止血;黄芩、白花蛇舌草、半枝莲、天葵、黄药子、土茯苓清热解毒,消肿散结;大黄泻热通便,活血止痛;桃仁、乳香、没药、红花、当归、赤芍活血祛瘀,消肿止痛;防风、荆芥辛散疏风,炒黑入血分,疏风理血;枳壳宽肠行气;生地黄清热凉血止血;薏苡仁利湿消肿。诸药配伍,清肠止血,活血消肿。

2. 气滞血瘀证

证候:肛周肿物隆起,坚硬如石,疼痛拒按。或大便带血,血色暗红,里急后重,大便困难。舌紫暗,脉细涩。

治法:活血散结,解毒消肿。

方药:桃红四物汤合失笑散加白花蛇舌草、半枝莲、天葵、黄药子、土茯苓等。

口诀:四物地芍与归芎,血虚血滞此方通;桃红四物增桃红,养血活血调经用。

失笑灵脂与蒲黄,等分为末醋煎尝;血瘀胸腹时作痛,祛瘀止痛效非常。

方解:桃红四物汤养血活血;失笑散活血祛瘀,散结止痛;加入白花蛇舌草、半枝莲、天葵、黄药子、土茯苓清热解毒,消肿止痛。诸药配伍,活血散结,解毒消肿。

3. 气阴两虚证

证候:大便难出,或便中带血,肛门坠胀;口干心烦,疲乏无力,面色少华,身体消瘦。舌红,少苔,脉细弱。

治法:补益气血,增液润燥,解毒散结。

方药：八珍汤合增液汤加半枝莲、白花蛇舌草、土茯苓、金银花、紫花地丁等。

口诀：气血双补八珍汤，四君四物合成方；煎加姜枣调营卫，气血方虚服之康。

增液玄参与地冬，热病津枯便不通；补药之体作泻剂，但非重用不为功。

方解：八珍汤补益气血；增液汤增阴液，润肠燥；半枝莲、白花蛇舌草、土茯苓、金银花、紫花地丁清热解毒，消肿散结。诸药配伍，补益气血，增液润燥，解毒散结。

（二）外治

常采用灌肠疗法。

1．灌肠液 蛇床子 30g，玄参 60g，雄黄 15g，枯矾（后入）、山豆根各 12g，乌梅 15g，轻粉 1.5g，蟾酥 30mg。

2．煎制法 加水 1L，文火煎至 500ml，将水滤出，放置，药渣再加水 800ml，文火煎煮，煎至 500ml 滤出煎液。合并 2 次煎液，火煎至沸，再投入枯矾，使其溶解即可。

3．用法 每次 15~20ml，施行保留灌肠，每日早晚各 1 次。同时口服抗癌丸（半枝莲 750g，青黛 500g，雄黄 12g，土茯苓 750g，板蓝根 1 500g，厚朴、当归、黄芪、鸡内金各 500g，附子 250g，肉桂 500g，蟾蜍粉 750g，白花蛇 1 000g，砂仁、大戟各 250g，赤芍 500g，川楝子 250g，山豆根 750g。共研细末，炼蜜为丸 1 000 粒），每次 1 丸，每日 2 次，1 周为一疗程，中间休息 1 周，饮用绿豆大枣甘草汁（取绿豆、大枣、甘草适量，水煎为汁）解毒。饮用时间、剂量不限。

（三）手术

可根据病变位置，类型，侵犯、固定和分化程度，转移情况，患者的性别、年龄、体重和全身疾病等，选用经腹会阴联合切除术、保留括约肌直肠前切除术、会阴部直肠切除术等。

七、预防与调摄

1．注意劳动保护，消除或减少环境中的各种致癌物质对人体的影响。

2．培养良好的饮食习惯，饮食不可过分精细，不吃发霉的食物，进食不宜太热、太硬、太快。

3．精神舒畅，劳逸结合，保持良好的抗病力和免疫力。

4．积极治疗癌前病变，如息肉、湿疣、黏膜白斑，久不愈合的瘘管、溃疡、炎症等。

5．普及肿瘤知识，积极参与早期普查，早期发现、早期诊断、早期治疗。

（宫少波）

扫一扫，测一测

? **复习思考题**

1．简述直肠指检的重要意义。

2．有俗语说"十人九痔"，造成痔发病率如此之高的常见原因有哪些？

3．肛裂患者有哪些主要症状？

4．肛痈的临床表现有哪些？

5．肛瘘患者有哪些症状？

6．锁肛痔（直肠癌）的早期预警信号有哪些？

第十章 其他外科疾病

PPT课件

学习目标

通过本章的学习，了解烧伤、各类毒蛇咬伤、冻伤的预防及调护，熟悉烧伤、冻伤的伤情判断及中医外治法的优势，掌握烧伤、冻伤的现场急救，各类毒蛇咬伤的临床表现、预后和急救措施。

知识导览

第一节 烧 伤

一、概 说

烧伤是由于热力（火焰，灼热的气体、液体或固体）、电能、化学物质、放射线等作用于人体而引起的一种急性损伤性疾病。又称"水火烫伤""火烧伤""汤火伤""汤泼火伤"等。现代医学也称本病为烧伤。

二、病 因 病 理

（一）病因

由火热之邪侵害机体，轻者灼伤肌肤，或耗津伤液，重者侵入营血，内攻脏腑，劫阴损阳，而危及生命。

常见烧伤因素主要有：热力因素，如火焰、热液、蒸汽、灼热物体；化学因素，如强酸、强碱；电力因素，如触电、闪电；放射性因素，如 X 线、原子能等。

（二）病理

严重烧伤对患者机体的重要器官有直接或间接影响和不同程度的损害，是一种全身性综合性疾病。

1. 水、电解质平衡紊乱 由于毛细血管的通透性增加，使血管内大量水、电解质及蛋白质渗出至组织间隙及创面，引起血液浓缩和有效循环血量减少而导致休克。渗液及水肿以伤后 6～8 小时形成最快，36～48 小时达最高峰，如不发生感染，伤后 48 小时以后血管渗透性改善，组织间液开始回收，水肿逐渐消退，此时血液稀释，尿量增多，如输液过多，则可能发生肺水肿及全身水肿。

烧伤早期由于细胞膜的功能改变，钾离子由细胞内移出，钠和氯离子进入细胞内，产生电解质的紊乱，如输液不当，肾脏损害，内分泌紊乱等均可加重水、电解质紊乱及酸碱平衡失调。

2. 肾脏损害 由于血容量减少，血压下降，使肾血流量减少，引起肾缺氧；又因较多血红细胞破坏，大量的血红蛋白随血流进入肾脏，堵塞肾小管；以及毒素的影响等，终可发生尿少或尿闭，即所谓下肾单位肾病。

3. 胃肠道功能紊乱 多有腹胀、恶心、呕吐，因而加重水、电解质的紊乱，消化道黏膜（以胃、十二指肠多见）可出现溃疡，甚至可引起出血或穿孔。肝脏亦可发生脂肪变性及坏死，肝功能减退。

4. 内分泌紊乱 烧伤对机体是一种强烈刺激，可引起一系列的内分泌改变。如垂体分泌大量促肾上腺皮质激素，使肾上腺皮质功能亢进，从而产生大量肾上腺皮质激素，反映在血及尿内肾上腺皮质激素的含量增高及血内嗜酸性粒细胞下降，并造成碳水化合物及蛋白质代谢紊乱，如分解代谢旺盛，水与钠潴留，尿钾排出增多等现象。垂体后叶也增加了抗利尿激素的分泌，这可能也成为尿少的原因之一。肾上腺发生肿大、充血、出血或细胞坏死等改变。肾上腺分泌也增加，故早期的血压可升高，心率可增快。

三、临床表现

（一）局部表现
1. 烧伤面积的估算

（1）手掌法：以伤者五指并拢时手掌的面积占其全身体表面积的 1% 计算。此法简单，适用于小面积或散在烧伤面积的估算，常与九分法配合应用。

（2）中国新九分法：将成人体表面积划分为 11 个 9 等份，即头颈部为 1 个 9%，双上肢为 2 个 9%，躯干为 3 个 9%，双下肢为 5 个 9%+1%，共为 11 个 9%+1%（表10-1）。

表10-1　烧伤面积的估算（中国新九分法）

类别	部位	占成人体表百分比（%）	占儿童体表百分比（%）
头颈	发部	3	
	面部	3（9×1）	9+（12－年龄）
	颈部	3	
双上肢	双手	5	
	双前臂	6（9×2）	9×2
	双上臂	7	
躯干	躯干前	13	
	躯干后	13（9×3）	9×3
	会阴	1	
双下肢	双臀	5*	
	双大腿	21（9×5+1）	
	双小腿	13	9×5+1-（12－年龄）
	双足	7*	

* 因为女性的特点，成年女性的臀部和双足各占6%。

口诀如下：三三三，五六七，五七十三二十一；十三十三会阴一，女性臀足要适宜。

2. 烧伤深度的判定 一般采用三度四分法，即分为Ⅰ度烧伤、Ⅱ度烧伤（浅Ⅱ度烧伤、深Ⅱ度烧伤）、Ⅲ度烧伤。Ⅰ度和浅Ⅱ度烧伤一般称浅度烧伤；深Ⅱ度和Ⅲ度烧伤一般称深度烧伤（表10-2）。

表10-2　烧伤深度表

烧伤深度		深度	病理	创面表现	愈合过程
Ⅰ度 （红斑型）		达表皮角质层，生发层健在	局部血管扩张充血、渗出	局部红斑，轻度红肿，干燥，烧灼感，无水疱	2～3日脱屑痊愈，短期内有色素沉着，无瘢痕
Ⅱ度 （水疱型）	浅Ⅱ度	达表皮的生发层及真皮乳头层	血浆渗出，积于表皮与真皮之间	局部红肿明显，疼痛剧烈，有水疱；创面红润、潮湿，水肿明显	1～2周内愈合，多数有色素沉着，一般不留瘢痕
	深Ⅱ度	达真皮深层，有皮肤附件残留	局部组织坏死，皮下层渗出明显	局部红肿明显，感觉迟钝，有水疱，疱壁较厚；创面苍白与潮红相间、湿润	3～4周，但常有瘢痕形成
Ⅲ度 （焦痂型）		达皮肤全层，甚至达皮下组织、肌肉、骨骼	皮肤坏死，蛋白凝固，形成焦痂	局部蜡白或焦黄色甚至炭化，痛觉消失，无水疱；创面可显树枝状栓塞的血管	2～4周焦痂脱落，须植皮才能愈合，愈合后有瘢痕形成

3．烧伤程度的判定　根据烧伤面积大小、深度、部位及有无复合伤等，对烧伤严重程度作出基本估计，作为治疗方案的参考，我国常用下列分度法：

（1）轻度烧伤：总面积在9%（儿童5%）以下的Ⅱ度烧伤。

（2）中度烧伤：总面积在10%～29%（儿童6%～15%）之间的Ⅱ度烧伤；或10%（儿童5%）以下的Ⅲ度烧伤。

（3）重度烧伤：总面积在30%～49%（儿童16%～25%）之间的Ⅱ度烧伤；或Ⅲ度烧伤在10%～19%（儿童6%～10%）之间；或Ⅱ度、Ⅲ度烧伤面积达不到上述百分比，但已发生休克、呼吸道烧伤、有较重的复合伤、特殊部位（如头、颈、手、足及会阴）的深度烧伤，或深及肌肉、骨骼、内脏及大血管的烧伤。

（4）特重烧伤：总面积在50%（儿童25%）以上Ⅱ度烧伤；或Ⅲ度烧伤面积超过20%（儿童10%）者；或已有严重并发症。

（二）全身表现

1．休克期　烧伤后48小时内，这段时间称为休克期。凡小儿烧伤面积大于5%，或成人烧伤面积大于10%，就应警惕休克的发生。休克是由于剧烈疼痛刺激及大量体液丧失而引起的。由于烧伤区域内毛细血管扩张和通透性的增加，大量血浆样液体渗出创面和组织间隙，伤后最初8小时渗出最快，此时可丧失50%以上的血浆，因而血液浓缩，有效血循环量下降，发生休克。这时局部或全身出现反应性水肿，创面出现水疱和大量液体渗出，口干、尿少、烦躁不安，甚至出现皮肤苍白、神疲肢冷、血压下降、脉微细而数等津伤气脱、亡阴亡阳的危候。烧伤面积越大，休克发生越早，一般发生在伤后6～12小时。因此，抢救大面积烧伤患者，须及早预防和治疗休克，这是处理烧伤患者的首要任务。

大面积Ⅱ度或Ⅲ度烧伤可发生不同程度的全身症状。Ⅱ度烧伤的伤面有剧痛，Ⅲ度的疼痛不重。患者有恐惧、精神紧张、烦躁不安、定向力障碍、谵妄、幻觉、幻视、肌肉抽搐、恶心、呕吐和口渴等症状。也可发生胃肠麻痹而引起腹胀。当烧伤面积达10%～15%时，就可能发生休克，可发生尿少或无尿。尿量是早期治疗的重要指标，如成人的尿量每小时能排出30～50ml，则说明循环维持尚良好；如每小时仅10～20ml，表示血容量不足，须适当加强输液。血红蛋白尿常见于深度烧伤，为尿少或尿闭的原因之一。烧伤局部水肿是经常发生的病象，于36～48小时达高峰，此后如不发生感染，液体开始回收，水肿亦逐渐在5～7日内消退，尿量同时增多。

2. 感染期 烧伤后皮肤的防御功能被破坏,体液大量丧失,机体各系统脏器受到不同程度损害和功能紊乱,全身抵抗力下降,因而细菌易于入侵,自伤后开始至创面愈合的整个过程,都有感染的可能性,尤其在体液回收及焦痂溶解期间,最易发生败血症。一般在伤后 10 日内(水肿回收期)及伤后 3~4 周(溶痂期),感染发生率最高,程度最重,致病菌多是绿脓杆菌和金黄色葡萄球菌。这个阶段,积极增强机体抵抗力与防菌、抗菌相结合,是防治败血症的关键。

3. 修复期 烧伤创面的修复与烧伤的深度和感染的程度有密切关系。浅Ⅱ度无感染的,一般在 2 周以内可迅速愈合;深Ⅱ度烧伤,在良好暴露下可痂下愈合,一般脱痂以后,依靠残留的上皮细胞生长逐渐愈合;如处理不当,并发感染,可变成Ⅲ度创面,延长愈合时间。Ⅲ度烧伤需待焦痂脱落或行早期焦痂切除后,给予植皮手术。

严重的烧伤,一般需要帮助患者渡过休克、感染、创面"三关"。

四、治　疗

(一)烧伤现场急救

1. 火焰烧伤及热液伤 伤员立即脱去着火的衣服,或用其他方法(就地卧倒打滚、水浇、沙埋、被子盖等)压灭火焰;切勿奔跑、呼喊,以免风助火焰更大,或将火焰吸入引起呼吸道烧伤。待灭火后,对伤员烧伤部位进行简单包扎。若系烫伤,应立即解脱伤员被开水浸渍的衣服或立即使伤员脱离热源。及时用清洁冷水(冰更好)或自来水浸泡伤处。中小面积烧伤,用此方法效果较好,可以减轻疼痛,减轻损害。浸泡时间为 30~60 分钟,或至除去冷源不痛时为止。

2. 化学物质烧伤 应立即用大量清水冲洗,并特别注意眼的损伤。不要顾了创面忘了眼睛,致使眼的损伤加重。如为干石灰烧伤,应立即先除去石灰粉粒,然后再用大量水冲洗伤处,以免石灰遇水产生大量灼热,增加局部的损害。如为磷烧伤,应立即在流水中冲洗患部,使磷与空气隔绝,防止磷继续氧化燃烧。并忌用油质敷料,防止因磷溶解吸收引起全身中毒。

3. 电烧伤 是一种急而快的损伤,常危及伤者生命。急救人员应当机立断,用不导电的物品(如干木棒、扁担、干竹竿等)打断电线,或拉断电闸使伤员迅速离开电源。若呼吸停止,应立即持续地进行人工呼吸,直到呼吸恢复为止。同时静脉注入呼吸中枢兴奋剂。亦可用电针针刺人中、涌泉等穴刺激呼吸。若心跳停止,应进行体外心脏按压,无效时可心内注射肾上腺素或异丙基肾上腺素。

4. 呼吸道烧伤 当有呼吸道梗阻时,应立即进行气管切开。无气管套时,可用任何硬质圆管代替。在紧急情况下,可用粗针头在环甲筋膜刺入,保持呼吸通畅,然后送救治地点再行处理。

5. 创面处理 烧伤创面可用被单、衣服、三角巾简单包扎,使创面避免污染和再损伤。

6. 合并外伤 应根据不同情况酌情处理。若大出血应立即止血,有骨折者给予固定。

(二)休克的防治

轻度烧伤多不发生休克,烧伤越重,休克出现越早,期限越长,病情也越重。烧伤休克的特点是休克逐渐产生和加重,休克持续时间长,一般伤后 6~8 小时渗出最快,此时最易发生休克。

休克防治是烧伤整个治疗中的第一环,烧伤休克期不平稳,往往易并发局部及全身感染,处理不当可发生肺水肿、脑水肿。烧伤休克防治的主要措施是及时补充血容量。

(三)败血症的防治

烧伤后并发败血症是造成烧伤死亡的主要原因。在烧伤的早期、焦痂分离期、后期都可能发生败血症。早期,即在烧伤后两周内,大多数败血症发生于这个阶段。如在休克期出现暴发型败血症则危险性更大。在烧伤后 3~4 周,焦痂分离过程中伴有痂下细菌感染,也可发生败血症。在烧伤 1 个月后的后期,创面长期不愈合,伤员抵抗力低下,也可发生败血症。防治烧伤败血症的主要原则如下：

1．坚持严格的消毒隔离制度，做好床边隔离，减少或防止细菌的侵入，尤其是绿脓杆菌和耐药性金黄色葡萄球菌的交叉感染。

2．积极增加机体的抵抗力，是防治败血症的基础，必须十分重视。首先应注意营养的维持，调理脾胃，增进饮食，维持水、电解质平衡，补充多种维生素，适当输入新鲜全血、血浆以纠正贫血和低蛋白血症，必要时给予肌内注射丙种球蛋白，合理安排休息以提高机体的抵抗力。

3．正确处理创面是防治败血症的关键。其原则是保持创面干燥，尽量不受压，创面发生感染时尽快设法加以控制。深度烧伤者，在焦痂形成后，凡发现痂下有积脓，应即刻去除焦痂。肉芽创面应尽早用植皮的方法消灭之。某些Ⅲ度烧伤在有条件时采用早期手术切除焦痂也是预防败血症的一种积极措施。

（四）辨证施治

烧伤轻症，一般不须内治，对于重证，必须内外治并重。治疗原则以清热解毒、益气养阴为主。

1．火热伤津证

证候：发热，唇红而干，口干欲饮，便秘尿赤。舌质红少津，舌苔黄或黄燥，或舌光无苔，脉洪数或弦细而数。

治法：清热解毒，养阴生津。

方药：黄连解毒汤合清营汤加减。

口诀：黄连解毒汤四味，黄柏黄芩栀子备；躁狂大热呕不眠，吐衄斑黄均可为。

清营汤主热传营，脉数舌绛辨分明；牛地玄丹麦凉血，银翘连竹气亦清。

方解：黄连解毒汤泻火解毒；清营汤清营解毒，透热养阴。二方合用，清热解毒，养阴生津。

2．火毒内攻证

证候：壮热烦渴，躁动不安，口干唇焦，大便秘结，小便短赤。舌质红或红绛而干，舌苔黄或黄燥，或焦干起刺，脉弦数等。若热毒攻心，可见烦躁不宁、神昏谵语；若热毒攻肝，可见痉挛抽搐、头摇目眩，或现黄疸；若热毒传脾，可见腹胀便秘，或便溏黏臭、不思饮食，或有呕血、便血；若热毒传肺，可见呼吸气粗、鼻翼煽动、咳嗽痰鸣、痰中带血；若热毒传肾，可见浮肿，尿少、尿闭，或血尿。

治法：清热凉血，泻火解毒。

方药：清瘟败毒饮加减。

口诀：清瘟败毒知石膏，翘栀芩连桔梗草；牛角丹皮地芍玄，泻火凉血方义妙。

方解：本方由清热地黄汤、白虎汤、黄连解毒汤等加减而成，重用石膏配知母、甘草，取法白虎汤清气分大热，以求清热保津。黄芩、黄连、栀子即黄连解毒汤去黄柏，意在清泻三焦火热。水牛角、生地黄、赤芍、牡丹皮，即清热地黄汤，清热解毒，凉血散瘀。再加连翘、玄参清热解毒；淡竹叶清心除烦；桔梗引药上行。三方合而加减成方，清热凉血，泻火解毒。

3．气血两虚证

证候：低热或不发热，形体消瘦，面色无华，神疲乏力，食欲不振，夜卧不宁，自汗，盗汗，创面色淡、皮肉不生、愈合迟缓。舌质淡红或胖嫩，舌边有齿痕，苔薄白或薄黄，脉细数或濡缓。

治法：补益气血，解毒生肌。

方药：八珍汤合银花甘草汤加黄芪。

口诀：气血双补八珍汤，四君四物合成方；煎加姜枣调营卫，气血亏虚服之康。

《十法》银花甘草汤，两药水煎代茶香；药简意显解热毒，症重则宜加味忙。

方解：八珍汤加黄芪补益气血，且黄芪兼具托毒生肌之功；银花甘草汤解毒散结。二方合用，补益气血，解毒生肌。

4.阴伤阳脱证

证候：神疲倦卧，表情淡漠，神志恍惚，嗜睡，呼吸气微，体温不升，面色苍白，言语含糊不清，四肢厥冷，汗出淋漓。舌质红绛或紫暗，舌面光剥无苔或舌苔灰黑，脉微欲绝，或脉伏不起。

治法：温里回阳，益气养阴。

方药：参附汤合生脉散、四逆汤加减。

口诀：参附汤是救脱方，益气固阳效力彰；肢厥汗出脉欲绝，阳气暴脱急煎尝。

生脉麦味与人参，保肺清心治暑淫；气少汗多兼口渴，病危脉绝急煎斟。

四逆汤中附草姜，四肢厥冷急煎尝；腹痛吐泻脉微细，急投此方可回阳。

方解：参附汤益气回阳；四逆汤温里回阳救逆；生脉散益气养阴。三方合用，温里回阳，益气养阴。

5.脾胃虚弱证

证候：病程日久，邪热已退，脾胃损伤，症见纳呆食少，腹胀便溏，口干少津，嗳气呃逆，口舌生糜。舌质暗红而干，舌光如镜或白苔，脉细数或细弱等。

治法：补脾气，养胃阴，祛湿浊。

方药：益胃汤合参苓白术散加减。

口诀：益胃沙参冰糖进，麦冬生地玉竹存；甘寒生津复胃液，口渴舌红中焦证。

参苓白术扁豆陈，莲草山药砂薏仁；桔梗上浮兼保肺，枣汤调服益脾神。

方解：参苓白术散健脾祛湿；益胃汤养阴益胃。二方合用，补脾气，养胃阴，祛湿浊。

（五）外治

烧伤发生于四肢或面积较小者，一般采用包扎疗法；烧伤发生于头面、会阴，或面积较大，或伴有感染者，多采用暴露疗法。古代有关烧伤的记载很多，如《肘后备急方》记载"烫火灼伤用年久石灰敷之，或加油调"和"猪脂煎柳白皮成膏外敷"，《刘涓子鬼遗方》中也有"火烧人肉坏死，宜用麻子膏外敷"等。

1.银花甘草汤（《外科十法》）

组成：金银花60g，甘草6g。

功用：泻火解毒。

适应证：用于疮病热毒、烧伤等。

制用法：煎汤，外用洗涤创面。

方解：金银花、甘草均能泻火解毒，消肿止痛。煎汤外洗，泻火解毒。适用于烧伤等之红肿疼痛。

2.虎杖灼涂液（《中医外科外治法》）

组成：虎杖适量。

功用：清热解毒收敛。

适应证：治烧伤。

制用法：将虎杖粉研成粗末，用6倍量的乙醇冷浸渍3日，渗出液经减压浓缩得虎杖浸膏。再加4倍的热水充分搅拌，乘热过滤，滤液浓缩到原浸膏重量的1.5倍，放置24小时以上，过滤，滤液用碳酸氢钠调节pH到5～6，加0.02%的呋喃西林溶液装瓶，高压消毒。使用时，将涂液涂于烧伤斜面，每日1次，最好采用暴露疗法，用于Ⅱ度烧伤较为理想。

方解：虎杖味苦寒，长于清热解毒，活血止痛，制剂外用，被称为治水火烧伤之要药。适用于烧伤疼痛等。

3.烧伤液（《中医外科外治法》）

组成：虎杖、地榆、夏枯草、白及各1 000g，黄连500g，冰片50g。

功用：清热解毒，活血止痛，消肿生肌。

适应证：主治烧伤。

制用法：将洗净的虎杖、地榆、夏枯草、黄连加蒸馏水（浸过药面量）浸泡 12 小时，另将白及同样浸泡 12 小时。浸后加水煎煮 3 次，每次 30 分钟，合并 3 次药液，浓缩至共 2L，乘热加入苯甲酸钠 18g，冷后加入冰片 50g，混匀，分装，蒸气流通消毒 1 小时。用时将烧伤创面消毒，即涂以烧伤液；若陈旧性创面，除去死皮，消毒后再涂药。一般以暴露疗法为主，每日涂药 2～3 次。亦可包扎：先将无菌纱布浸透药液，平铺于创面上，外加无菌纱布包扎，3～5 日后换药。

方解：虎杖清热解毒，活血止痛；地榆、夏枯草、黄连、冰片清热解毒，消肿止痛；白及消肿生肌。诸药合而外用，清热解毒，活血止痛，消肿生肌。

4. 儿紫膏(《中医实用效方》)

组成：儿茶 30g，紫草、当归、乳香、没药、血竭、象皮、黄蜡各 30g，冰片 3g。

功用：消肿止痛，敛疮生肌。

适应证：用于烧伤。

制用法：将前七味入油中煎枯去渣，再下黄蜡化尽，入冰片，槐枝搅拌成膏。摊贴患部。

方解：儿茶收湿敛疮；紫草、当归、乳香、没药、血竭活血止痛；冰片清热解毒，消肿止痛，防腐生肌；象皮、黄蜡润肤生肌。诸药制剂外用，消肿止痛，敛疮生肌。

5. 神效当归膏(《太平惠民和剂局方》)

组成：当归 30g，黄蜡 30g，麻油 120g。

功用：活血止痛，润肤生肌。

适应证：用于烧伤焮赤、腐化成脓。

制用法：当归入油内煎，令黑去渣，次入黄蜡急搅，熔化后离火即成。用时以故帛子摊贴。方用白蜡。

方解：当归活血止痛，养肤润燥；黄蜡、麻油润肤生肌。诸药制剂外用，活血止痛，润肤生肌。

6. 烫伤膏(《中医外科外治法》)

组成：生地黄 75g，当归 75g，血余炭 120g，紫草 120g，寒水石 90g，黄柏面 90g，大黄面 60g，地榆面 30g，白蜡 17g。

功用：清火解毒，凉血生肌。

适应证：治水火伤。

制用法：用香油煎前四味药，至头发熔解，去渣，入白蜡熔化，再入寒水石等四味药，调匀成膏。若加鲸鱼油更效。用时外敷患处，1 日 1 换药。

方解：生地黄、紫草凉血解毒；大黄、黄柏、地榆、寒水石泻火解毒；当归活血止痛；白蜡润肤生肌。诸药合而外用，泻火解毒，凉血生肌。

五、预防与调摄

1. 加强劳动保护和防火灭火设备，开展防火宣传教育，注意安全操作及积极做好烧伤的预防工作。

2. 在家庭、幼儿园，开水、热粥、热汤要放好，以免烫伤小孩；注意不让小孩玩火。

3. 加强皮肤护理，①应避免刺激、高温刺激患部；②烧伤处不能搔抓；③尽量穿纯棉内衣；④一年内防暴晒。

4. 加强功能锻炼，主动运动为主，被动运动为辅。

5. 做好心理教育工作，解除疑虑和恐惧，树立治疗信心。

第二节　毒蛇咬伤

一、概　说

　　毒蛇咬伤是指人体被有毒的蛇咬伤后引起局部损伤和全身中毒的一种急性疾患。毒蛇的特征为头呈三角形，尾短而钝，身体斑纹色彩鲜明，上颌长有成对锋利的毒牙。我国的蛇类有160余种，其中毒蛇约占1/3，华南地区较多，主要出没于山林、田野、海边等处；危害较大且能致人死亡的有10种，即金环蛇、银环蛇、海蛇、蝰蛇、竹叶青蛇、尖吻蝮蛇、烙铁头蛇、眼镜蛇、眼镜王蛇、蝮蛇等。其中蝮蛇分布最广，蛇伤率最高。

　　蛇毒按照成分组成一般分为神经毒（风毒）、血循毒（火毒）和混合毒（风火毒）。在我国神经毒者主要有银环蛇、金环蛇、海蛇；血循毒者主要有蝰蛇、尖吻蝮蛇、竹叶青蛇和烙铁头蛇；混合毒者主要有眼镜蛇、眼镜王蛇和蝮蛇。

二、病　因　病　机

（一）中医
　　毒蛇咬伤人体后，毒液侵入伤口，进入人体，侵蚀肌肤，入于经络、营血，内攻脏腑发为本病。蛇毒系风、火二毒。风毒入侵经脉，则血行不畅而局部麻木；袭肝则头目昏花，或动风抽搐；袭肺则呼吸困难。火邪生风动血，耗伤阴液。风毒偏盛，每多化火；火毒炽盛，极易生风；风火相煽，则邪毒鸱张，客于营血、内攻脏腑而引起全身中毒症状。

（二）现代医学
　　现代医学认为，毒蛇咬伤后引起中毒的是毒蛇唾液中所含的毒素，根据其毒理作用，其毒素可分为神经毒、血循毒和混合毒三种。神经毒主要作用于神经系统，并可直接作用于延髓呼吸中枢和呼吸肌，使之麻痹，终因窒息而死亡；也可作用于运动神经，使横纹肌麻痹而发生瘫痪；对局部组织损伤小，很少有破坏作用。血循毒主要作用于血液循环系统，可损害心肌细胞、血管内皮细胞、血细胞，引起出血、溶血、心肌损害和肾脏损伤，可因心力衰竭或肾衰竭而致死；对局部组织也有破坏作用。混合毒则具有以上两种作用。此外，毒液中还含有蛋白质水解酶、磷酸酶A、透明质酸酶和三磷腺苷酶等，可造成机体各组织的破坏。

三、临　床　表　现

　　毒蛇咬伤好发于夏秋农忙季节，多见于农民及野外工作者。病情的严重程度与进入身体的毒素多少有关，如蛇大、咬伤深、注入毒量大，则病情较重，有的可于短时间死亡。病情与被咬者的年龄、体质等也有一定关系，如老人、儿童、体质差者，多病情危重。被毒蛇咬伤后，局部多有2~4个大而深的牙痕。各种不同毒蛇咬伤可分别出现下列不同的局部症状和全身中毒表现。

（一）风毒（神经毒）
　　多见于金环蛇、银环蛇、海蛇等毒蛇咬伤。局部伤口不红不肿，无渗液，麻木，不痛或微痛，常易被忽视而不被处理，但所回流的淋巴结有肿大和触痛；全身症状多在1~6小时出现，轻者表现为头晕、汗出、胸闷、四肢无力，重者声音嘶哑、语言不利、复视、呼吸困难、惊厥抽搐、全身瘫痪，最后呼吸麻痹而死亡。

（二）火毒（血循毒）

多见于蝰蛇、尖吻蝮蛇（五步蛇）、竹叶青蛇、烙铁头蛇等毒蛇咬伤。局部伤口剧痛，肿胀明显，渗血，周围起水疱，严重时整个肢体肿胀，伤口溃烂坏死，所回流的淋巴结肿大压痛；全身症状主要表现为心血管和血液系统的损害，如出现寒战发热，全身关节肌肉酸痛，烦躁不安，腹痛腹泻，重者可有广泛的皮下和内脏出血，如皮下瘀斑、吐血、呕血、便血、尿血等，继而出现贫血、黄疸，严重者出现休克、循环衰竭而死亡。

（三）风火毒（混合毒）

多见于蝮蛇、眼镜蛇、眼镜王蛇等毒蛇咬伤。局部伤口疼痛或麻木，患肢肿胀，并逐步向上发展，伤口可有出血，周围可有水疱或血疱；全身表现为头晕头痛，寒战发热，四肢无力，肌肉酸痛，恶心呕吐，复视，瞳孔缩小，尿血，呼吸微弱，贫血，黄疸，严重者呼吸、心跳停止。

四、辅助检查

一般患者可做血液常规及尿液常规检查；严重的患者还要做生化及物理辅助检查（如心电图、心肌酶、尿素氮、生化全项等），以便了解病情进展，判断预后，掌握主动。

五、类证鉴别

1. 无毒蛇咬伤　有毒蛇咬伤局部有大而深的牙痕，周围肿胀，有疼痛、麻木感，局部有瘀斑、水疱或血疱，全身症状明显。无毒蛇咬伤后其牙痕小而浅，且排列整齐，局部仅有疼痛和肿胀，但无全身表现。

2. 蜈蚣、毒蜘蛛等其他有毒动物蜇伤　无典型牙痕，往往局部疼痛较重，有肿胀，但肿势局限，全身症状轻微。

六、治疗

（一）现场急救

毒蛇咬伤后，蛇毒在人体内可迅速播散，可危及生命，必须及时采取各种有效措施进行抢救。

1. 缚扎　咬伤后应立即就地取材，于伤口的近心端缚扎，以阻止静脉回流而不妨碍动脉血流为原则。如伤在手指可缚扎指根部，伤在手掌可缚扎肘关节下部；伤在足或小腿可缚扎于膝关节上或下部，并将患肢下垂，不宜奔跑，以免加速血流和蛇毒吸收。缚扎时间可持续8～10小时，但应每隔15～30分钟稍放松一次，每次1～2分钟，一般在伤口排毒或服药后1～3小时则可解除缚扎。咬伤已超过12小时，则不宜缚扎。

2. 排毒　①扩创法：常规消毒后，沿牙痕做纵行切口1.5cm，"十"字切口，如有毒牙遗留应取出，并用手由近心端向远心端伤口的周围挤压，使毒血排出，同时以1:5000高锰酸钾溶液反复多次冲洗，使蛇毒在伤口破坏，减少播散，减轻中毒。必须注意，凡尖吻蝮蛇、蝰蛇、蝮蛇咬伤后，若伤口流血不止，且有全身出血现象，则不应扩创，以免发生出血性休克。②吮吸法：用口吮、拔火罐或抽吸器等方法，将伤口毒血吸出，然后可加用扩创法。如吮吸者的口腔黏膜破损或有炎症者，不宜做吮吸法，以免引起中毒。③烧灼法：用火柴头5～7个放在伤口上点燃烧灼1～2次，以破坏蛇毒，这是一种简便而有效的野外急救方法。④针刺法：出现肿胀时，可于手指蹼间（八邪穴）或足蹼间（八风穴），皮肤消毒后用三棱针或粗针头，与皮肤平行刺入约1cm，迅速拔出后将患肢下垂，并由近端向远端挤压以排出毒液。但被蝰蛇、尖吻蝮蛇咬伤时应慎用，以防止出血不止。

3. 解毒　可选用醋酸 100～200ml，一次口服；白菊花 25g，金银花 25g，甘草 10g，水煎服；辣蓼草 100g 或乌桕叶蕊 50g，捣汁冲水服。华南常见毒蛇咬伤，可选用蛇伤解毒片、蛇伤解毒注射液、广州蛇伤药散、湛江蛇药、新会蛇药酒。江浙地区常见毒蛇如蝮蛇等咬伤，可选用上海蛇药、群生蛇药、南通蛇药等。

（二）早期综合治疗措施

尽快破坏存留在伤口的蛇毒，已入血流的蛇毒促进其排泄，并增强肾上腺皮质功能，是早期治疗毒蛇咬伤的关键。

1. 抗蛇毒血清的应用　抗蛇毒血清特异性较高，效果确切，应用越早则疗效越好。但对脑、心、肾等实质性器官已发生器质性改变时，则难以奏效。银环蛇咬伤注射抗银环蛇毒血清 8 000～16 000 单位；眼镜蛇咬伤注射抗眼镜蛇毒血清 5 000～10 000 单位；蝮蛇咬伤注射抗蝮蛇毒血清 6 000 单位；金环蛇咬伤注射抗金环蛇毒血清 5 000 单位；蝰蛇咬伤注射抗蝰蛇毒血清 5 000 单位。以上剂量约可中和一条相应蛇的排毒量。视病情可酌情增减。小孩用量与成人相等，不能减少。可用生理盐水或 25%～50% 葡萄糖溶液 20ml 稀释，进行静脉注射。使用之前必须先做过敏试验，抽抗蛇毒血清 0.1ml 用生理盐水 1.9ml 稀释，皮内注射 0.1ml，15 分钟后，无红晕蜘蛛足者为阴性。阳性者可按脱敏法处理。

2. 激素的应用　氢化可的松治疗，可以补充肾上腺皮质功能的耗竭，并可减轻蛇毒中毒的症状，有利于病情缓解和恢复。用量大小视病情轻重，一般每日 1～2 次。每次用 400mg 加入 10% 葡萄糖溶液 500ml，静脉滴注。

3. 利尿排毒　呋塞米 20～40mg，肌内注射，或 20% 甘露醇 250～300ml，静脉滴注。促使血内蛇毒加速排泄，缓解中毒症状。

4. 胰蛋白酶注射法　胰蛋白酶能直接破坏蛇毒，经动物实验和临床应用，证明对多种毒蛇咬伤有效。其方法是：胰蛋白酶 2 000 单位加 0.5% 普鲁卡因溶液 5～20ml，在牙痕中心及周围注射达肌肉层或结扎上端进行套式封闭，根据病情，12～24 小时后重复注射。个别患者如发生荨麻疹过敏反应，可用异丙嗪 25mg 肌内注射。

（三）辨证施治

1. 风毒证（神经毒）

证候：伤口不红不肿或肿痛轻微，有麻木感，头晕眼花，视物模糊，声音嘶哑，四肢瘫软，严重时呼吸困难，昏睡不醒，惊厥抽搐。舌淡红，苔薄白，脉弦数。

治法：清热解毒，活血驱风。

方药：活血驱风解毒汤加减。

口诀：活血驱风解毒汤，柴葛桃红归芍忙；枳壳连翘草地黄，活血祛风解毒伤。

方解：连翘清热解毒；生地黄凉血解毒；枳壳、当归、赤芍、桃仁、红花行气活血，消肿止痛；葛根、柴胡疏风解毒；甘草清热解毒，调和诸药。诸药合用，清热解毒，活血驱风。

2. 火毒证（血循毒）

证候：局部灼痛、肿胀显著，常有水疱、血疱、瘀斑等，全身发热，烦躁口渴，大便秘结，小便短赤，或高热不退，神昏谵语，斑疹隐隐，七窍出血。舌红苔黄燥，脉弦数或洪数。

治法：清热解毒，活血消肿。

方药：五味消毒饮合犀角地黄汤加减。

口诀：五味消毒疗诸疗，银花野菊蒲公英；紫花地丁天葵子，煎加酒服发汗灵。

犀角地黄芍药丹，血热妄行吐衄斑；蓄血发狂舌质绛，凉血散瘀病可痊。

方解：五味消毒饮善于清热解毒，消肿散结。犀角地黄汤中地黄、犀角（现常用水牛角或石膏、牡丹皮、紫草替代）善于凉血；赤芍、牡丹皮通血中热结；黄连、黄芩、黄柏苦寒清热燥湿；苍术健脾燥湿，与黄连、黄芩、黄柏配伍，寒热并用，去性取用，利湿消肿；牛膝活血止痛，利尿祛湿。诸药配伍，凉血解毒，清热利湿，适用于湿热壅结、毒入营血之证。

3．风火毒证（混合毒）

证候：局部红肿疼痛、溃烂，伴有麻木，或见水疱、血疱、瘀斑，全身症见头晕眼花，视物模糊，恶寒发热，大便秘结，小便黄赤，严重者烦躁抽搐，神志不清。舌红，苔黄，脉弦数。

治法：清热解毒，凉血祛风。

方药：五味消毒饮合五虎追风散加减。

口诀：五味消毒疗诸疔，银花野菊蒲公英；紫花地丁天葵子，煎加酒服发汗灵。

五虎追风用星麻，全蝎僵蚕蝉衣砂；破伤风证牙关紧，祛风解痉庶能瘥。

方解：金银花甘寒善解毒，疏散毒热；蒲公英、紫花地丁消痈毒，散热结；野菊花、天葵子凉血散瘀。全蝎、僵蚕、蝉蜕息风止痉；天南星、天麻祛风化痰。诸药配伍，可祛风化痰，清热解毒。

4．蛇毒内陷证（内陷脏腑）

证候：寒战高热，烦躁不安，惊厥抽搐，甚至神昏谵语，呼吸困难。舌苔黄黑而干燥，脉洪数。

治法：清热凉血，活血开窍。

方药：清营汤加减，并加服安宫牛黄丸或紫雪丹。

口诀：清营汤主热传营，脉数舌绛辨分明；牛地玄丹麦凉血，银翘连竹气亦清。

方解：见第七章第九节"药疹"。

（四）外治法

1．急救　常用新鲜草药（半枝莲、青木香、山慈菇、蜈蚣、紫花地丁、地锦草、鸭跖草、蛇莓、白花蛇舌草、穿心莲、乌蔹莓、马兰根、天葵子、雄黄、白附子、土三七、紫珠草、七叶一枝花）捣如泥状外敷，或用三棱针放血。

2．双柏散　凡毒蛇咬伤的伤口扩创冲洗后，可用消毒纱布块敷盖，肿胀肢体用双柏散（侧柏叶、黄柏、大黄、薄荷、泽兰、延胡索），加水、蜜调制外敷，每日1～2次；亦可用樟树叶300g或柚树叶300g，煮水湿热敷，每日2～3次。伤口溃疡，可清创后按一般外科处理。

3．溃后洗剂　蛇伤溃疡洗敷液Ⅰ、Ⅱ号（《最新皮肤病外用药制剂汇编》）

组成：Ⅰ号：蛇葡萄根、杠板归、虎杖、半枝莲、楤木根皮、木芙蓉叶、千里光各50g。Ⅱ号：红花、赤芍、苦参、蛇床子、白鲜皮、荆芥、防风、羌活各10g。

适应证：蛇伤后溃疡。

制法：各方分别加水2L，各煎沸1小时，存汁分别为500ml左右即可。

用法：早期溃疡用Ⅰ号方，晚期溃疡用Ⅱ号。先用药水清洗溃疡，再用4层纱布浸透药水作湿敷，并包扎，每日3～5次。同时煎服黄连汤：半枝莲、半边莲、八角莲、墨旱莲、黄药子、黄连、黄柏、黄芩、生大黄、青木香、天花粉、甲珠（多用王不留行替代）、白芷、麦冬各10g，每日1剂。

（五）中成药

1．蛇伤解毒片（注射液）　对我国常见毒蛇咬伤有效。

剂型：片剂、针剂。

用法：片剂首次20片，以后每4～6小时内服7～10片，中毒症状好转后酌情减量，连服5日。针剂首次8ml，在伤口周围及结扎上端注射，以后每6小时1次，每次肌内注射6ml，全身中毒症状减轻，改为口服片剂。

2．广州蛇伤药散　对眼镜蛇、竹叶青蛇、银环蛇等咬伤有效。

剂型：散剂、流浸膏。

用法：散剂首次量20g，以后每次10g，或用流浸膏首次量20ml，以后每次服10ml，每日3～

6次，一般用药3～5日。如有恶心、呕吐等症状时，可给生姜少许以减轻其副作用。

3．湛江蛇药散　对眼镜蛇、竹叶青蛇和银环蛇咬伤有效。

剂型：散剂。

用法：每次5g，每3小时1次，5～8次为一疗程，重症者加倍服用。如有恶心、呕吐、腹泻等症状时，改用水煎服，或用竹茹、法半夏、陈皮各9g煎水送服，以减轻其副作用。

4．新会蛇药酒　对竹叶青蛇、眼镜蛇咬伤有效。

剂型：酒剂。

用法：轻症每次服20ml，重症每次服30～60ml，每1～2小时服1次，亦可作外敷。

5．上海蛇药　对蝮蛇、五步蛇、蝰蛇、烙铁头蛇、竹叶青蛇等咬伤有效。

（1）片剂：可单独使用，如与冲服剂配合使用疗效更佳，首次服10片，以后每4小时服5片，病情减轻可改为每6小时服5片，一般疗程3～5日，病情较重可酌情增加。

（2）针剂：1号注射液和2号注射液结合使用，其功用与片剂相同，与冲服剂配合使用疗效更佳。1号注射液第1日每4小时2ml，以后每日3次，每次2ml，总量约20～30ml，一般做肌内注射，必要时可加入5%或10%葡萄糖溶液500ml中静脉滴注，或20%～50%葡萄糖溶液20ml稀释后，静脉缓慢推注。2号注射液每4小时或6小时肌内注射2ml，一般疗程为3～5日。

（3）冲服剂：配合片剂和注射剂一起使用。首次服2包，开水冲服，以后每日服3次，每次1包，一般疗程为3～5日。

6．群生蛇药　适用于蝮蛇咬伤，亦可用于五步蛇、眼镜蛇、竹叶青蛇、烙铁头蛇、银环蛇等毒蛇咬伤。

剂型：水剂、针剂。

用法：水剂首次量服20ml，以后每次10ml，每日3～4次。针剂首次量为4ml，以后每次2ml，肌内注射，每日4～6次。病情较重的患者可酌情增加剂量，儿童剂量酌减。水剂与针剂可视病情需要单独或合并使用。

7．南通蛇药和解毒片　适用于各种毒蛇咬伤及蜈蚣、蝎子等毒虫咬伤。

剂型：片剂。

用法：首次量各20片，先将药片捣碎，用酒50ml加等量温开水，调匀内服（不会饮酒的患者和儿童，用酒量可酌减），以后每隔6小时服10片。

七、预防与调摄

1．远足时要避开人迹罕至的草丛、密林等，可以带上软质的长棍或竹竿，边走边打一打路边的草丛，蛇会迅速逃跑，一般不会主动攻击。另外，走进草丛前要穿上长裤和胶鞋，扎紧裤口，防止蛇的攻击。

2．雨后的清晨和傍晚，最好不要在有毒蛇活动的环境中行走，尤其是洪水过后的几日内，不宜进入群山峻岭，此时是毒蛇游动最频繁的时间段。

3．尽量避免在草丛里休息，露营时，在帐篷周围撒雄黄、石灰粉或水浸湿了的烟叶，然后将帐篷拉链完全合上。清晨收拾地席或帐篷时，要小心查看。

4．在翻转石块、采摘野果前要小心观察，使用竹竿等敲打，这是由于一些蛇类经常栖息于树上（比如竹叶青蛇），其身体颜色多与树干相近，稍一疏忽，就会被它咬伤。

5．见到毒蛇后要保持镇定安静，不要突然移动或奔跑，应缓慢绕行或退后，没有十足把握千万不要发起攻击，一旦被追逐，切勿直跑或直向下坡跑，要跑出"之"字形路线。

6．蛇讨厌风油精。到野外远足时最好带上一些，另外，治疗面较广的蛇伤药，也要带上一些。

第三节　冻　伤

一、概　说

冻伤是指人体遭受低温侵袭所引起的全身性或局部性的损伤。一般分为全身性冻伤与局部性冻伤两类。局部性冻疮，好发于手指、手背、足跟、耳郭、面颊等暴露部位，多呈对称性，常冬季发病，翌年春暖则好转或自愈，冬冷后又复发，反复发作，缠绵难愈。局部性冻伤常根据受冷时的环境条件等，包括以下三种类型。①战壕足：是指在湿冷战壕中，战士下肢遭受冻伤；②水浸足、水浸手：是指手足长时间浸渍于冰点以上的冷水中所引起的冻伤；③冻疮：是指人体的指、趾、耳、鼻等暴露部位受低温和潮湿影响，出现紫斑、水肿、炎症等反应。全身性冻伤由于低温的作用，使人体中心体温降至低于35℃，又称为"冻僵"。全身性冻伤在北方野外地区工作者中偶可见到，而南方地区则以局部性冻伤中的冻疮较为多见。

二、病因病机

（一）中医

中医学认为，冻伤主要由阳气虚弱，不胜其寒，寒冷外袭，寒凝肌肤，经络气血凝滞而成。此外，长期在寒冷环境下作业，以及酒醉卧于冰上，缺少运动等均可发生本病。

（二）现代医学

引起冻伤的主要病因是人体长时间暴露于0℃以下环境中。寒冷是造成冻伤的直接原因，吹风、潮湿、衣着欠缺不足御寒，衣、帽、鞋、袜过于狭小，长时期不活动，过度疲劳，饥饿和营养不良，或平素气血衰弱，耐寒性差等情况下，受到寒冷的侵袭，容易导致局部气血运行不畅，以致气血瘀滞而形成冻伤。

三、临床表现

（一）全身性冻伤

随着体温的下降，初起出现寒战、四肢发凉苍白、发绀、疲乏无力，继而体温逐渐降低，感觉迟钝，嗜睡，视物模糊，幻觉，呼吸变浅，昏迷，脉搏细弱，逐渐陷入僵硬和假死状态，如不及时救治，易致呼吸、心跳停止而死亡。

（二）局部性冻伤

在病状出现之前谓"前驱期"，病状出现期间，则为"反应期"。

前驱期病状甚微，最初可有冷感、疼痛感、肢端麻木等，亦有瘙痒感者，皮肤发白、发凉，感觉异常或消失者，以手触之如冰冻且硬，失去弹性等表现。

反应期病状可有紫红色斑，轻度肿胀，灼热刺痛麻木，或起水疱，溃烂，甚则为坏疽而使肢端脱落。

根据冻疮的严重程度，可分为四度。

Ⅰ度（又称红斑性冻疮）：损伤在表皮层，皮肤红肿，遇热自觉瘙痒、疼痛，5～7日开始干燥脱屑，预后不留瘢痕。

Ⅱ度（又称水疱性冻疮）：损伤达真皮层，皮肤红肿显著，且出现大小不等的水疱或血疱，局部感觉迟钝，疼痛较剧烈，若无感染，局部干燥结痂，经2～3周脱痂愈合，一般无瘢痕。

Ⅲ度（又称腐蚀性冻疮）：损伤皮肤全层，甚者深达皮下组织，创面有苍白变为黑褐色，皮肤温度极低，触之冰冷，痛觉迟钝或消失。一般呈干性坏疽，坏死皮肤周围红肿、疼痛，可出现血性水疱。若无感染，坏死组织干燥结痂，脱落后形成肉芽创面，愈合后遗留瘢痕。

Ⅳ度（又称坏死性冻疮）：损伤深达肌肉、骨骼，或整个肢体坏死。皮肤类似Ⅲ度冻疮，局部组织坏死，分为干性坏疽和湿性坏疽。干性坏疽表现为坏死组织周围有炎症反应，肢端脱落坏死后可致残疾；并发感染后成湿性坏疽，可有发热、寒颤等全身症状，甚至合并内陷证而危及生命。

四、类证鉴别

1. 多形性红斑　以手、足、面部多见，皮损为风团样丘疹或红斑，颜色鲜红或紫暗，典型者中心部有彩虹状红斑，常伴有发热、关节疼痛等症状。多发于春、秋两季。

2. 类丹毒　多发生于接触鱼类和猪肉的手部，手指和手背出现局限性深红色的片状红肿，痒痛并见，有游走性。一般2周内自愈，不溃烂。

五、治　疗

（一）现场急救

发现冻伤或冻僵的患者，应迅速使之脱离寒冷环境，脱去冰冷潮湿的衣着和鞋袜，进行保温复温治疗，根据病情，可行人工呼吸，给氧，应用中枢神经兴奋药、强心剂或抗休克等。将患者置于40%～42%温水中浸泡迅速复温，至肢体接近正常体温时停止浸泡。给予热饮料（茶、姜糖茶），必要时静脉输入温溶液（不超过37%），如葡萄糖、低分子右旋糖酐等，以纠正血液循环障碍和血糖不足，维持水与电解质平衡，并供给热量。全身冻僵患者复温易发生休克及肾功能衰竭，故须观察尿量，补液时要注意防止引起心脏负担过重。受冻患者如仍处于寒冷环境中，则不宜饮酒，以免增加体内热量的丢失；如已进入温暖环境，则可饮少量酒，以促进周围血管扩张。严禁伤部直接火烤、冷水浸及雪摩擦等。

（二）内治

1. 寒凝血瘀证

证候：局部麻木冷痛，肤色青紫或暗红，肿胀结块，疼痛喜温，或感麻木，温热时局部瘙痒胀痛。舌淡而暗，苔白，脉沉或沉细。

治法：温阳散寒，活血止痛。

方药：桂枝加当归汤加姜黄、鹿角。

口诀：桂枝汤治太阳风，芍药甘草姜枣同；解肌发表调营卫，表虚有汗此为功。

方解：鹿角、干姜、桂枝温阳通脉，散寒止痛；熟地黄、当归补血滋阴以助阳；姜黄活血祛瘀，消肿止痛；甘草益气补中，调和诸药。诸药合用，温阳散寒，活血止痛。

2. 寒凝血虚证

证候：患处麻木冷痛，暗红漫肿，或有水疱，感觉迟钝或消失。神疲乏力，形寒肢冷，面色少华。舌淡，苔薄白，脉细弱。

治法：温阳益气，滋阴补血，散寒通滞。

方药：人参养荣汤合阳和汤加减。

口诀：阳和汤法解寒凝，贴骨流注鹤膝风；熟地鹿胶姜炭桂，麻黄白芥甘草从。

人参养荣本十全，去芍陈志五味添；食少神衰心气怯，养荣益气损能填。

方解：人参养荣汤益气补血；阳和汤温阳补血，散寒通滞。二方合用，温阳益气，滋阴补血，散寒通滞。适用于阳气不足,阴血亏虚,寒凝经脉所致的冻疮等病证。

3. 瘀滞化热证

证候:发热口渴,患处暗红微肿,疼痛喜冷,或红肿灼热,溃烂腐臭,脓水淋漓,筋骨暴露。大便秘结,小便黄赤。舌质红,苔黄,脉数。

治法:清热解毒,活血止痛。

方药:四妙勇安汤加减。

口诀:四妙勇安金银花,玄参当归甘草加;清热解毒兼活血,热毒脱疽效堪夸。

方解:金银花、玄参清热解毒;当归活血散瘀,消肿止痛;甘草清热解毒,调和诸药。四药合用,清热解毒,活血止痛。本方量大力宏,需连续服用,方可取效。

(三)外治

1. 穴位敷贴方

组成:苍术、白附子、桂枝、细辛各等分。

功用:解毒散结,温经止痛。

适应证:适用于冻疮的预防。

制用法:碾细为末,过 100 目筛。然后用姜汁、醋汁调剂成膏状,置于 4cm×4cm 透气敷贴胶布内,敷于外关、大椎、肾俞、涌泉等穴;每年夏天初、中、末伏的第 1 日为治疗时间,共治疗3 次;每次敷贴持续时间为 2～4 小时;连续贴 3 年为 1 疗程。

方解:白附子辛温有毒,解毒散结止痛;苍术、桂枝、细辛辛温散结,通脉止痛。诸药配伍穴位敷贴,解毒散结,温经止痛。冬病夏治,适用于冻疮的预防。

2. 外科灸条方(《文琢之中医外科经验论集》)

组成:硫黄 24g,乳香、没药、丁香、松香、桂枝、杜仲、枳壳、牙皂、北细辛、川芎、独活、炒甲珠、明雄黄、白芷、全蝎各 12g,麝香 3g,艾绒 500g。

功用:消肿散结,散寒止痛。

适应证:阴寒脱疽、未破的冻疮等。

制用法:上药研细末,拌艾绒作条,用艾条悬灸患处。

方解:硫黄、明雄黄有毒,以毒攻毒,杀虫止痒;牙皂辛温散结,解毒消肿;枳壳、乳香、没药、川芎、麝香行气活血,消肿止痛;细辛、桂枝、白芷、艾绒、甲珠(多用王不留行替代)辛温散寒,通脉止痛;杜仲、独活、全蝎祛风通络,散寒止痛。诸药制成艾条悬灸患处,消肿散结,散寒止痛。

3. 沃雪膏(《文琢之中医外科经验论集》)

组成:麻油 2 500g,黄蜡 120g,松香 90g。

功用:散寒止痛,润肤生肌。

适应证:用于手足冻疮、皮肤皲裂及脉管炎患处之肢趾作冷者。

制用法:先将麻油熬开,去油沫,待油炼老后入松香,化开后离火加黄蜡,搅匀候冷。用时轻擦皮肤,不可擦破。

方解:松香祛风通络,散寒止痛;麻油、黄蜡润肤生肌。三者配伍,散寒止痛,润肤生肌。

4. 六和散(《临诊一得录》)

组成:海螵蛸 9g,煅龙骨 9g,象皮 6g,轻粉 6g,血竭 6g。

功用:敛疮生肌,消肿止痛。

适应证:用于臁疮、压疮、冻疮、瘰疬等证的溃而不敛。

制用法:先将海螵蛸、血竭研细后,加入全部药物共研成细末,调匀后外撒患处。

方解:海螵蛸、煅龙骨、象皮收湿敛疮;血竭祛瘀定痛,止血生肌;轻粉有毒,以毒攻毒,敛疮生肌。诸药制剂外用,敛疮生肌,消肿止痛。

5.甘草芫花水(《疮疡外用本草》)

组成:甘草、芫花各 15g。

功用:消肿止痛。

适应证:用于冻疮。

制用法:用水 1L,煎上药后,未溃者乘热洗渍,已溃者于洗后用黄连水纱条换药。

方解:芫花配甘草,属有意地使用十八反药之一例。据临床观察,本方对Ⅰ～Ⅱ度冻伤效果甚佳,能促使红斑、水肿较快地吸收,促进溃疡愈合。其药液以 5% 浓度温用为宜。

6.红灵酒(《中医外科学》)

组成:当归 60g,红花 30g,花椒 20g,樟脑 15g,肉桂 60g,细辛 15g,干姜 30g。

功用:散寒止痛,活血消肿。

适应证:用于脱疽、冻疮等。

制用法:取 95% 乙醇 1L,浸泡上药 7 日,过滤备用。外涂患处或揉擦。

方解:当归、红花活血祛瘀,消肿止痛;花椒、肉桂、樟脑、细辛、干姜散寒止痛。诸药配伍外用,散寒止痛,活血消肿。

7.冻疮未溃药水(《中医外科学》)

组成:辣椒酊 5ml,樟脑 3g,甘油 15ml,95% 乙醇 100ml。

功用:散寒止痛,润肤止痒。

适应证:治冻疮未溃而痒剧者。

制用法:摇匀,每日外擦 3～4 次。

方解:樟脑有毒,攻毒消肿,散寒止痛;辣椒酊辛温散寒,通脉止痛;甘油润肤止痒。三者配伍,散寒止痛,润肤止痒。

六、预防与调摄

1. 宜普及预防冻疮知识,改善防寒保暖条件。

2. 宜增强体质,加强耐寒锻炼。

3. 寒冷作业时,静止时间不宜过长,宜适当活动,以促进血液循环。对手、耳、鼻等暴露部位予以适当保护。宜保持服装鞋袜干燥、宽畅。

4. 受冻部位宜保暖,禁用火烘或热烫。

5. 冻疮瘙痒时,切忌用力搔抓,防止皮肤破伤感染。

(金武勇)

复习思考题

1. 简述重度烧伤患者休克期的主要临床表现。

2. 烧伤昏迷患者在抢救时,为什么要将伤员头部偏向一侧?

3. 被毒蛇咬伤后为什么要详细询问咬伤的时间、地点和蛇的形态?

4. 冻疮的治疗原则是什么?

ER-10-3

扫一扫,测一测

主要参考书目

1. 赵尚华，钟长庆. 中医外科外治法[M]. 北京：学苑出版社，2010.

2. 顾伯康. 中医外科学[M]. 2版. 北京：人民卫生出版社，2007.

3. 陆德铭，何清湖. 中医外科学[M]. 北京：中国中医药出版社，2004.

4. 周永学，顿宝生. 方剂学[M]. 2版. 北京：中国中医药出版社，2014.

5. 赵尚华. 中医外科类聚方[M]. 北京：学苑出版社，2010.

6. 王袭祚，李中玉. 中医外科病诊治彩色图谱[M]. 济南：山东科学技术出版社，1992.

7. 陆德铭. 中医外科诊疗图谱[M]. 上海：上海中医药大学出版社，1993.

8. 曲祖贻. 中医简易外治法[M]. 北京：人民卫生出版社，1981.

9. 胡熙明. 中国中医秘方大全[M]. 北京：文汇出版社，1989.

10. 艾儒棣. 文琢之中医外科经验论集[M]. 重庆：科学技术文献出版社重庆分社，1982.

11. 赵炳南. 赵炳南临床经验集[M]. 北京：人民卫生出版社，2006.

12. 张作舟. 皮肤病中医外治法及外用药的配制[M]. 北京：人民卫生出版社，2001.

13. 程秋生. 皮肤病性病中医洗渍疗法[M]. 北京：科学技术文献出版社，2004.

14. 尚德俊. 外科熏洗疗法[M]. 北京：人民卫生出版社，2003.

复习思考题答案要点

模拟试卷

《中医外科学》教学大纲